U0229325

泌尿外科技术发展史

The History of Technologic Advancements in Urology

主　编　Sutchin R. Patel　Michael E. Moran
　　　　Stephen Y. Nakada

主　审　周利群　郭应禄

主　译　李学松　冯宁翰　杨昆霖

副主译　杜毅聪　何宇辉

人民卫生出版社
·北京·

First published in English under the title
The History of Technologic Advancements in Urology
by Sutchin R. Patel, Michael E. Moran, and Stephen Y. Nakada
Copyright © Springer International Publishing AG 2018
This edition has been translated and published under licence from Springer
Nature Switzerland AG.

图书在版编目（CIP）数据

泌尿外科技术发展史/（美）萨奇·R. 帕特尔
（Sutchin R. Patel）主编；李学松，冯宁翰，杨昆霖主
译. —北京：人民卫生出版社，2022. 10
书名原文：The History of Technologic
Advancements in Urology
ISBN 978-7-117-33434-1

Ⅰ.①泌…　Ⅱ.①萨…②李…③冯…④杨…　Ⅲ.
①泌尿外科学-医学史-世界　Ⅳ.①R69-091

中国版本图书馆 CIP 数据核字（2022）第 148782 号

| 人卫智网　www.ipmph.com | 医学教育、学术、考试、健康，购书智慧智能综合服务平台 |
| 人卫官网　www.pmph.com | 人卫官方资讯发布平台 |

图字：01-2021-3186 号

泌尿外科技术发展史
Miniao Waike Jishu Fazhanshi

主　　译：李学松　冯宁翰　杨昆霖
出版发行：人民卫生出版社（中继线 010-59780011）
地　　址：北京市朝阳区潘家园南里 19 号
邮　　编：100021
E - mail：pmph @ pmph. com
购书热线：010-59787592　010-59787584　010-65264830
印　　刷：北京华联印刷有限公司
经　　销：新华书店
开　　本：787×1092　1/16　印张：16
字　　数：399 千字
版　　次：2022 年 10 月第 1 版
印　　次：2022 年 10 月第 1 次印刷
标准书号：ISBN 978-7-117-33434-1
定　　价：150.00 元

打击盗版举报电话：010-59787491　E-mail：WQ @ pmph. com
质量问题联系电话：010-59787234　E-mail：zhiliang @ pmph. com
数字融合服务电话：4001118166　E-mail：zengzhi @ pmph. com

主译简介

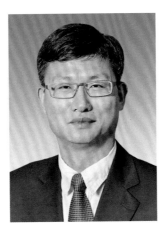

李学松　教授

北京大学第一医院泌尿外科副主任、主任医师、教授,北京大学医学部博士研究生导师、博士后导师。

中国医师协会泌尿外科医师分会(CUDA)委员兼副总干事,中华医学会泌尿外科学分会机器人学组委员兼副秘书长,CUDA 修复重建学组副组长,CUDA 上尿路修复协作组组长,CUDA 数字与人工智能学组副组长,中国医师协会毕业后医学教育外科(泌尿外科方向)专业委员会副主任委员,中国医师协会医学机器人医师分会委员,中国医师协会循证医学专业委员会第五届委员会外科学组委员,中国抗癌协会泌尿男生殖系肿瘤专业委员会微创学组委员,北京医学会泌尿外科学分会青年委员会副主任委员,北京医学会泌尿外科学分会尿路修复与重建学组副组长,北京癌症防治学会泌尿肿瘤专业委员会主任委员,亚洲机器人泌尿外科学会(ARUS)临床研究委员会委员。

目前在中英文杂志发表了 240 余篇论文,第一或通讯作者在包括 *European Urology*、*Journal of Urology* 等专业顶级杂志在内发表 SCI 论文 120 余篇,获得国家实用新型专利 7 项,参编或编译泌尿外科专业书籍 16 部,主译 4 部,主编 3 部。

专业方向为泌尿系肿瘤和输尿管疾病的开放及微创治疗,尤其擅长复杂疑难的肾脏、输尿管及膀胱修复重建及泌尿系肿瘤的开放、腹腔镜和达·芬奇机器人手术,创新改良多项手术技术,是中国上尿路修复领域年轻一代的开拓者和领军人物。

主译简介

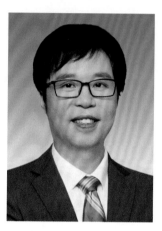

冯宁翰 教授

南京医科大学附属无锡第二医院副院长,泌尿外科主任,教授,主任医师,南京医科大学和南通大学博士研究生导师,博士后合作导师,瑞典卡罗林斯卡大学博士后。目前是江苏省A类"创新团队"负责人、江苏省医学领军人才、江苏省"六大高峰人才"、江苏省"333"工程培养对象。担任中华医学会泌尿外科学分会国际交流委员,中国医师协会泌尿外科医师分会肿瘤专业委员会委员,欧洲泌尿外科学会会员,国际泌尿外科学会会员,中国医疗器械行业协会泌尿外科与男科器械专委会理事,中国性学会性医学分会委员、江苏省医学会激光医学分会副主任委员、江苏省医学会泌尿外科常委、江苏省医师协会泌尿外科医师分会常委,江苏省泌尿外科质量控制中心委员。担任 Cancer Medicine 等多部杂志的编委。专业方向为泌尿外科肿瘤的基础与临床应用研究,擅长泌尿外科各种疑难手术与微创手术,主持国家自然基金面上项目一项,以第一作者或通讯作者发表SCI文章30余篇,获国家发明专利一项,江苏省科技进步奖二等奖一项,三等奖三项。

主译简介

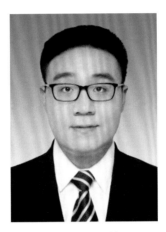

杨昆霖　医学博士

　　毕业于北京大学医学部,医学博士,现为北京大学第一医院泌尿外科主治医师。北京医学会泌尿外科分会尿路修复与重建学组秘书组成员。博士期间曾多次获得北京大学及北京大学医学部奖励,获"北京市优秀毕业生"及"北京大学优秀毕业生"称号,获"北京大学十佳住院医师"称号。师从我国泌尿外科专家周利群教授及李学松教授,长期致力于泌尿外科常见疾病的诊治,博士期间主攻肾积水及输尿管相关疾病的诊治,在输尿管重建手术方式的研究方面积累了较为丰富的临床知识。相关研究曾在泌尿外科金牌杂志 Urology 发表,两篇论文研究摘要分别获得美国泌尿外科协会年会的展示。担任 World Journal of Surgical Oncology, Turkish Journal of Urology, BMC Urology, Journal of International Medical Research 审稿人。现以第一作者、共同第一或通讯作者身份发表论文 25 篇,其中,SCI 论文 13 篇,中文核心期刊 10 篇。长期进行泌尿外科相关疾病的科普工作,相关文章刊登于医院网站及医学教育网站。

译者名单（按姓氏笔画排序）

丁光璞	首都医科大学附属北京友谊医院	张登翔	北京市建宫医院
王 刚	北京大学第一医院	陈宇珂	北京大学第一医院
王 宇	北京大学第一医院	陈仁宗	天台县人民医院
王 杰	北京大学第一医院	陈昶甫	中国医科大学
方 冬	北京大学第一医院	范 宇	北京大学第一医院
冯宁翰	南京医科大学附属无锡第二医院	林 健	北京大学第一医院
巩艳青	北京大学第一医院	林榕城	福建省立医院
朱伟杰	北京大学第一医院	周利群	北京大学第一医院
朱宏建	北京市建宫医院	孟 畅	北京大学第一医院
乔建坤	内蒙古自治区人民医院	孟一森	北京大学第一医院
刘 毅	北京大学第一医院	哈木拉提·吐送	新疆医科大学第一附属医院
刘春林	首都医科大学附属复兴医院		
关 豹	北京大学第一医院	拜合提亚·阿扎提	新疆医科大学第一附属医院
孙永明	宿迁市人民医院		
杜毅聪	北京大学第一医院	夏 明	南方医科大学第三附属医院
李万强	宜昌市中心人民医院	徐 奔	北京大学第一医院
李志华	北京大学第一医院	翁 迈	北京大学第一医院
李学松	北京大学第一医院	郭 涛	中南大学湘雅医院
李学超	中国人民解放军总医院第五医学中心	唐 琦	北京大学第一医院
		黄 晨	北京市建宫医院
李洪振	北京大学第一医院	黄炳伟	北京市建宫医院
李新飞	北京大学第一医院	梅傲冰	贵阳市第二人民医院
李德润	北京大学第一医院	梁丽莉	北京大学第一医院
杨昆霖	北京大学第一医院	谌 诚	北京大学第一医院
杨恺惟	北京大学第一医院	彭意吉	北京大学第一医院
吴宇财	北京大学第一医院	韩冠鹏	北京大学第一医院
吴进锋	福建省立医院	谢遵珂	北京老年医院
何宇辉	北京大学第一医院	谭晓辉	北京大学第一医院
张 凯	北京大学第一医院	熊耕砚	北京大学第一医院
张 建	河北医科大学第一医院	熊盛炜	北京大学第一医院
张 鹏	应急总医院	樊书菠	北京大学第一医院
张中元	北京大学第一医院		

序一

今日受学生李学松和周利群两位主任邀请为本书作序,欣然提笔。

在医学蓬勃发展的今天,我们的关注点更侧重于技术的创新以及临床新理论、新技术的发展与应用,随之带来的是医生的诊疗水平的提高与患者的获益。毫无疑问,现在的年轻医生掌握新知识、新技术的能力都很强,但在诊疗水平日益提高的同时,我们似乎逐渐减少了对医学人文的关注。

医学人文的范围很广,医学史便是其中重要的一环。作为泌尿外科医生,如果我们不了解泌尿外科的发展过程,便不能深入理解目前所从事的工作。以我们常用膀胱镜为例,只有我们了解膀胱镜研发过程中的演变,明白前人为之付出的探索历程,才能深入理解医工结合的必要性,从临床需要出发,研制出更好的产品,更好地为患者服务。

《泌尿外科技术发展史》系统讲述了泌尿外科各项技术发明、发展与应用的过程,从临床各项常用器械到分子生物学研究等各方面内容均有涉及,内容翔实,编译得体,汇聚了国内一些高水平学者和北京大学泌尿外科研究所年轻一代的集体智慧,体现了中国泌尿学界不断创新的理念,是一部少见的泌尿外科人文领域精品,值得广大泌尿外科工作者研读。

从医半个多世纪以来,我欣慰地看到李学松、周利群等一大批优秀的学生茁壮成长,逐渐成为我国泌尿外科的中流砥柱,也看到了他们为推动泌尿外科事业而做出的努力。

以铜为镜,可以正衣冠,以史为镜,可以知兴衰。

这不仅是一本泌尿外科技术的发展史,也是一本泌尿外科的发展史,以此为序。

郭应禄

中国工程院院士

2021 年 5 月 7 日

序二

任何一个学科的发展都离不开技术的创新,泌尿外科也是如此。在现代医学技术迅速发展的今天,如何把握时代需求,顺应时代潮流,是我们值得思考的问题。

只有了解历史,才能了解未来。《泌尿外科技术发展史》就是这样的一本书。作为泌尿外科医生,了解泌尿外科技术的发展是十分重要的,可以让我们了解目前临床常用的膀胱镜、腹腔镜技术是如何演变的,了解到前人为了改进这些技术所付出的努力,让我们对泌尿外科技术的发展方向有整体的认识。同时,我们也应该了解那些被历史淘汰鲜为人知的技术,这告诉我们不是所有的创新都能延续,只有经历无数临床验证和改进的技术才能被传承。

就手术方式而言,泌尿外科的手术方式目前正在经历腹腔镜——机器人时代的变迁,这也是外科技术不断更新发展的过程。达·芬奇机器人手术系统的出现,开创了外科领域的新纪元。2007 年,我国大陆地区开始引进达·芬奇机器人手术系统。至今,泌尿外科绝大多数病种均可由机器人手术完成,这是对个性化、精准化、微创化三大医疗价值理念体现的最好诠释。

一位技术好的泌尿外科大夫,必须首先熟练掌握腹腔镜技术,辅以大量的训练,才能在机器人手术系统的辅助下游刃有余,以更好地为患者服务。这更说明我们应该在把握传统技术的基础上,才能更好地适应新时代的需求。

现阶段,国产机器人也开始崭露头角,这是泌尿外科技术发展史上的又一个突破,也见证了我国一代又一代泌尿外科医生的不懈努力。

也许在不久的将来,当我们回过头来看这几百年来泌尿外科的发展史,会发现这不仅是泌尿外科技术不断革新的历史,也是我们的前辈不断开拓创新的历史,激励着我们继续前进。

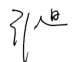

中国科学院院士
中国人民解放军总医院泌尿外科医学部主任
2022 年 3 月 1 日

目录

第一章
绪论

Sutchin R. Patel，Michael E. Moran，and Stephen Y. Nakada

我们如今生活在一个激动人心的时代,我们在一生中看到科学和技术的巨大进步。从沟通到交通运输再到卫生保健,这些变化影响到了我们生活中的方方面面。

泌尿外科领域一直位于医学技术的前沿,并且能够适应以及引领这些变化。光学的发展和爱迪生白炽灯出现,促使膀胱镜不断发展完善。Clayman 和 Kavoussi 实施了首例腹腔镜肾切除术后,标志着泌尿外科进入了微创手术时代。Chaussy 独创的冲击波技术,颠覆性地改变了我们原来处理结石的方法。

我们可以从司掌历史的缪斯女神 Clio 那里感受到这点(图 1.1)。了解我们泌尿外科的历史与发展过程是十分重要的,这样我们可以对事物有宏观的认知,看到未来的发展方向,并且了解到前人为了发明如今使用的这些器械所付出的努力。这警示我们并不是所有的创新都能延续下去,唯有时间才能决断哪些技术可以被验证并延续传承下去。也让我们明白不能太过自信,不能沉迷于舒适圈,而是要不断努力地改进。因为"世界上唯一不变的就是变化本身"(Heraclitus of Ephesus)。

托马斯·爱迪生(Thomas Edison)身上集聚了发明家最重要的特质,他坚信"找到可以做得更好的方

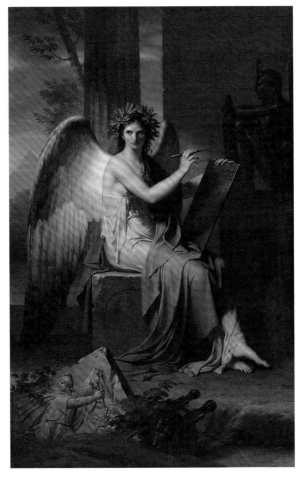

图 1.1　Clio,司掌历史的缪斯女神,1800 年。Charles Meynier(法国,1768—1832 年),克利夫兰艺术博物馆

1

法",还有他最著名的一句名言"天才是百分之一的灵感加上百分之九十九的汗水。"

在本书中,我们分享了如今使用的技术是如何发展起来的。我们希望这些故事可以激励你,并且帮助你体会开发这些技术(我们从没有完全领略到的)所需要的独创性、创造性以及坚持不懈工作无数个小时的毅力。尽管有了过去的技术成果,但我们的领域仍在革新、创新方面不断前进。

(陈昶甫 译,郭涛　周利群 审校)

第二章
膀胱镜的发展

Michael E. Moran and Friedrich H. Moll

引言

  光为医生观察器官内部腔隙以及器官系统之间的间隙创造了条件[1,2]。导光组件的改良是膀胱镜演化历史及不断进化的重点[3]。泌尿外科发展最初的阶段,人们发明了种种设计精妙的新方法用来检查下尿路。1868 年 5 月 2 日,一位原本鲜为人知的外科医生凭借美国南北战争期间卓越的表现成为海军卫生部部长,这位医生的名字叫作 Philip S. Wales,他在《内科和外科报道》(*The Medical and Surgical Reporter*)上发表了一篇开创性的著作。之后,Philip S. Wales 继续设计和发展他的膀胱镜,并且在他个人诊疗过程中多次使用。他说:"内镜,是由古老的单词 $\varepsilon\nu\delta o\nu$'内部'和单词 $o\chi o\pi\varepsilon\omega$'检查'这两部分组成的,所以内镜历史悠远并非今日才被医学界所重视[4]。"不止一位泌尿外科创始人宣称,这项新兴的蓬勃发展的技术是该专业的奠基石。作为一名泌尿科医生,很难想象有那么一个时期我们不仅无法了解膀胱形态,甚至无法观察尿道,这一窘迫的情形时至今日不久才得到改观。在 20 世纪初,泌尿外科早期研究阶段,被誉为"妇科创始人"的 Howard A. Kelly 展示了内镜检查尿路的潜力。约翰·霍普金斯大学的 Kelly 和 Curtis F. Burnam 在 1914 年出版了《肾、输尿管及膀胱疾病》(*Kidneys, Ureters and Bladder*)一书[5]。Kelly 在他这本教科书中第 270 页指出,"在内镜出现之前,几乎每次导尿,我们都习惯在导尿管的尖端打蜡。"这是在 X 射线应用于医学的早期,不具备成熟的放射透视检查能力,医生只能寄希望于通过内镜下直视检查来获取用于帮助诊疗的信息。然而,随着尸检(此处"尸检"一词的解读为"医学研究目的尸体解剖")数量的增加所带来医生推测诱发临床症状的病理改变能力的提升,促使人们对器官内部病理学改变有关知识获取的诉求空前高涨。在其他影像学检查使用之前,新鲜打蜡导管上的划痕对于确定潜在输尿管结石的存在并对其定位至关重要。

  在这篇关于膀胱镜发展的文章中,我们不会过多地重述过去的历史,而是先讨论膀胱镜如何影响泌尿外科专业的发展,然后阐述促进 20 世纪膀胱镜蓬勃发展和现代泌尿外科学快速传播的相关因素。首先让我们从认识采用直接照明方式或间接照明方式的光导器开始,它是后来种种类型内镜的鼻祖,经由它才演化出了膀胱镜。接下来我们了解如何伴随着照明方法的不断改进,带来以此直接获益的成像质量改善历程,其先后经历了从杆-透镜系统到现代光纤两个阶段。再然后是摄像系统,它的改进让泌尿科医生可以进行镜下多种操作,回顾现代或历史,准确地说这都是"当代"膀胱尿道镜检查术形成的标志[6]。最后,为了概述这个相当复杂的历史过程,笔者将向读者介绍由美国泌尿外科协会第八任主席 Bransford Lewis 修订过的膀胱镜发展的简史,他是早期美国泌尿外科医生中膀胱镜检查的坚定拥护者。关于梳理膀胱镜检查起源的历史是一个颇具挑战的命题,因为大多数著名的泌尿外科历史学者都尝试过这个话题,其中就包括 William P. Didusch 泌尿学历史中心,其首批展览之一就是这个主题。但是这些著作,就像许多历史本身一样,就像透明的闪闪发光的网络一样传播,它极大地诱惑着历史学家寻求、呈现、澄清过去,而一个真实而准确的膀胱镜检查史会沉淀成一部具有深远历史意义的书集。

膀胱镜检查与泌尿外科

在很大程度上,膀胱镜检查的发展史已经被许多作家和历史学家书写过,但在新兴的文献中收录的内容有限。人们严重低估了膀胱镜可视化能力的意义,而且也没有意识到此项技术给泌尿科医生带来的真正革命性的进步,很可能膀胱镜检查是使泌尿科发展成为一项专业的关键技术。最早内镜用来检查的部位是胃肠道的开口和女性阴道口。早期出土的希腊的内镜记载了原始内镜检查的基础。早期的医学从业者意识到,从脏器内部观察内脏黏膜可以获取更有价值的信息,从而对疾病的诊疗提供更大的帮助。因此有人提出将这种思路应用于男性和女性的尿道疾病诊疗[6]。下尿路的可视化在泌尿生殖医学和外科学的进步的过程中是不可或缺的,这也得到了学科创始人的充分认可。1902 年 6 月 13 日,在纽约州萨拉托加举行的美国泌尿外科协会第一届年会上,Ramon Guiteras 发表的演说提到,“利用镜体和光学反射原理实现人工照明是现代泌尿外科发展的重要一步”[7]。Guiteras 继而在美国泌尿外科协会(American Urological Association,AUA)的成立文件中进行了非常简短的历史回顾。我们将转向真正具有里程碑意义的角色——美国膀胱镜检查的早期倡导者,然后通过膀胱镜检查了解这项技术对泌尿外科这一新兴行业来说是多么具有革命性。

Bransford Lewis 是美国泌尿外科早期发展阶段的另一位先驱,也是 1907 年美国泌尿外科协会的第四任主席。他的演讲——“泌尿外科的曙光与发展(The Dawn and Development of Urology)”,在膀胱镜检查的发展历史中是最有启发性的[8]。从多个历史角度来看都是值得一读的,但我们首先聚焦于他对 Max Nitze 的高度褒奖,然后再看他随后的补充说明,“我该如何充分表达人们对膀胱镜检查之父 Max Nitze 的敬意呢?他比任何人做的都多,他为今天泌尿外科的精准诊断和治疗奠定了坚实基础”[8]。虽然不吝溢美之词,但是他只是真切表达出自己理解膀胱镜检查带来的历史意义。他接着说道:“如果要寻找一个医学近年来在正确道路上蓬勃发展的理由,那一定是膀胱镜检查的发展。它将泌尿系统疾病的研究从模糊的、抽象的、捉摸不定的状态转移到具体的、精确的状态上。膀胱镜已经与输尿管内置管一起,成为一种能够将上尿路(膀胱、输尿管和肾脏)疾病纳入明确诊断范围的方法。通过膀胱镜,我们对泌尿系统疾病有了更清晰、更全面的认知。现在,一个曾经认为无序的世界清晰地摆在我们面前——到目前为止,很多事情是难以理解、难以辨认的。因此,这个领域是思辨和论证的,经常根据理论争论的强弱而从一个观点转换到另一个观点,争论不休。Nitze 将直接检查膀胱的想法付诸实际应用;他的智慧引导着这一奇妙的仪器从萌芽到成熟;从早期笨重机械装置发展到 20 世纪轻巧美观而有效的仪器;幸运的是,在有生之年,他看到了期望的成果,看到了他的仪器被全世界认可,并在多个国家得到了推广和使用,这对人类社会是一种恩赐[8]。”现在,为了避免敏锐的读者认为膀胱镜是泌尿外科专业发展的尽头,防止读者们争论不休,让我们仔细阅读美国泌尿外科协会第八任主席 Hugh Cabot 的评论,"整天盯着膀胱镜镜头的助手很可能会被认为是一名专家,我对他深表同情,因为他必须坚持到最后,才能仅仅成为最狭隘类型的专家。"[9]来自旧金山的 Krotoszyer 在他的演讲中提及得更加深远,他说:"泌尿外科的历史可以分为两个部分:前膀胱镜检查时代和膀胱镜检查时代。"[10] Hugh Hampton Young 是美国泌尿外科协会的第五任主席,他更倾心于后续由膀胱镜发展而来的设备,他说道:"真正令人惊叹的是接踵而至的器械。"[11]他补充说,"受专业培训的泌尿科医师医生也会对这些设备感兴趣。"

那么,通过膀胱镜检查所获取的信息有什么用呢?它对泌尿系统疾病的诊断和治疗有什么帮助呢?让我们先了解早期的事例。这是一个与女性、与内镜检查潜力并与美国膀胱镜检查创始人之一 Leo Buerger 相关的事例。1872 年,纽约一位内科医生 Robert Newman 发表了一篇名不见经传的著作——《内镜:关注女性膀胱和尿道疾病》(*The Endoscope:Considered Particularly in Reference to Diseases of the Female Bladder and Urethra*)[12]。他说道:"膀胱镜这种器械,填补了医学检查的一项空白,众多的患者会从中获益。"[12]通过这句话我们可以了解到泌尿系统疾病是很常见的,这些患者可以通过膀胱镜检查明确诊断。Newman 阐述了泌尿系疾病的哲学含义,"……我们必须热烈欢迎任何能够帮助我们治疗或明确诊断泌尿系疾病的方法。"[12]然后,他展示了在 7 例病例中使用 Desormeaux 设备,并且介绍了患者使用该设备的适应证,检查的结果以及后续的治疗方法。他通过实践得出结论,发现疾病的过程有助于医生更好地诊断和治疗疾病,他说道:"我的观点不是基于理论,而是通过仔细观察大量临床病例得出的结论,这样的结论才有价值。这些病例不仅仅包括我个人的实践经验,还包括医院的更大范围的病例实践资料。"[12]

早期泌尿科医生广泛应用膀胱镜检查。伦敦的 E. Hurry Fenwick 就是其中之一,他在 1914 年的第十二届国际医学大会上担任泌尿科主委。"因为有了这么多 Nitze 的热心弟子,我们已经完全重建了下尿路疾病的症状学。越来越多的事实清晰呈现在我们眼前。通过膀胱镜检查,我们可以对多种膀胱疾病的各个阶段进行研究,并对其进行精确的描述,所以现在除了神经源性疾病外,我们对膀胱和前列腺疾病的临床症状描述都已经比较熟悉,诚然,最终的确诊也是依靠膀胱镜检查。"[13]在同一次会议上,来自格拉斯哥的 David Newman 介绍了他的发现,并附上了膀胱镜检查显示的肾结核和膀胱结核的照片。Newman 总结了以下几点:"①当输尿管开口正常时,同侧肾脏内没有严重疾病;②当肾脏正常时,输尿管开口也是正常的;③当输尿管开口有结核迹象时,同侧肾脏也会有结核;④在膀胱结核中,如果肾脏没有疾病,同侧输尿管不会受累。"[14]他的论文附有 12 幅通过膀胱镜检查结核性病变进展的插图。

Leo Buerger 是纽约西奈山医院的一位泌尿科医生,也是后来由 Wappler 改造的 Brown-Buerger 膀胱镜的主要设计者[15]。他写了大量关于膀胱镜检查和尿道镜检查的文章,很多现在我们习以为常的发现在当时都有描述。1911 年 1 月,他发表的一篇文章讨论了后尿道和膀胱颈的正常观与病理观的区别。他说:"在我文章主题的阐述中,将致力于以下几个方面:第一,解剖学标志;第二,仪器使用的基本原则和技术;第三,膀胱颈和尿道的正常影像;第四,病理损伤改变。"[16]这项工作在膀胱尿道镜检查之后进行[17]。《后尿道正常与病理的研究》(*A Study of the Normal and Pathological Posterior Urethra*)是一篇重要的论文,该文收录了 50 幅正常和异常尿道的插图。后来,他发表了将膀胱镜检查结果与实际染色的病理标本相结合的作品,表明了解剖学和组织学的明显相关性。现代泌尿外科介入治疗已经发展到了一个极高水平的阶段。在这之前，一个不可忽视的重要贡献是 Abraham L. Wolbarst 在男性后尿道病理损伤蜡质模型上的研究，这些蜡质模型被用于培训和教学[18]。当然，其他人会开发模拟器或虚拟训练器，以帮助膀胱镜检查初学者熟练掌握相关操作[19]。

光导与尿道

视觉是人类最主要的感觉之一，尤其是医生通常用视诊来辨别细微的病理改变。用光来照明是人们一直孜孜以求的，但直到历史进程的晚期我们才能够操控它并控制其强度。直到 19 世纪（包括 19 世纪），阳光一直是最主要的光照来源，其他的来源包括燃烧动物脂肪和植物油。自从医学发展为一种职业以来，至少在有内镜记载的希波克拉底时期，就已经记录了利用光辅助诊断的操作。直肠镜可能是第一种有记载的检查人体腔隙的设备。希波克拉底关于瘘管的论文清楚地提及了此技术。后来，Galen 的 *Levicom* 提到了肛窥镜[20]。在 16 世纪和 17 世纪，人们设计并开始使用指状尿道镜。这种镜子限制了光的进入量，观察视野欠佳。后来有人改进了尿道镜，设计了反光镜来增加视野亮度，然后在 19 世纪末将其应用于普通膀胱镜检查。虽然通过矿物油添加松节油可以获得更好的照度，但是过热问题也更加明显，于是蜂蜡蜡烛开始被用于替代前者来用作光源。最终，随着 William Hyde Wollastan 在伦敦分离和提纯铂元素取得重大突破，并研发出生产精细铂丝的工艺，然后进一步尝试了通过加热铂丝产生白炽光[21,22]。一名牙医 Julius Bruck，他利用白炽铂丝发光来增强照明，以便在体腔内更好地进行观察，但是这些原型机均需要复杂的水冷系统[23]。1880 年，托马斯·爱迪生（Thomas Edison）发布了成熟的白炽灯泡，苏格兰医生 David Newman 在格拉斯哥将白炽灯泡安置在一个相当大的膀胱镜的远端[24]。纽约州罗切斯特的一名电工 Charles Preston 随后在 1898 年发明了一种"冷光"低电流迷你灯泡。最终，纽约州的 Ferdinand Valentine 结合以上种种设计出了气膀胱镜[25]。

早期的内镜使用蜡烛和镜子照明。Philipp Bozzini（德国）于 1805 年建造了一台名为"Lichtleiter"（中文通译"光导器"）的仪器，用于观察人体器官的开口（图 2.1a）[26]。毫无疑问，直接观察人体器官对于医学发展的推动作用是巨大的，Bozzini 很早就发现了直接观察人体器官的重大意义。但是当时的人们对他利用设备进行内脏器官检查进行了严厉的批评，他们认为这是一种极其冒险的行为。Bozzini 的 Lichtleiter 由可以安放蜡烛的外壳构成，可以在其一侧放置各种尺寸的开口管[27]。然后，他在观察轴和烛光之间设计了一面反射镜，这样光线只会反射到目标器官，而不会向后反射到检查者的眼睛里。设备的另一边是目镜。他在 1806 年发表了该项研究结果，并于 1807 年开始宣讲，甚至试图在当时的军队医院利用该设备开展前瞻性研究[26,27]。这是里程碑式的进展，因为它是第一次使用反射光作为照明源。不幸的是，他的独创性研究受到了谴责，因为在当时的时代背景下，故意使用仪器观察器官是有悖于自然规律的行为。Bozzini 最后身故于可能在出诊期间感染的斑疹伤寒，享年 35 岁[26]。

1824 年，波士顿一位天才医生 John Dix Fisher 几乎复制了 Bozzini 的设备，并且取得了几近相同的效果（图 2.1c）。1827 年，他发表了唯一的一篇关于内镜的论文，文章名为"一种用于照亮暗腔的仪器"[28]。他使用了照度更高的燃料油以及潜望式放大镜头。在他的论文中，他甚至提到用镀锌照明的可行性（白炽灯）[28]（图 2.1b）。两年后，在巴黎科学院，Pierre Salamon Ségalas 展示了他的"尿道膀胱镜"，主要用于检查尿道和膀胱[29]。Daniel Colladon 于 1841 年在日内瓦大学演示了导光技术[30]。他演示了惊人的全内反射照明效果，很快，物

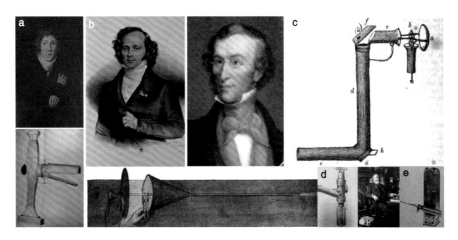

图 2.1　内镜的创始人。(a) Philipp Bozzini 和他的 Lichtleiter;(b) Pierre Salamon Ségalas 和他的尿道膀胱镜;(c) John Dix Fisher 和他的早期美国内镜;(d) Antonin Jean Desormeaux 的内镜;(e) Francis R. Cruise 和他的改良的 Desormeaux 内镜

理学家 Auguste de la Rive 用电弧灯重现了这一构型。[3]。Jacques Babinet 在 1840 年也采用了有曲度的玻璃镜子来检查口腔中平时难以观察到的区域[3]。1849 年,巴黎歌剧院开始使用同样的方法制作壮观的舞台效果。1853 年,法国戏作家古诺的"浮士德"再次使用同样的方法制作舞台效果。英国的 John Avery 也研发了一种不算成功的膀胱尿道镜,而且据说 Henry Thompson 爵士在 1840 年也进行了演示。Thompson 描述说:"膀胱里几乎看不到东西。"后来,其他外部照明光源被设计出来。然而,具有重大创新意义的一步是开发独立的光源,这种光源可以输送到被检查的体腔中。Julius Bruck(波兰)在 1860 年利用铂丝回路提供的照明检查了口腔,该铂丝回路由水冷套管内的电流加热后发光(图 2.2a 和 b)[23]。这是第一台电气化内镜,比爱迪生发明白炽灯泡早了 20 年。在 19 世纪后期,还有许多其他关于开放式内镜检查的描述,包括 Kussmaul 利用反射的阳光从食管中取出异物的描述,包括 Killian 在 1898 年使用了管状内镜,他通过反射头镜照明,并辅以局部可卡因麻醉检查支气管[31]。

Antonin Jean Desormeaux 于 1867 年开发了用于检查泌尿生殖道的"管状开口式"内镜,并首次发现利用透镜可以将光源光束聚集到更窄、更亮的区域,从而进行更复杂的观察[32](图 2.1d)。他被许多人推崇为内镜检查之父,因为他的发现对后辈产生了深远巨大的影响。在他的畅销书中,他得意扬扬地写道:"我是一个博学的人。"[32] Hacken 在 1862 年和 Cruise 在 1865 年继承了 Desormeaux 的衣钵开展相关研究工作,开始进行微调和改进(图 2.1e)。Bevan 在 1868 年利用此设备取出了食管中的异物,他使用的是一根直径约 1.90cm、长约 10.16cm 的带有反射镜的管子[6]。1870 年,Waldenburg 将这些仪器加长,并为它们采用了类似望远镜的结构。柏林的 Furstenheim 用天然气灯代替了石油灯,Andrews 随后使用了镁灯。1881 年,美国企业家 William Wheeler 发明了一种"灯管",他希望这种灯管能为每个家庭带来光明,但是白炽灯泡后来成为他的主要竞争对手[3]。1884 年,南肯辛顿举行的国际健康展览会展示了由 Francis Bolton 爵士创造的一个巨大的"光明之源"[3]。Stoerk 在 1887 年设计了一种直角内镜,以便在距离眼睛比较远的情况下进行操作[13]。同年,Charles Vernon Boys 通过拉伸近纯二氧化硅来制造细小的光纤来传输光[6]。1895 年,Rosenheim 采用了一种柔性橡胶材质观察镜,以便更安全地置入内镜,并使其更容易操作[6]。Kelling 在

1897 年设计了由交叉金属环为骨架外覆橡胶的真正柔性内镜[6]。

Killian 在 1898 年首次在支气管镜检查中使用可卡因进行了麻醉[31]。1879 年,Nitze 研发了第一台用于膀胱检查的现代内镜[33]。他与配镜师(Beneche)、仪器制造商(Leiter)和牙医(Lesky)合作,共同创造出了 7mm 的偏置棱镜内镜,还采用带液冷系统的铂丝照明[34]。随后,他又使用了一个小型电发光装置(一种小而精巧的灯泡)作为单独的光源(Mignon Lampchen)[25]。在美国,Otis 设计了一种新的膀胱镜,这种膀胱镜带有伸缩透镜,而且尾端布置有小型照明装置。这个镜子的仪器制造商是 Reinhold Wappler(1900 年),这显然是当时首屈一指的光学系统。1936 年,Schindler 与 Wolf(一位光学物理学家)合作设计了第一台钢制螺旋结构、带有 48 个透镜的柔性内镜[6]。早在 1893 年,Albert Musehold 就描述了一种用来拍摄咽部形态的内镜设备[35]。Nitze 于 1893 年出版了第一本膀胱病理摄影图集[36]。1926 年 12 月 30 日,皇家艺术学院工程师 Clarence Weston Hansell 想到使用光纤束以便从远处观看图像[37]。Henning 和 Keihack 在 1938 年发表了第一张胃的彩色照片(Rudolf Schindler 开发了硬质胃镜,然后是半硬质胃镜,Heinrich Lamm 试图用光纤复现 Hansell 的成果,当时他是医科三年级的学生,使用的是市面上可以买到的光纤)[38,39]。1936 年,Lejeune 制作了第一张用内镜观察到的喉部的图片。

Abraham Cornelius Sebastian Van Heel 在他发表在《自然》(Nature)上的一篇文章中指出,覆层改善了光纤的光传递效果和图像质量,并推测它可以用于膀胱镜检查[40]。Harold Horace Hopkins 也与一位名叫 Narinder S. Kapany 的年轻研究生在同一卷的《自然》上发表了文章,但他们的光纤都是裸露的[41]。Basil Hirschowitz(医生)和 Lawrence E. Curtiss(物理系学生,后来转到美国膀胱镜制造商公司工作)在密歇根大学研制出了一种光纤胃镜,该仪器首先在 Hirschowitz 身上试用,然后于 1956 年 10 月,在普莱西德湖(第一个使用光纤的数字电视体育赛事的举办地)举行的美国光学学会年会上进行了展示[42]。许多其他设备的进步也丰富了内镜的设备库(光纤束、采用高温卤化元素的光源、电子电荷耦合器件、CCD 等)[43,44]。为了更好地检查并最终实现镜下手术,越来越多的微小内镜组件被快速开发出来[45]。

早期内镜的发展

Maximilian Carl-Fridrich Nitze(1848—1906 年)是一名全科医生,他认为想要轻易地、最小限度损伤地、相对安全地将器械引入器官,那么内镜必须更小一些[34](图 2.2d)。他的想法是在镜子中恰当位置布置透镜,使图像聚焦在眼睛处。此外,在他早期的仪器版本中使用了有玻璃护套的铂丝,并采用了水冷的方式。他于 1877 年开始使用这种膀胱镜进行临床研究。到了 1879 年,Nitze 的设计团队注意到了爱迪生的新式灯泡,并立即将其小型化以应用于膀胱镜的头端[46]。Nitze 的名声不仅包括他的才华和对膀胱镜发展的奉献精神,他还以其尖酸刻薄而闻名,经常抨击那些擅自修改他仪器的人。Hugh Hampton Young 是 1908 年美国泌尿外科协会(American Urological Association,AUA)的第五任主席,他曾讲述:"我决定去柏林学习和体验。我在 Leopold Casper 博士的诊所待了两个月。Leopold Casper 博士发明了最实用的输尿管插管膀胱镜。学习使用他的仪器并不难,我从他的讲座以及我在诊所看到的大量病例中获益良多。Nitze 设计了一种反向观察膀胱镜,它有一个复杂的透镜系统和一面镜子,可实现后视并观察膀胱颈。但他从来没有成功过,因为镜子会变得模糊不清。我和一位镜片制造商合作,制作了一个四面棱镜来代替 Nitze 膀胱镜上的后视反射镜。加入这种棱镜的膀胱镜拥有良好的后向视野来观察膀胱。Casper 博士很高兴我能够改进 Nitze 制造的仪器。当我提议把它带给膀胱镜之父时,Casper 说:'别这么做,他会侮辱你的。'Nitze 几乎和每一个与他共事的人都断绝了关系。他起诉了为他制作第一个膀胱镜的 Leiter,还起诉了为他制作了其他几个膀胱镜的 Hartwig 以及亦曾与他共事的 Heinemann。当 Casper 拿出他的导管式膀胱镜时,Nitze 马上起诉了他,要求他赔偿一大笔钱。"[47] 实际上第一次利用爱迪生的白炽灯进行膀胱镜检查的是 Newman(Glasgow,1883),接着是 Nitze(1887),Leiter(1887)和 Dittel(1887)[25]。现代膀胱镜技术的发展和应用将遵循其目前在泌尿外科的应用方式——依赖于泌尿科医生的使用,现在医生经常使用膀胱镜以用于日常实践中的诊断和治疗(图 2.2e)。Nitze 说:"我的设计只提供了一个框架,它的完整构建将通过众多研究人员的共同努力并且耗时多年才能完成。我们面对的是一个庞大的新兴领域,它是一个蕴藏着无数知识的宝藏。"[46]

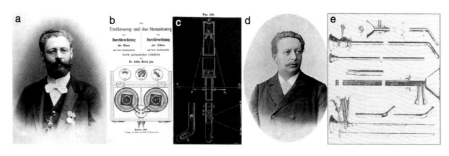

图 2.2　早期现代膀胱镜。(a)Julius Bruck;(b)Bruck 对 Wollaston 的白炽化细铂丝的改进;(c)du Rocher 的膀胱镜;(d)Maximilian Carl-Friedrich Nitze;(e)Nitze 的第一批膀胱镜

现代的仪器从开发到利用只有几步之遥,无数泌尿外科工作者利用当前德国、法国、英国和美国的主要仪器制造商,从而进入了疯狂的设备创新和改进的发展周期。在 20 世纪初,泌尿外科已经准备好发展成为一项成熟的专业。放射学的快速发展提高了 X 射线成像泌尿道的能力。Listerian 的消毒方法使泌尿外科可以安全地开展更多的外科手术。在越来越复杂的外科手术中,麻醉专业在病人管理方面也取得了巨大的进步。现在,膀胱镜检查可以充分发挥它的潜力,将现代泌尿学带入下一发展阶段。我们将利用一家相对不知名的医院——纽约市的 Mount Sinai 医院,而不是约翰·霍普金斯医院,来阐述膀胱镜的潜力及其对泌尿学发展方向的深远影响[48]。这里最初是由 Israel Moses 和 Alexander Mott 于 1852 年建立的犹太人医院。巧合的是,纽约早期的专家之一 William Holme Van Buren 与 Mott 的女儿结婚,成为了 Bellvue 医院的首批泌尿专家之一,F. Tilden Brown 最终就是移居到了这个医院。在 1890 年,Sigmund Lustgarten 和 Hermann Goldenberg 在西奈山建立了皮肤病/性病诊所,后来 Hermann Goldenberg 成为了泌尿外科主任,相关的外科服务开始于 1895 年。William Fluhrer 在 1880 年加入医院并开始执掌大局。外科主任是 Howard Lilienthal,他自己也做过膀胱镜检查。1899 年,George Brewer 于西奈山首次在外科手术中使用橡胶手套。Hermann Goldenberg 利用膀胱镜诊断和治疗尿道息肉[49]。F. Tilden Brown 在西奈山实习,Leo Buerger 在 1908 年就已成名,被认为是当时纽约首屈一指的临床医生 Emanuel Libman 的门生[50,51]。Buerger 在 1908 年发布了自己改进的膀胱镜,并从那时起开始进行大量的研究和写作[51]。Edwin Beer 在 1911 年加入了这个团队,开发了一种儿童膀胱镜,随后成为主任医

师,他发明了通过电切治疗膀胱癌的新方法[52,53]。Maximillian Stern 于 1910 年开始接任主任,在 1911 年至 1937 年一直担任泌尿外科主任的职务,并在 1926 年研发出 Stern-McCarthy 电切镜[54]。Moses Swick 于 1924 年加入众议院,此前他利用 Libman 捐赠的奖学金与 Lichtenberg 一起在柏林工作,现代泌尿外科放射学随着静脉肾盂造影的完善而发展起来。1933 年,医院升级了其原始的膀胱镜检查设备,每年进行 1 800 次膀胱镜检查[48]。1939 年,增加到 2 900 次。1935 年,泌尿外科每年大约进行 1 000 例经尿道前列腺切除术[15]。现代泌尿学已崭露头角。

膀胱镜

我们可以通过 Hugh Young 了解到膀胱镜即将发挥的作用,他讲述了在约翰·霍普金斯大学的临床实践中使用膀胱镜的情况,"不久之前,美国外科学学会在约翰·霍普金斯医院召开了会议,我应邀参会,并在大会上为一名男性患者进行了输尿管插管。Howard A. Kelly 为一名女性患者进行了同样的操作。Kelly 的病人是在深度麻醉的状态下进来的,采用胸膝位。Kelly 的膀胱镜是一个开放的管道,采用头镜从外部照明,但没有透镜系统。他缓慢将气体充入膀胱内使其膨胀起来,然后在观众的掌声中,他迅速插入了一根输尿管导管,随后又插入了另一侧的输尿管导管。我的病人没有施行麻醉,他被带进来时,我很紧张。在介绍 Casper 的膀胱镜时,我也轻易地找到了输尿管口,并迅速进行了输尿管内置管。观众开始计时,比赛势均力敌,我们每个人都只需要两三分钟就能完成操作。"[47]

在这个时期,尽管早期的膀胱镜价格昂贵且不能提供足够的视野,但是泌尿科医生还是成功地将可视范围扩大到了尿道的凹陷处(图 2.3a 和 b)。包括透镜和光纤等在内的光学成像系统发展也越来越迅速。新出现的照明系统提供了前所未有的色彩和亮度。内镜的体积越来越小,最大限度地减少了进入器官时所造成的损伤。最后,视频摄像系统的出现让外科医生的眼睛可以从内镜的镜头前移开,从而可以更自由地进行复杂的内镜造作。电子设备是许多新发明的关键。1969 年 10 月 17 日,贝尔实验室的 George Smith 和 Willard Boyle 发明了用于电子录像的电子耦合装置。1983 年,Welch Allyn 首先将其迅速应用于光纤技术。日本制造商 Olympus、Fuji 和 Pentax 都在 20 世纪 80 年代初引入了电子录像内镜[55]。许多现代泌尿科医生普遍都在使用电子膀胱镜。虽然开始时人们认为新式膀胱镜比旧版膀胱镜需要更长的学习曲线,事实上熟练的二级医疗机构的从业者就能完成常规的膀胱镜检查操作,这也代表了未来的发展趋势。虚拟现实膀胱镜在更先进的成像模式下无疑是可行的,但是下尿路依然很复杂,在未来的一段时间内,仍然需要研发出新的直接成像系统来帮助实现这一目标[56]。

这就是膀胱镜的发展历史,主要集中在技术本身以及这项技术对新兴的泌尿科领域的

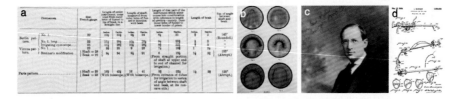

图 2.3 第一个商用膀胱镜。(a)Prince Morrow 的教科书《泌尿生殖系统 1893》中 Willy Meyers 关于"膀胱镜检查"一章的比较;(b)Luy 膀胱镜下的彩色图解,摘自 A Treatise on Cystoscopy and Urethroscopy, C. V. Mosby, St. Louis 1918;(c)1934 年左右的 Leo Buerger;(d)Buerger 的膀胱镜专利之一

影响。让我们以一个几乎被遗忘的传奇故事来作为终章。这是一段如此经典的历史,故事的主人翁之一是 Leo Buerger(图 2.3c 和 d)。正如我们所了解的,在 20 世纪初,纽约的西奈山医院有许多泌尿外科最新的发明创造[48,51,57]。Sarah Bernhardt 在当时正享誉全球,被许多人认为是现代第一位超级巨星,她是舞台剧和早期无声电影之间的桥梁。她当时正在美国巡回演出,在纽约参加 7 月 4 日的庆祝活动后,确诊了梗阻性肾积脓。随后,Bernhardt 便住进了西奈山医院,由 Emanuel Libman 博士诊疗,他记录了这次特殊的经历,并且这段记录被保存在了国立医学图书馆(National Library Of Medicine)的档案馆。泌尿科医生 Leo Buerger 去评估了这位明星的病情,并且在 7 月 14 日(星期六)为 Sarah Bernhardt 做了手术,他记录到"左肾有大量脓液涌出"。在膀胱镜检查之后,她的生命体征仍然不稳定。Bernhardt 当时共有五名主治医生,其中包括她自己的法国私人医生,他们在 7 月 17 日星期二晚上再次进行会诊,当时 Bernhardt 的病情已经非常危急,需要进行紧急开放手术。Buerger 再次记录到,"切开肾脏后,引流出 6 盎司臭气熏天的脓液,骨盆段不规则的结石也被取出"。术后记录显示,Bernhardt 的身体状况明显好转。在当时没有可用抗生素的情况下,她能幸存下来简直是奇迹。她收养了 Buerger 唯一的女儿 Yvonne,并且身为他女儿的教母,她与 Buerger 的妻子 Germaine Schnitzer 变得也越来越亲密。在照顾 Bernhardt 的五位主治医生中,与她关系最亲密的是 Buerger 和 Libman,在她人生的最后几年也一直与这两位保持联系[58]。她是一个十分敬业且精力充沛的人,在生命的最后一年,她参演了最后一部无声电影。最终 Sarah Bernhardt 于 1923 年 3 月 26 日在巴黎去世。这次手术后 Buerger 医生的人生迎来巨变,最终成为泌尿外科历史上的一个脚注。

在 20 世纪初,随着新型内镜技术的发展,膀胱镜也取得了迅猛的进步,随之泌尿外科学也飞速发展。事实上,膀胱镜的迅猛发展过程是极其复杂的,因为它是众多研究者共同努力的结果[59](图 2.4 和图 2.5)。现在膀胱镜已经发展到了包括膀胱尿道软镜和电子膀胱尿道

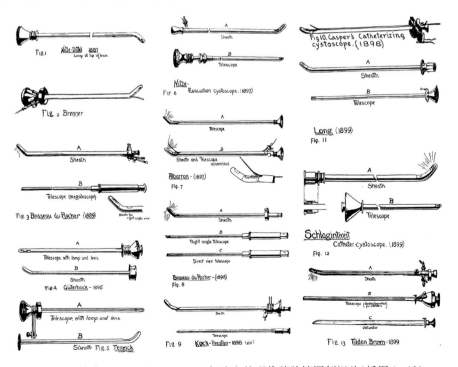

图 2.4 摘自 Bransford Lewis 1908 年论文的现代膀胱镜图例汇总(插图 1~13)

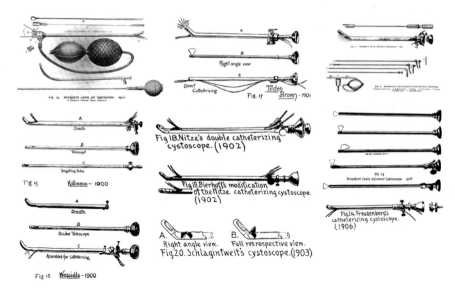

图 2.5　摘自 Bransford Lewis 1908 年论文的现代膀胱镜图例汇总(插图 14~24)

软镜的地步,之前的膀胱硬镜也已逐渐过时[60]。至少在病情不复杂的情况下,泌尿科医生不再需要做膀胱硬镜检查[61]。胶囊内镜检查也已经用于胃肠疾病的诊疗,很可能在不久的将来膀胱镜也会应用此技术[62]。影像学检查不断提高的成像能力也大大提高了"虚拟膀胱镜检查"的可行性[63]。

Bransford Lewis 制表的膀胱镜演变历史(修改版)[64]

1806	法兰克福的 Philipp Bozzini 将"Lichtleiter"送至约瑟芬学院
1824	John Dix Fisher 曾记录了他的图像放大式内镜,但出版于 1827 年
1826	Pierre Salamon Ségalas 向法国科学院展示了他发明的"金属尿道镜"
1826	M. Bombolzini 是一种具备照明功能的内镜,据推测用于观察膀胱
1853	Antonin J. Desormeaux 在 1855 年向皇家医学院展示了内镜用酒精灯光源;1865 年第一次公开发布膀胱病理的真实描述
1862	August Haken 发明了用于女性尿道及膀胱的扩张器和直视镜,采用额戴反光镜照明
1865	Francis R. Cruise 开始使用改良的 Desormeaux 设备
1867	E. Andrews 对 Desormeaux 设备进行了改进,在尿道检查中使用了镁丝发光照明
1867	Julius Bruck 采用铂丝灯
1868	Philip Skinner Wales 发表了内镜检查的图片,图 2.6c 和 d
1870	Furstenheim 将膀胱镜的照明由天然气灯改为石油灯
1872	Robert Newman-New York 展示了一系列改良和功能拓展,图 2.6a 和 b
1874—1876	Grünfeld 进行膀胱内镜检查;在内镜外部沿内镜置入输尿管导管,首次成功完成了内镜输尿管导管插入术;镜体外置光源照明(由 Steurer 和 Klotz 修改)
1875	Gustav Simon 首次进行输尿管导管插入术,用"钓鱼"法,即通过解剖学标志和触觉定位

续表

1876	Rutenberg 和 Vienna 通过向膀胱内充入气体来扩张
1877	Maximilian Carl-Friedrich Nitze 第一次将放大透镜应用于膀胱镜,使用铂丝灯泡光源,于 1889 年出版关于膀胱镜检查的书籍
1880	Dittel 尝试在膀胱镜尖布置灯泡作为照明光源
1883	David Newman 首次采用白炽灯作为膀胱镜光源
1885	Boisseau du Rocher 通过镜体大型化来尝试采用镜体外置白炽灯光源照明,间接视角设计
1886—1888	Karl Pawlik 采用空气填充膀胱,女性胸膝位接受膀胱镜检查和输尿管插管,外置光源照明
1887	Max Nitze 在两种型号膀胱镜中应用爱迪生白炽灯作为光源,分别采用带透镜的直视和间接视角设计(Lehrbuch der Kystokopie 1899)
1887	Leiter 使用间接视角的带有放大透镜的膀胱镜(类似 Nitze 1)
1887	Dittel 使用膀胱镜尖部光源及折射光路布局设计
1889	Alexander Brenner 在 Nitze 的直视膀胱镜上增加了单独输尿管导管通道(约翰·霍普金斯大学的第一位泌尿科医生 James Brown 用他的膀胱镜成功给一名男性完成输尿管插管)
1889	Boisseau du Rocher 使用复合式膀胱镜;首创镜鞘透镜布局设计;首创双通道同步双输尿管插管设计;具有直视和间接视角两种模式
1891	F. Tilden Brown 开发了一种间接照明方式的双灯丝照明尿道镜(这是照明方式电气化以后的第一种内镜)
1891	W. K. Otis 改进了 Leiter 和 Nitze 的尿道镜,在 1892 年称其为"完美的尿道镜"
1892	E. HurryFenwick 改进了 Nitze 内镜,称之为流线型尿道镜
1893	Howard A. Kelly 采用空气填充膀胱及直视视角,类似于 Pawlik 的设备(抱怨 Nitze 的设备对于男性来说虽然是理想的设备,但对女性来说过于"复杂,精致和昂贵")
1894	Leopold Casper 采用第一个导管膀胱镜模型,间接视角
1894	Friedrich Nitze 采用单管输尿管-导管膀胱镜,间接视角
1895	Güterbock 采用带鞘镜子,镜子上既带灯又带透镜,间接视角,非插管,管鞘冲洗
1896	E. Hurry Fenwick 采用带鞘镜子,镜子上既带灯又带透镜,间接视角,非插管,管鞘冲洗,在 1904 年书写了膀胱和尿道的电子照明
1897	M. Nitze 采用可排空膀胱镜,带鞘镜子,间接视角,非插管,通过鞘管排空和冲洗
1897	Joaquin Albarrán 采用带鞘镜子,间接视角,可进行冲洗和输尿管导管插入,可移动的杠杆系统直接引导导管
1898	Boisseau du Rocher 改进的二代系统,可用于直接和间接视角的镜子,可冲洗
1898	Koch-Preston 采用冷光源,充气膀胱镜,带鞘管的多镜头膀胱镜,可用于直接和间接视角,有用于输尿管插管的额外管道
1898	Leopold Casper 采用双导管膀胱镜
1899	Lang 采用带鞘镜子,间接视角,非插管
1899	Schlagintweit 使用可排空,带鞘镜子,间接视角,非插管
1899	F. Tilden Brown 使用带鞘镜子,双导管通道,直视视角
1900	Bransford Lewis 使用充气式膀胱镜,固定输尿管导管通道(先单后双)
1900	Kollmann 使用带鞘间接视角膀胱镜,可冲洗,非插管

续表

1900	Wossidlo 使用带鞘间接视角膀胱镜,双导管,不可冲洗
1900	F. Tilden Brown-复合鞘,多镜头,直视视角,双导管,可冲洗,尖端有照明灯(Dittel 的计划)
1902	M. Nitze 采用双导管膀胱镜
1902	Bierhoff 采用改良 Nitze 的仪器,带鞘膀胱镜
1903	Schlagintweit 采用可移动镜头的 180°观察膀胱镜,非插管
1903	Hugh H. Young 采用可 180°观察的棱镜固定的膀胱镜
1903	Bransford Lewis-空气填充手术式膀胱镜
1903	Le Für 采用后尿道检查镜
1904	Kolischer-Schmidt 使用带鞘膀胱镜,远端开窗,直视视角,采用 Casper 装置的双导管插管
1904	Follen Cabot 使用复合式膀胱镜,直视视角,双插管,尖端带灯,可冲洗
1904	Bransford Lewis 安装用于 180°逆向观察的球状透镜
1904	Baer 使用通用膀胱镜,带插管、冲洗和手术操作功能镜鞘的膀胱镜
1904	Freudenberg 采用直视下双导管插入(1906 年修改)
1904	GeorgesLuys 使用女性专用直视视角充气式膀胱镜
1905	G. Luys 采用男性可用直视视角的充气式膀胱镜,教科书《膀胱镜检查和尿道镜检查》,由 Abraham Wolbarst 于 1918 年翻译成英文
1905	Cathelin 采用直视视角充气式膀胱镜
1905	W. K. Otis 采用带鞘的紧凑型膀胱镜,广角间接视角观察,非插管
1906	Goldschmidt-可冲洗膀胱镜
1906	Bransord Lewis 采用通用膀胱镜,带多用途鞘膀胱镜,双插管,可冲洗,带保护罩的倒置灯
1906	Freudenberg 采用带底座膀胱镜,双插管,可冲洗,可移动导管杆
1907	Freudenberg 采用多鞘,单镜,直视观察,非插管,可冲洗
1907	Kreissl 采用带鞘,直视观察,双导管
1909	Leo Buerger 采用改良 Goldschmidt、Brenner 和 Brown 的器械并用 Reinhold Wappler(Wappler Electric Co,NYC)Brown-Buerger 的膀胱镜制作新设备

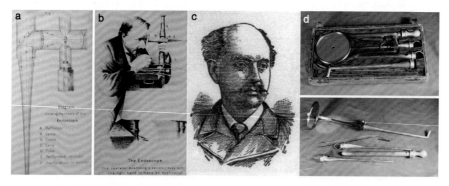

图 2.6　早期膀胱镜检查。(a) Robert Newman 在 1872 年改进了 Desormeaux 膀胱镜;(b) 内镜医生;(c) 华盛顿特区的 Philip Skinner Wales 将军;(d) Wales 膀胱镜

（谢遵珂　张建 译,郭涛　周利群 审校）

参考文献

1. Moran ME. The law of accelerating returns. J Endourol. 2006;20(6):1-8.
2. Bragg W. The universe of light. New York:Macmillan Co.; 1933.
3. Hecht J. City of lights:the story of fiber optics. New York:Oxford University Press; 1999.
4. Wales PS. Instrumental diagnosis. Med Surg Rep. 1868;18(18):377-81.
5. Kelly HA, Burnam CF. Diseases of the kidneys, ureters and bladder. New York:D Appleton & Co.; 1914.
6. Moran ME. In:Monga M, editor. History of ureteroscopy. Ureteroscopy:indications, instrumentation & technique. New York:Springer; 2013. p. 3-12.
7. Guiteras R. The evolution of urology. N Y Med J. 1902;76(15):617-22.
8. Lewis B. The dawn and development of urology. Trans Am Urol Assoc. 1907;1:9-19.
9. Cabot H. Is urology entitled to be regarded as a specialty? Trans Am Urol Assoc. 1911;5:1-20.
10. Krotoszyer M. Urology-past, present, and future. Am J Urol Sex. 1911;10:292-6.
11. Young HH. The Renaissance of urology. South Med J. 1916;9(2):146-53.
12. Newman D. Cystoscopic appearances of renal and vesical tuberculosis in the early stages demonstrated by the projectoscope. Am J Urol Vener Sex Dis. 1914;10(8):401-10.
13. Fenwick EH. Presidential address to the section on urology of the XVIIth international medical congress in London. Am J Urol Vener Sex Dis. 1914;10(8):355-68.
14. Newman R. The endoscope:considered particularly in reference to diseases of the female bladder and urethra. Albany:Weed, Parson & Co.; 1872.
15. Brendler H, Ferber WLF. Early days of urology at Mount Sinai. Urology. 1974;3(2):246-50.
16. Brueger L. The normal and pathological posterior urethra and neck of the bladder. Am J Urol Sex. 1911;7(2):1-10.
17. Buerger L. Cysto-urethroscopy. A study of the normal and pathological posterior urethra. Trans Am Urol Assoc. 1911;5:130-68.
18. Wolbarst AL. Demonstration of wax models of pathologic lesions observed in the posterior male urethra by means of the posterior urethroscope. Trans Am Urol Assoc. 1915;9:470-5.
19. Fenwick EH. A handbook of clinical electric-light cystoscopy. London:J&A Churchill; 1904.
20. Peters L. The evolution of modern cystoscopic instruments and methods. Am J Obstest Dis Women Child. 1906;54:486-501.
21. Wollaston WH. The Bakerian lecture:on a method of rendering platina malleable. Philos Trans R Soc Lond. 1829;119:1-8.
22. Wollaston WH. A method of drawing extremely fine wires. Proc R Soc Lond. 1800;1:455-6.
23. Bruck J. Das Urethroscop und StomatoscopDurchGalvanischesGluhlict. Breslau:Marushke and Berendt; 1867.
24. Newman D. Lectures to practitioners on the diseases of the kidney amenable to surgical treatment. Glasgow Med J 1883;131.
25. Moran ME. The light bulb, cystoscopy and Thomas Alva Edison. J Endourol. 2010;24(9):1395-7.
26. Figdor PP. Philip Bozzini:the beginnings of modern endoscopy. Tuttlingen:Verlag Endo Press;2002.
27. Bozzini P. Lichtleiter, eineEnfindungzurAuschschauunginnere Theiler und Krankheiten. J der PracticschenArzneykunde und Wunderartzneykunst. 1806;24:107-24.
28. Fisher JD. Instruments for illuminating dark cavities. Phil J Med Phys Sci. 1827;14:409.
29. Segalas PR. Un moyend'eclairer 'uretre et la vessie de maniere a voirdansl'interieur de ces organs. Revue MedicaleFrancaise et de L'etrangere. 1827;1:157-8.
30. Colladon D. On the reflections of a ray of light inside a parabolic liquid stream. Comptes Rendus. 1842;

15:800.

31. Killian G. ZurGeschicnte der Oesophago und Gastroskopie. Deutsche Zeitschrift fur Chirirgie. 1900;59: 499-512.

32. Desmoreaux AJ. The endoscope and its application to the diagnosis and treatment of affections of the genitourinary passages. Chicago Medizinhist J. 1867;24:177-94.

33. Nitze M. Eineneue Beleuchtungs und Untersuchungs method fur Harnrohre, Harnblase, und Rektum. Wiener Med Wochen. 1879;24:649.

34. Nitze M. Beitragezur Endosckopie der mannlichen Hamblase. Arch fur KlinishceChirurgie. 1881;36:661-732.

35. Musehold A. Stroboskopische und Photographische Studien. Ann des Mal du Larynx Jan 1893.

36. Nitze MCF. Kystophotograpischer atlas. Wiesbaden:JF Bergmann; 1894.

37. Sircus W, Flisk E, Craigs Z. Milestones in the evolution of endoscopy:a short history. J R Coll Physicians Edinb. 2003;33:124-34.

38. Brittain JE. Scanning the past. Hansell, CW and Carter, PS. Proc IEEE 1996;84(4).

39. Henning N, Keilhack H. Die gezielteFarbenphotographie in der Magenhohle. Deutsche Med Wschr. 1938;64: 1392-3.

40. van Heel ACS. A method of transporting optical images without aberrations. Nature. 1954;173:39.

41. Hopkins HH, Kapany NS. A flexible fiberscope, using static scanning. Nature. 1954;173:39-41.

42. Hirschowitz BI. A personal history of the fiberscope. Gastroenterology. 1970;36:864-7.

43. Kieser CW. Introduction of cold light endoscopy. Aktuelle Urol. 2008;39(2):130-4.

44. Vilardell F. Digestive endoscopy in the second millennium:from Lichleiter to endoscopy. Madrid: Thieme; 2006.

45. Lang P. Candles to computers:the story of minimally invasive procedures. UWOMJ. 2011;80(1):34-6.

46. Newell OK. The endoscopic instruments of Joseph Leiter of Vienna and the present development of endoscopy. Boston Med Surg J. 1887;117:528-30.

47. Young HH. A Surgeon's autobiography. New York:Harcourt, Brace & Co.; 1940.

48. Aufses AH Jr, Niss B. This house of noble deeds:the Mount Sinai hospital, 1852—2002. New York:New York Univ Press; 2002.

49. Lilienthal H. The Mount Sinai hospital and its surgeons of the middle eighties; a few recollections. J Mt Sinai. 1937;3:229-40.

50. Brown TH. The cystoscope and ureteral catheter in the diagnosis of surgical disease of the kidney and ureter. Mcd News. 1905;86:442-4.

51. Buerger L. A new indirect irrigating observation and double catheterizing cystoscope. Ann Surg. 1909;49: 225-37.

52. Beer E. Cystoscopy and utereral catheterization in young children. Am J Surg. 1911;25:79-81.

53. Beer E. Removal of neoplasms of the urinary bladder:a new method, employing high-frequency(Oudin) current through a catheterizing cystoscope. JAMA. 1910;54:1768-9.

54. Stern M. Minor surgery of the prostate gland; a new cystoscopic instrument employing a current capable of operation in a water medium. Int J Med Surg. 1926;39:72-7.

55. Samplaski MK, Jones JS. Two centuries of cystoscopy:the development of imaging, instrumentation and synergistic technologies. BJU Int. 2008;103:154-8.

56. Schultheiss D, Machtens SA, Jonas U. Air cystoscopy:the history of an endoscopic technique fromt the late 19th century. BJU Int. 1999;83:571-7.

57. Buerger L. Intravesical diagnosis and treatment. N Y Med J. 1913;8:57-62.

58. Moran ME. Obstructive pyohydronephrosis and life saving intervention of the greatest starlet of all time-Sarah

Bernhardt. Abstract presented at 2017 American Urological Association Annual Meeting, Boston.

59. Reuter MA, Reuter HJ. The development of the cystoscope. J Urol. 1998;159:638-40.

60. Radhakrishnan S, Dorkin TJ, Johnson P, Menezes P, Greene D. Nurse-led flexible cystoscopy: experience from one UK Centre. BJU Int. 2006;98(2):256-8.

61. Wuilleumier J, Point D, Fooks H, Zaslau S. The history of cystoscopy in urology. Internet J Urol. 2015;14(1): 1-8.

62. Gomella LD. From the Lichleiter to capsule cystoscopy. Eur Urol. 2009;55:1034-6.

63. Karabacak OR, Cakmakci E, Ozturk U, Demirel F, Dilli A, Hekimoglu B, Altug U. Virtual cystoscopy: the evaluation of bladder lesions with computed tomographic virtual cystoscopy. Can Urol Assoc J. 2011;5(1):34-7.

64. Lewis B. Résumé of progress in the development of modern cystoscopes. Trans Am Urol Assoc. 1908;2:215-24.

第三章
腔道泌尿外科的光学发展

Kimberly A. Maciolek and Sara L. Best

光学是研究光的特性的物理学分支之一,研究范围包括光与物质的相互作用和测光仪的构造。最早,医生就发现尿路系统进行介入诊疗的优势所在,因为它非常接近体表并存在自然的腔道。这种简便性使得泌尿外科手术成为最早的腔内尝试,并早在几千年前就用于对膀胱问题的研究。当结石医生根据病史及经尿道膀胱内"声影"对膀胱结石做出诊断的时候,实际是通过创伤性的经会阴手术进行的,因为在尿道和膀胱内看到结石的外科技术还尚未成形。

直到 19 世纪内镜的诞生,人类才具备了观察人体内部的能力。1806 年,Phillip Bozzini 博士在关于人体内部活动的研究中指出,"引入足够的光线,以及将光线反射回眼睛是非常有必要的"[1]。因此,内镜检查之父 Bozzini 指出了所面临的技术发展"问题"。本章的其余部分将详细介绍为了解决这些问题的发展及创新。

第一代内镜:体外光源

19 世纪初期,Bozzini 开始设计他的 "Lichleiter"(光导器),被称为"引导光"(guided light)(图 3.1)。在他 1806 年发表的文章中,描述了一个装有蜡烛的"花瓶"。这根管子有两个开孔,一个用于操作者观察,另一个可以连接各种大小的"光导体",其中一部分与现代的内窥器惊人地类似。光线通过导体进入目标区域,从而使医生可以通过目镜观察其内部情况[2,3]。Bozzini 应用这个装置,成功地在女性尸体的膀胱里观察到了一块结石。然而,Lichtleiter 在泌尿系的应用中存在局限性,它仅能观察到一小部分膀胱黏膜,并且由于外部光照较弱无法获得良好的体内照明。Bozzini 和他的 Lichtleiter 成为当时医学政治的牺牲品,随着他的英年早逝,他的发明也逐渐被遗忘。尽管如此,后来的研究人员依然找到很多方法来解决如何将光线通过内镜传导至腔内及如何将图像返回给人眼的双重问题[2,3]。

几十年后,在文献中发表了新的内镜检查问题的解决办法。Pierre Salomon Ségalas 和 John Fischer 两位医生,几乎同时分别改进了 Bozzini 设计的膀胱镜。Ségalas 在 1826 年介绍了他的发明,即"尿道-膀胱器",它包含了一个用以改善照明的双镜头及镜片系统和一个带有减少光散射的黑色涂层的观察通道[4]。Fischer 使用了与之相同的原理,但使用空心管与两个直角转弯,形成一个 Z 形,从而达到观察尿道和膀胱的目的[5]。就像 Bozzini 的 Lichleiter,Ségalas 和 Fischer 的发明改善了可视化程度,但同样由于光线传导的局限性未能达到有

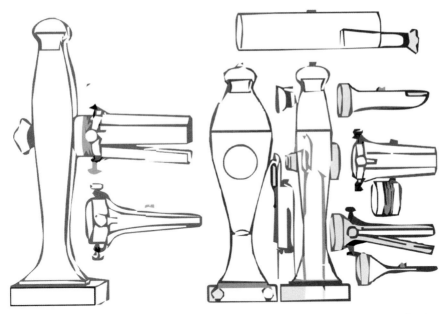

图 3.1　Bozzini 的 Lichtleiter 有两个开孔,一个用于操作者,另一个连接光导体[由 Philipp Bozzini(1773—1809 年)设计]

效的膀胱检查的目的。

　　"内镜"一词是 1853 年由法国泌尿科医生 Antonin Desormeaux 创造的。他报告了基于 Bozzini 的 Lichlieter,使用 gazogene(酒精和松节油的混合物)取代蜡烛照亮他的"内镜"设备。这种新的光源提供了比烛光更明亮、更清晰的光线。同时他还调整了镜头的角度,以更好地聚焦光线,提供更清晰的图像[4]。Désormeaux 利用他的设备进行了第一例的内镜下手术,内镜下切除尿道乳头状瘤,因此被称为"膀胱镜之父"。毫不意外,此类手术的主要并发症是烧伤[4]。尽管有了这一改进,Desormeaux 的内镜仍然只能检查一个非常狭窄的视野,并且缺乏足够的照明[6]。

第二代内镜:电的出现,体内光源,以及视野的增加

　　照明技术的进步与电的发现密切相关。Bozzini 的继承者们集中精力致力于通过配有外部光源的窥镜检查来观察尿道和膀胱。接下来的重大突破来自德国泌尿科医生 Maximilian Nitze(图 3.2)。Nitze 应用膀胱镜在诊断、治疗和图像文件等方面取得了翻天覆地的进步,因此被命名为现代泌尿外科之父[5,7]。

　　Nitze 是第一位使用体内光源的人。他意识到了当时内镜的局限性,因为他知道"要想照亮一个房间,就必须把灯放在里面"[7]。Nitze 的灵感来自一名布雷斯劳的年轻牙医 Julius Bruck 的早期作品,用来克服"照明不足"的缺陷[8]。Bruck 利用牙科手术中常用来烧灼的白炽铂丝作为内镜的光源,这样可以使内镜的最远端获得照明[7,9]。Nitze 聘请了来自柏林的两名光学技术人员 Wilhelm Deicke 和 Louis Beneche,专门制作了一个 21F 带有角度的金属导管,尖端采用 Bruck 的水冷铂丝作为内部光源头的"膀胱镜",并于 1877 年 12 月 21 日首次在专利会上展示应用[7]。

　　Nitze 认识到当时现有的膀胱镜受到"视野狭窄"的困扰,于是对内镜作出了第二次革命

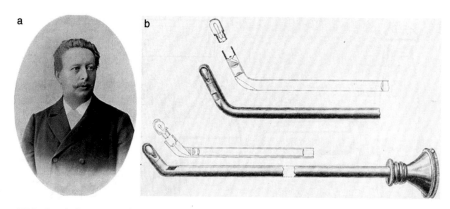

图 3.2　（a）Maximilian Carl-Friedrich Nitze（1848—1906 年）。（b）Nitze 的膀胱镜原型,尖端带有炽热铂丝

性的改进[8]。1879 年,Nitze 与维也纳手术器械制造商 Joseph Leiter 联手。Nitze-Leiter 膀胱镜应用棱镜镜片将经尿道可视化观察膀胱的视野提高到前所未有的水平[4]。尽管可视化程度较之前的内镜有很大进步,但复杂笨重的水冷装置很难接入,并且操作繁琐。整套装置容易烧伤患者并且价格异常昂贵[7,10]。

　　尽管铂丝在照明方面的应用价值有限,但在电刀的基础应用中却非常重要,同时也使内镜从一个单一的诊断工具转变为一种治疗方式[4]。1880 年,Nitze 和 Leiter 报道了一种没有笨重冷却系统的膀胱镜。很多人都在追逐着第一个发明出内部光源的荣誉,但这个荣誉最终被巴黎的工程师 Gustave Trouve 于 1873 年的发明摘得。Trouve 的光源远端是由薄的（0.16~0.18cm）铂丝制成,并且产热量很少[4]。

第三代内镜:冷光源,非倒置图像,上尿路可视化技术

　　1878 年,英国的 Joseph Swan 和美国的 Thomas Edison 同时改进了白炽灯泡,也就是冷光源的出现,预示着无需冷却系统的膀胱镜的广泛应用。1883 年,格拉斯哥的 David Newman 成为第一个在膀胱镜末端放置白炽灯泡的人。这一发明为膀胱镜提供了一个更安全的光源,降低了患者烧伤概率[11]。Nitze 在 1887 年将白炽灯泡加入他的膀胱镜尖端（图 3.2）。这种改进使他的膀胱镜立即成为一种简单、廉价的仪器。Nitze 和来自柏林的 Hartwig,及来自维也纳的 Leiter 联合设计的轻薄、具有更大视野的膀胱镜成为现代膀胱镜的先驱。1898 年,来自纽约的电工 Charles Preston 研发出一种尺寸更小、更"冷"、更节能的照明灯。这种灯体积更小、更可靠、更便宜并且是不产热的真空灯[5]。

　　继 Preston 的发明之后,美国医生也对镜头系统和观察视野的改进做出了杰出贡献。对于高效维修选择的需求推动了美国内镜仪器的生产。1893 年,约翰·霍普金斯大学的 Howard Kelly 制造了第一个美国制造的直视空气扩张膀胱镜,并被认为是美国标准沿用多年[12]。1902 年,Reinhold Wappler、William Otis 及光学专家 Bausch 和 Lomb 发明了具有更广观察角度的球面棱镜光学系统[5]。1905 年,膀胱镜视野获得了巨大改善,改进的"Wappler 镜头系统"在膀胱镜尖端植入一个半球透镜,从而可获取 4 倍放大的图像,并观察到膀胱的每个角落。

　　在膀胱镜的发展历史上曾出现直视轴的膀胱镜,它产生倒置或镜像的解剖图像从而增加了医生的操作难度。在 1906 年,瑞士蔡司公司开发出 Amici 棱镜。它增加了一个额外棱

镜来产生一个双反射和真正的"正立"图像。这种改进在欧洲被广泛认可,但美国的接受速度却很慢。据文字记载,第一次是在 1908 年由纽约的 Leo Berger 所使用。

随着膀胱镜的不断改进,上尿路顺理成章成为下一个焦点。最初,儿童膀胱镜被作为第一个硬性镜输尿管镜使用。1912 年 Hugh Hampton Young 第一次报道了在一个 2 周大的后婴儿尿道瓣膜内,利用儿科膀胱镜通过输尿管进入到扩张的上尿路集合系统,达到观察输尿管的目的[13]。直到 1977 年才再次出现了输尿管镜的相关报道,Tobias Goodman 使用儿科膀胱镜对三名成人的输尿管远端进行了观察[14]。进入输尿管主要受器械长度的限制,其次受器械尺寸的制约。男性输尿管镜检查更受到男性尿道和前列腺的限制。1979 年 Edward Lyon 报道了男性经尿道输尿管镜检查术[15]。在 1980 年 Pérez Castro 和 Martínez Piñeiro 博士应用硬性输尿管镜对整个输尿管、肾盂和肾上盏进行了观察[13,16]。

第四代内镜:软性光学镜的发展

为了更好地适应解剖生理弯曲,科学家们在改进硬性内镜的同时也在不断研发软性内镜。1888 年,维也纳的 Roth 和 Reuss 最早开始使用弯曲的玻璃光源来照亮体腔,10 年后 David D Smith 获得了弯曲玻璃手术灯的专利[17]。无论形状和大小,玻璃通过内部反射达到透光作用。尽管化学性质相同,但是由玻璃光源拉伸成的纤维光源不但减小了直径,还赋予了玻璃纤维新的物理性质。与同样直径的玻璃光源相比,玻璃光纤不但也能传导光,同时还展现出更好的灵活性和更大的强度。

1930 年,还是一名医学生的 Heinrich Lamm 发现光纤在可以弯曲的同时,而不影响光的传导。这种照明技术至今仍被用于输尿管软镜。由于图像质量差和已有的英国 Clarence Hansell 的图像传输专利,Lamm 用一束玻璃光纤来成像的专利申请被拒绝了。甚至他的导师也认为他的工作是失败的,因此 Lamm 独立发表了他的研究发现。Lamm 和 Hansell 还表明,清晰的图像传输需要光纤的精准空间映射[17]。

早期的采用裸露玻璃纤维作为光源的内镜均呈现出图像质量较差和传输过程中有明显的光损失的问题。正如 1895 年 Henry C Saint-René 所描述的,传导束中的每一根玻璃纤维都点对点传输图像,这样"整个物体被呈现出一个完整的物体影像",因此需要许多小纤维来显示细节情况。1948 年,物理学家 Harold Hopkins 发明了变焦镜头,他的研究生 Narinder Kapany 通过增加传导束中纤维的数量来提高图像分辨率[18]。传导纤维的表面瑕疵和纤维之间的光泄漏问题干扰着内部光沿着裸露的纤维长轴进行传导。光学物理学家 Brian O'Brien 和 Abraham van Heel 建议光纤表面涂覆具有低折射率的材料,以保证光的全内反射。另外,虽然复杂性增加、光线汇聚减弱,涂覆表面材料还可以起到光纤表面保护作用(图 3.3)。Van Heel 专注于开发透明涂层以改善光的传输。1954 年 Hopkins 和 van Heel 分别在同一期的《自然》杂志上发表他们的研究成果,这两篇论文一起推出了光纤的概念。1956 年,基于 van Heel 的工作,大学生 Larry Curtiss 创造了具有额外玻璃涂覆的玻璃纤维,这种涂层具有较低的折射率,以便实现更好的全内反射,减少光在传导过程中的丢失[17]。玻璃涂层光纤是开发光纤内镜的重要一步,最早由胃肠学家 Basil Hirschowitz 博士首先在他自己身上测试了原型[19]。玻璃涂层纤维一直沿用至今。

1959 年,Hopkins 改变了标准镜头的构造,彻底改变了镜头系统。以前的透镜系统是将一组薄玻璃透镜连续排列在空气导管中组成,新的 Hopkins 透镜系统将一组薄的空气透镜连续排列在一个管玻璃里构成[20](图 3.4)。通过提高玻璃在空气中的折射性能和增大透镜

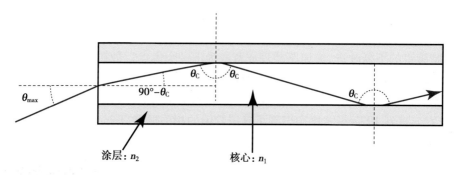

图 3.3　涂覆反射率较低的玻璃涂层的光学玻璃纤维的放大视图,可见光线的全内反射

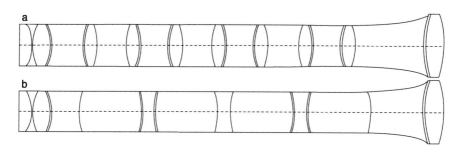

图 3.4　(a)早期的带有气管和连续薄玻璃的透镜系统。(b)带有玻璃管和一系列空气透镜的 Hopkins 透镜系统

尺寸以达到机械支撑,实现了光传导和图像质量的显著提高。在透镜表面增加多层抗反射涂层,使得光传导效果比同直径的传统系统增强 80 倍[5,9,18]。

尽管英国和美国的公司对 Hopkins 的发明几乎不感兴趣,但他还是坚定决心继续推动着自己的工作。1965 年,德国精密仪器制造商 Karl Storz 认识到 Hopkins 透镜系统的潜力,并于 1967 年开始使用这一技术生产仪器。Storz 用光纤照明取代了末端硬性的膀胱镜[18,21]。Hopkins-Storz 内镜彻底改变了玻璃光纤的构造,在缩小了内镜直径的同时,通过更好的光传导、更高的图像清晰度、更宽的视角、改善的对比度和色彩渲染以及突出的分辨率来获得更加明亮的图像[21]。Hopkins-Storz 内镜有效地消除了近 200 年来关于照明不足的问题。在 1960 年开始生产后,新的照明系统在世界范围内迅速传播,几乎所有现代膀胱镜都在使用这一技术[9]。

纤维内镜最早是在 1962 年由 John McGovern 和 Myron Walzak 应用在尿路系统中的[22]。1968 年 Tadanobu Takagi 博士使用纤维内镜观察上尿路集合系统[23]。Marshall、Bush、Whitmore、Tsuchida 及 Sagawara 等对光纤输尿管镜的长远研究并没有得到跟进[22,24,25]。因为较差的图像质量和有限的操控潜力使得纤维镜在泌尿外科并没有得到重视。

20 世纪 80 年代初,纤维镜构造的技术改进降低了仪器的口径,增加了整体长度,重新激发了临床应用的兴趣。Wilbur、Burchardt 和 Wagenknecht 展示了直径 5mm 的胆管镜在泌尿外科中的多种用途[26~28]。尽管受到玻璃纤维涂层和包装对光学分辨率的限制,来自伦敦的 Fowler 和同事以及随后来自美国的 Clayman 和同事指出,软性膀胱镜的图像质量足以显示膀胱中的病变,其诊断精度与硬性膀胱镜相似[29,30]。小口径纤维镜更适应于尿道弯曲的男性,仅需要局部麻醉就可以减少不适感。对于所有患者在舒适和便利方面的优势更是显而易见的。临床使用的主要需求源自在门诊局部麻醉下应用软性膀胱镜进行无痛膀胱镜检查[31]。

第五代内镜：数字内镜

纤维内镜受到承载图像传输玻璃纤维的直径、高像素图像,以及庞大的图像采集系统的限制。这些限制最终被远端视频芯片传感器技术所攻克,这项技术相当于是使用电荷耦合装置(charge-coupling device,CCD)图像传感器或互补金属氧化物传感器(complementary metal oxide sensor,CMOS)的微型照相机。CCD 和 CMOS 芯片的排列允许传感器将包括颜色精度在内的入射光光子的像素转化为电荷,最终转换成数字形式。CCD 芯片最初是由 AT&T 贝尔实验室的 Willard Boyle 和 George E Smith 设计的[32,33]。他们也因此项发明获得了 2009 年诺贝尔物理学奖。CCD 芯片产生非常高质量图像的同时造价也十分高昂。由于减少了对电子元件的需求,同时降低图像质量从而减小能耗,使得 CMOS 芯片的造价减低并且体积减小。1983 年第一台电子视频内镜诞生[34]。现在 CCD 和 CMOS 芯片都被用于数字化的软性膀胱镜、输尿管镜和肾镜[35~37]。超高的光学保真度可以帮助完成更高级的手术操作[6]。

最新的内镜发展技术将新的光学技术应用于内镜。尽管传统的膀胱镜从 Bozzini 的光导纤维时代开始就使用可见的“白色”光,但是现代医学仍试图利用和完善光学特性来实现白光照明无法实现的问题。CCD 技术的发展将各种光源进行高清处理,从红外线到紫外线,以及各种可见光谱。最终,内镜发展的前沿是将光学技术前所未有地用于研究组织及其演变过程。接下来的几节将回顾这些应用于腔道泌尿外科的新的光学技术。

窄带成像技术

窄带成像技术(narrow band imaging,NBI)是近年来用于提高恶性肿瘤检测的一种内镜成像技术。这种光学技术最初应用于医学是在 2000 年初用于支气管和胃肠道肿瘤的内镜识别,这种光学技术使用 CCD 芯片和特殊滤波器来增强 415nm 和 540nm 带宽的光的可视性,也就是血红蛋白最容易吸收的绿色和蓝色光谱[38,39]。这项技术在膀胱镜检测血供丰富的膀胱癌中特别有用。虽然识别小肿瘤对于传统白光膀胱镜是具有挑战性的,但是只要打开内镜上的开关就可以激活 NBI 模式,从而使肿瘤可见,这一技术是十分具有吸引力的。这项技术的另一个优势是利用血红蛋白本身的固有特性来增加图像中的对比度,并增加癌组织的可见度,从而取代了注射或局部应用造影剂的方法。

2008 年首次报道了具有 NBI 的膀胱镜评估膀胱肿瘤的技术,这项结果和其他前期研究结果推动了该技术在膀胱癌中的进一步研究。最近一项由腔内泌尿学会(Clinical Research Office of the Endourological Society,CROES)临床研究室进行的多中心前瞻性随机对照试验,招募了 965 例患者,发现 NBI 对发现膀胱病变的作用明显高于标准白光($P=0.033$)[40,41]。研究发现 NBI 辅助膀胱肿瘤切除与标准白光下切除在 12 个月随访中的总复发率没有差异,但 NBI 组低风险患者复发的概率较低(0% vs 15.1%;$P=0.006$)。尽管数据量有限,但是同样的光学技术也被用于诊断和治疗上尿路上皮癌。Traxer 及其同事报道了一组 27 例的病例,应用软性数字输尿管镜技术在白光和 NBI 成像下治疗上尿路上皮癌[42]。与膀胱情况类似,上尿路检查中 NBI 同样也使得肿瘤更容易被发现,在 22.7% 的白光内镜检查无异常的患者中,检测到更多肿瘤或肿瘤扩散的界限。

光动力诊断

其他光学技术也被用来提高泌尿系肿瘤的可见度,从而改进肿瘤的检测和治疗方法。光动力诊断技术(photodynamic diagnostic techniques,PDD)利用某些光敏物质在恶性组织中的聚集能力。这些化学物质在特定波长时发出荧光,使肿瘤呈现出与背景或正常组织不同的颜色。在内镜检查中使用 PDD 制剂来识别癌症的历史可以追溯到 20 世纪 60 年代,当时佛蒙特大学的 Richard Lipson 和他的同事发明了一种可以被各种肿瘤有效吸收的血卟啉衍生物。在静脉注射该药物后,研究人员通过使用改良的汞弧灯和光纤过滤器来观察宫颈、阴道、直肠、食管、支气管和扁桃体的肿瘤。肿瘤呈现粉红色荧光。这项技术的主要副作用是对那些"忘记或不注意"在手术后 3~10 天内避光的患者出现的光敏性[43]。

当发现多种光敏剂可以被肿瘤优先吸收时,泌尿外科研究最多的药物之一是氨基乙酰丙酸己酯(hexyl aminolevulinate)(HAL,Cysview®,Photocure®,挪威)。在膀胱检查前 1 小时将 HAL 注入膀胱,在蓝光显示下肿瘤呈现出荧光红色("蓝光膀胱镜"或称为 BLC,blue-light cystoscopy)(图 3.5)。2013 年,Burger 合著发表了一篇关于使用 HAL/BLC 检测膀胱肿瘤的荟萃分析,指出使用 HAL/BLC 比标准白光膀胱镜更容易发现原位癌(40.8%;$P<0.001$;优势比 = 12.37)[44]。同时在 24.9% 的患者中,使用 BLC 检测到至少一个额外的白光无法看见的肿瘤($P<0.001$)。Grossman 和其同事开展的一项前瞻性随机研究及长期随访发现,尽管接受 BLC 和白光膀胱镜检查的患者的总复发率是相似的(31.8% vs 38%,$P=0.14$),但是中位复发时间 BLC 组更长(16.4 vs 9.4 个月,$P=0.04$)[45]。这种光学技术的倡导者认为这些差异可能是由于首次诊断时对多灶性肿瘤的更好的识别,从而得到了更加彻底的治疗。虽然这项技术很有希望,但也有其临床局限性,包括尚未获得许可应用于 90 天内曾接受化疗或卡介苗免疫治疗的患者,或者以前曾接受过 HAL 的患者。此外,将荧光技术应用到上尿路以提高肿瘤的发现率的方法尚不满意。

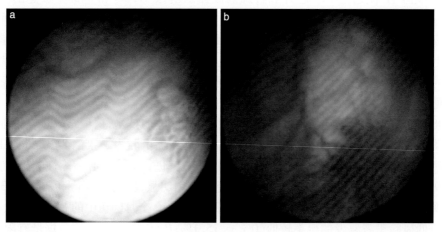

图 3.5 (a)传统白光膀胱镜下的膀胱肿瘤。(b)HAL/BLC 下的膀胱肿瘤。(照片由 Tracy Downs 博士提供)

共聚焦激光显微内镜

在光学技术研究利用已知可见光谱的同时，其他技术也在利用光学技术观察表皮深部"更深"的组织。这种光学技术之一就是共聚焦激光显微内镜（confocal laser endomicroscopy，CLE），它通过使用透镜上的针孔来提高光学分辨率，类似"隔膜"作用从而消除焦点外光线产生。在患者静脉注射荧光剂后，通过这种技术可以在体内起到"光学活检"的作用。1969年 Davidovits 和 Egger 开发了第一个激光共聚焦设备[46]。随后这一技术被改进为使用单根光纤作为光源和检测孔，从而使 CLE 变得灵活和小巧，得以在内镜中使用[47]。第一次内镜下使用 CLE 是在胃肠道，2009 年 Sonn 和他的同事报道了第一次使用 CLE 对人体尿路的体内研究[48]。文中报道了在预定的经尿道膀胱肿瘤切除时，使用 2.6mm CLE 探针通过硬性膀胱镜获得正常和恶性膀胱组织的"光学活检"。在大部分病例中，研究人员能够记录正常膀胱组织与高、低级别肿瘤之间组织结构的明显差异。同时他们也指出了该技术的局限性，因为荧光素不进入细胞，且探针只能穿透 60μm，故无法描述细胞核的特征及固有肌层的侵袭情况及分期。

进一步的工作是研究出更小的可以通过输尿管镜工作通道的 CLE 探针。上尿路上皮癌的评估格外受到关注，因为现有的活检装置仅能取到很小的标本，其中有高达 25% 的概率不足以得出诊断，以及超过 30% 的概率不能准确地对肿瘤的高级别或低级别进行分辨[49~51]。能够在体内准确检测出恶性肿瘤并对肿瘤高、低级别进行分级的输尿管镜技术可以改善这种致命性疾病的预后。斯坦福大学研制的 0.85mm 的 CLE 探针使得这项技术可以在人体上进行可行性研究[52]。当然，需要更多的研究来证实 CLE 在评估上尿路肿瘤中的临床作用，Bui 和合作者的早期研究发现，这种小的 CLE 探针可以实时识别尿路上皮良性或恶性肿瘤的组织病理学特征。

光学相干断层成像

光学相干断层成像（optical coherence tomography，OCT）是另一种非侵入性光学技术，可以通过内镜观察表皮组织以下的结构（深达 1~3mm）。这种技术类似于超声波，只是 OCT 通过测量近红外光反射波而不是声波，从而提供更高分辨率的图像。这种光学技术的特别优势在于 OCT 不需要与组织直接接触。OCT 技术最早报道于 1991 年，被应用于视网膜的医学研究，这一技术至今仍然在眼科被广泛应用[53]。可以通过膀胱镜工作通道的探针的出现使外科医生能够对尿路上皮进行评估，从观察到的层次里发现明显的不同从而进行鉴别诊断。就像 Lerner 和他的同事报道的那样，固有层是一个"明亮的、有明显的信号"，而肌层则是一个"更暗的、纺锤形的外观"[54]。他们在 7/7 例患者中观察到膀胱癌侵入肌层（T2），并在随后的传统体外显微镜病理分析中得到证实。Manyak 和他的同事进行了一项类似的研究，他们用传统的膀胱镜和 OCT 技术检查了 24 例患者的膀胱。他们将 OCT"光学活检"结果与传统病理活检结果进行了对比，发现 OCT 对癌症检测有 100% 的敏感性和 89% 的特异性[55]。由于已知的标准经尿道膀胱肿瘤电切术的 H&E 染色病理分析的局限性和 9%~49% 的误诊率，因此其他体内识别肿瘤的技术是非常有用的[56]。OCT 的局限性包括外科医生对检查结果解释的学习曲线较长，以及受到尿路上皮层瘢痕或炎症等情况干扰所导致的假阳性情况。

结论

泌尿系统的内镜检查和治疗是当今泌尿外科临床诊疗的基础。泌尿外科光学的发展拥有丰富的历史,其特点是对照明用电的改良和对高清图像传输的掌握(表 3.1)。光学和医疗设备的创新将持续扩展泌尿科医生可用的医疗装备库,使我们能够观察到整个泌尿生殖道,并比以往任何时候都能更准确地识别肿瘤。

表 3.1　腔内泌尿科光学发展历史时间表

1806	Bozzini 提出了 Lichleiter,即第一个概念上的内镜
1853	Antonin Desormeaux 用 Gazogene(酒精和松节油)来照亮他的"第一个内镜"
1867	Bruck 用带有冷却系统的白炽灯铂丝作为膀胱镜的光源
1877	Nitze 设计了远端带有光源和镜片的"Zystoskop"
1879	Nitze-Leiter 膀胱镜增加了棱镜使视野大于孔径
1883	Newman 将白炽灯泡作为更安全的光源
1893	Kelly 设计了第一个美国制造的膀胱镜
1898	Preston 发明了小巧的照明装置,可用于口径更小的装置
1905	Wappler 高级镜头系统(半球型镜头)可以在内镜下显示整个膀胱
1906	Zeiss 公司开发了 Amici 棱镜,解决了图像倒置的问题
1912	Young 使用硬性膀胱镜为一个输尿管严重扩张的孩子进行输尿管镜检查
1930	Lamm 发现玻璃纤维束可以传导光线,即使在纤维弯曲的情况下也不会影响光的传输
1954	van Heel 和 Hopkins 分别在《自然》上发表了关于纤维光学的研究
1956	Curtiss 用低折射率玻璃包裹玻璃纤维来改善光的传输
1958	Hirschowitz 在自己身上进行了第一次纤维内镜实验
1959	Hopkins 发明了柱状透镜系统,显著提高了内镜的光源传输和图像质量
1962	McGovern 和 Walzak 在上尿路中使用纤维内镜
1967	Hopkins-Storz 内镜结合了柱状透镜和纤维光学,成为现代膀胱镜的前身
1983	第一个用 CCD 芯片制造的数字内镜
2008	Bryan 和他的同事报道了膀胱镜窄带成像(NBI)的初步研究
2008	膀胱镜利用光学相干成像(OCT)技术对尿路上皮进行"光学活检"
2009	Sonn 和他的同事首次报道了用共聚焦激光显微内镜(CLE)在体内对人体尿路系统进行"光学活检"
2010	在膀胱内使用 HAL 与蓝光膀胱镜系统获得 FDA 的批准

（张鹏　译,唐琦　审校）

参考文献

1. Bush RB, Leonhardt H, Bush IV, Landes RR. Dr. Bozzini's Lichtleiter. A translation of his original article (1806). Urology. 1974;3(1):119-23.

2. Rathert P, Lutzeyer W, Goddwin WE. Philipp Bozzini(1773—1809)and the Lichtleiter. Urology. 1974;3(1): 113-8.

3. Schutte H, Herman JR. Philipp Bozzini(1773—1809). Investig Urol. 1972;9(5):447-8.

4. Nezhat C. Nezhat's history of endoscopy. Society of Laparoendoscopic Surgeons 2008; Accessed July 2016.

5. Shah J. Endoscopy through the ages. BJU Int. 2002;89(7):645-52.

6. Natalin RA, Landman J. Where next for the endoscope? Nat Rev Urol. 2009;6(11):622-8. doi:10. 1038/nrurol. 2009. 199.

7. Herr HW. Max Nitze, the cystoscope and urology. J Urol. 2006;176(4 Pt 1):1313-6.

8. Scott WW. The development of the cystoscope. From "lichtleiter" to fiber optics. Investig Urol. 1969;6(6):657-61.

9. Zajaczkowski T, Zamann AP. Julius Bruck(1840—1902)and his influence on the endoscopy of today. World J Urol. 2004;22(4):293-303.

10. Reuter MA, Reuter HJ. The development of the cystoscope. J Urol. 1998;159(3):638-40.

11. Zada G, Liu C, Apuzzo ML. "Through the looking glass":optical physics, issues, and the evolution of neuroendoscopy. World Neurosurg. 2012;77(1):92-102.

12. Samplaski MK, Jones JS. Two centuries of cystoscopy:the development of imaging, instrumentation and synergistic technologies. BJU Int. 2008;103(2):154-8.

13. Smith JA Jr. High tech urology:technologic innovations and their clinical applications. Philadelphia:Saunders;1992.

14. Goodman TM. Ureteroscopy with pediatric cystoscope in adults. Urology. 1977;9(4):394.

15. Lyon ES, Banno JJ, Schoenberg HW. Transurethral ureteroscopy in men using juvenile cystoscopy equipment. J Urol. 1979;122(2):152-3.

16. Pérez-Castro E, Carbonero M, Mancebo JM, Massarra J, Iglesias JI. Treatment of benign prostatic hypertrophy using transurethral thermotherapy. Initial experience. Arch Esp Urol. 1991;44(5):637-45.

17. Hecht J. City of light. Cary:Oxford University Press;2004.

18. Gow JG. Harold Hopkins and optical systems for urology—an appreciation. Urology. 1998;52(1):152-7.

19. Hirschowitz BI, Curtiss LE, Peters CW, Pollard HM. Demonstration of a new gastroscope, the fiberscope. Gastroenterology. 1958;35(1):50. discussion 51-53

20. Hopkins HH. Optical system having cylindrical rod-like lenses. June 28, 1966. Patent US3257902.

21. Cockett WS, Cockett AT. The Hopkins rod-lens system and the Storz cold light illumination system. Urology. 1998;51(5A Suppl):1-2.

22. Marshall VF. Fiber optics in urology. J Urol. 1964;91:110-4.

23. Takagi T, Go T, Takayasu H, Aso Y, Hioki R. Small-caliber fiberscope for visualization of the urinary tract, biliary tract, and spinal canal. Surgery. 1986;64(6):1033-8.

24. Bush IM, Whitmore WF. A fiberoptic ultraviolet cystoscope. J Urol. 1967;97(1):156-7.

25. Tsuchida S, Sugawara H. A new flexible fibercystoscope for visualization of the bladder neck. J Urol. 1973;109(5):830-1.

26. Wilbur HJ. The flexible choledochoscope:a welcome addition to the urologic armamentarium. J Urol. 1981;126(3):380-1.

27. Burchardt P. The flexible panendoscope. J Urol. 1982;127(3):479-81.

28. Wagenknecht LV. Inspection of the urinary tract by flexible instruments(author's transl). Urologe A. 1982;21
(2):112-4.

29. Fowler CG. Fibrescope urethrocystoscopy. Br J Urol. 1984;56(3):304-7.

30. Clayman RV,Reddy P,Lange PH. Flexible fiberoptic and rigid-rod lens endoscopy of the lower urinary tract:a
prospective controlled comparison. J Urol. 1984;131(4):715-6.

31. Fowler CG,Badenoch DF,Thakar DR. Practical experience with flexible fibrescope cystoscopy in out-patients.
Br J Urol. 1984;56(6):618-21.

32. Boyle W,Smith GE. Buried channel charge coupled devices. February 12,1974,US 3792322 A.

33. Boyle W,Smith GE. Three dimensional charge coupled devices. February 16,1970,US 3796927 A.

34. Berci G,Paz-Partlow M. Electronic imaging in endoscopy. Surg Endosc. 1988;2(4):227-33.

35. Quayle SS,Ames CD,Lieber D,Yan Y,Landman J. Comparison of optical resolution with digital and standard
fiberoptic cystoscopes in an in vitro model. Urology. 2005;66(3):489-93.

36. Andonian S,Okeke Z,Anidjar M,Smith AD. Digital nephroscopy:the next step. J Endourol. 2008;22(4):
601-2.

37. Andonian S,Okeke Z,Smith AD. Digital ureteroscopy:the next step. J Endourol. 2008;22(4):603-6.

38. Shibuya K,Hoshino H,Chiyo M,Iyoda A,Yoshida S,Sekine Y,Iizasa T,Saitoh Y,Baba M,Hiroshima K,
Ohwada H,Fujisawa T. High magnification bronchovideoscopy combined with narrow band imaging could detect
capillary loops of angiogenic squamous dysplasia in 2008;heavy smokers at high risk for lung cancer. Thorax.
2003;58(11):989-95.

39. Yoshida T,Inoue H,Usui S,Satodate H,Fukami N,Kudo SE. Narrow-band imaging system with magnifying en-
doscopy for superficial esophageal lesions. Gastrointest Endosc. 2004;59(2):288-95.

40. Bryan RT,Billingham LJ,Wallace DM. Narrow-band imaging flexible cystoscopy in the detection of recurrent
urothelial cancer of the bladder. BJU Int. 2008;101(6):702-705;discussion 705-706.

41. Naito S,Algaba F,Babjuk M,Bryan RT,Sun YH,Valiquette L,de la Rosette J,Group CNBIGS. The clinical re-
search office of the endourological society(CROES)multicentre randomised trial of narrow band imaging-assis-
ted transurethral resection of bladder tumour(TURBT)versus conventional white light imaging-assisted TURBT
in primary non-muscle-invasive bladder cancer patients:trial protocol and 1-year results. Eur Urol 2016;70
(3):506-15.

42. Traxer O,Geavlete B,de Medina SG,Sibony M,Al-Qahtani SM. Narrow-band imaging digital flexible ureteros-
copy in detection of upper urinary tract transitional-cell carcinoma:initial experience. J Endourol. 2011;25
(1):19-23.

43. Lipson RL,Baldes EJ,Gray MJ. Hematoporphyrin derivative for detection and management of cancer. Cancer.
1967;20(12):2255-7.

44. Burger M,Grossman HB,Droller M,Schmidbauer J,Hermann G,Drăgoescu O,Ray E,Fradet Y,Karl A,
Burgués JP,Witjes JA,Stenzl A,Jichlinski P,Jocham D. Photodynamic diagnosis of non-muscle-invasive blad-
der cancer with hexaminolevulinate cystoscopy:a meta-analysis of detection and recurrence based on raw data.
Eur Urol. 2013;64(5):846-54.

45. Grossman HB,Stenzl A,Fradet Y,Mynderse LA,Kriegmair M,Witjes JA,Soloway MS,Karl A,Burger M. Long-
term decrease in bladder cancer recurrence with hexaminolevulinate enabled fluorescence cystoscopy. J Urol.
2012;188(1):58-62.

46. Davidovits P,Egger MD. Scanning laser microscope. Nature. 1969;223(5208):831.

47. Hoffman A,Goetz M,Vieth M,Galle PR,Neurath MF,Kiesslich R. Confocal laser endomicroscopy:technical
status and current indications. Endoscopy. 2006;38(12):1275-83.

48. Sonn GA,Jones SN,Tarin TV,CB D,Mach KE,Jensen KC,Liao JC. Optical biopsy of human bladder neoplasia

with in vivo confocal laser endomicroscopy. J Urol. 2009;182(4):1299-305.

49. Tavora F,Fajardo DA,Lee TK,Lotan T,Miller JS,Miyamoto H,Epstein JI. Small endoscopic biopsies of the ureter and renal pelvis:pathologic pitfalls. Am J Surg Pathol. 2009;33(10):1540-6.

50. Wang JK,Tollefson MK,Krambeck AE,Trost LW,Thompson RH. High rate of pathologic upgrading at nephroureterectomy for upper tract urothelial carcinoma. Urology. 2012;79(3):615-9.

51. Smith AK,Stephenson AJ,Lane BR,Larson BT,Thomas AA,Gong MC,Jones JS,Campbell SC,Hansel DE. In- adequacy of biopsy for diagnosis of upper tract urothelial carcinoma:implications for conservative management. Urology. 2011;78(1):82-6.

52. Bui D,Mach KE,Zlatev DV,Rouse RV,Leppert JT,Liao JC. A pilot study of in vivo confocal laser endomicros- copy of upper tract urothelial carcinoma. J Endourol. 2015;29(12):1418-23.

53. Huang D,Swanson EA,Lin CP,Schuman JS,Stinson WG,Chang W,Hee MR,Flotte T,Gregory K,Puliafito CA. Optical coherence tomography. Science. 1991;254(5035):1178-81.

54. Lerner SP,Goh AC,Tresser NJ,Shen SS. Optical coherence tomography as an adjunct to white light cystoscopy for intravesical real-time imaging and staging of bladder cancer. Urology. 2008;72(1):133-7.

55. Manyak MJ,Gladkova ND,Makari JH,Schwartz AM,Zagaynova EV,Zolfaghari L,Zara JM,Iksanov R,Feld- chtein FI. Evaluation of superficial bladder transitional-cell carcinoma by optical coherence tomography. J En- dourol. 2005;19(5):570-4.

56. Miladi M,Peyromaure M,Zerbib M,Saïghi D,Debré B. The value of a second transurethral resection in evalua- ting patients with bladder tumours. Eur Urol. 2003;43(3):241-5.

第四章
输尿管镜的发展

Demetrius H. Bagley

从一个偶发事件发展成为上尿路的主要介入检查方法,输尿管镜检查技术在不断地发展。最早的输尿管镜仅仅是用来观察的。而作为内镜,只有具备灌洗通道、转向功能以及适当的操作器械,输尿管镜检查技术才能更实用、有效。这些功能的实现有赖于可用的材料和器械设计。

1912 年,Hugh Hampton Young 进行了首次输尿管镜检查。他无意中将儿童硬质膀胱镜置入了一名后尿道瓣膜患儿的重度扩张的输尿管中。而直到 1929 年的一篇关于先天性尿道瓣膜的综述中才提到这一事件[1]。

随着光导纤维成像的开发和应用,实用性输尿管镜检查术开始进一步发展[2]。19 世纪 40 年代 Colodon 提出了内反射和"导光束"或光纤[3]的概念,使得纤维光学成为可能。Babi-nett 证实了光线可以沿着弯曲的玻璃棒传导。在 1927 和 1930 年,Baird 和 Hansell 分别申请了通过内反射原理传输图像的光纤专利[4]。1957 年,Curtiss 开发了覆膜玻璃纤维束,改善了光的反射和传导。同年,Hershkowitz 应用覆膜玻璃纤维束开发了首个可弯曲胃镜,并在自己身上试用成功[5]。这激发了人们对内镜在其他专业应用的兴趣[6]。

1960 年,在一例输尿管切开取石术中,Marshall 用一条没有通道和转向功能的 9Fr 可弯曲纤维软镜来检查结石。两年之后,Marshall 报道了第一例经尿道输尿管软镜检查术,由 MacGovern 和 Walzak 完成操作[2]。将 9Fr 纤维镜通过 26Fr McCarthy 内镜插入左侧输尿管来观察结石。

Takagi 等人在 1968 年描述了改进输尿管软镜的首次尝试[7],他们用一条 70cm 的 8Fr 纤维镜来观察尸体和病人的肾盂和肾乳头。他们发现无法操控输尿管镜的末端,进而需要可弯曲设备。他们还发现将内镜从膀胱插入输尿管很困难,并且内镜入水量不足。他们起初使用膀胱镜鞘,后来又使用了可弯的导入鞘来置入输尿管镜,同时可以改善入水量[8]。但由于尺寸的限制,足够的转向和灌注仍然难以达到。

十余年后,硬质输尿管镜才获得报道。在专用的硬质输尿管镜出现前,使用的是儿童和青少年用膀胱镜。

Goodman 和 Lyon 各自报道了在女性患者中使用儿童内镜进行经尿道输尿管镜检查的案例[9,10]。随着长尺寸器械的使用,1979 年 Lyon 报告了在男性患者中的应用[11]。有的内镜达到 13Fr,这有赖于输尿管的扩张以及器械和操作技术的提高。

随着手术器械的不断改进,更多的治疗方法得以实现。1981 年,Das 第一次在经尿道输尿管镜直视下用套石篮套取结石[12]。1982 年,Huffman 使用长 23cm 输尿管镜治疗了 16 例输尿管远端结石患者[13],手术成功率为 69%。但是内镜的长度使手术操作仅限于输尿管远端。

Perez-Castro 和 Martinez-Piniero 报告了一种更长的硬质输尿管镜,长 41cm,在一部分患者中可直接观察到肾盂水平[14]。与此同时,各种长度和直径,甚至可转换镜芯的内镜也在开发中。这些输尿管镜拥有 4~5Fr 工作通道,可以置入套石篮、活检钳、导丝等操作器械。

1983 年,Huffman 等人的报道证实了长输尿管镜的安全性,更重要的是报道了首例输尿管镜下超声碎石术治疗大的输尿管和肾盂结石的病例[15]。直到出现直径 2.5mm 的长超声探头,超声碎石技术才得以实现。它可以被安置在带有可拆卸/可转换镜头的长输尿管镜的鞘内。

要治疗结石,先要通过输尿管镜观察到结石。放入套石篮控制结石后,取出输尿管镜,然后把超声探头置入输尿管腔内,上行并接触结石。使用"触感技术",术者可以感觉到探头接触到结石,以及牵拉套石篮的阻力。超声探头工作时可以击碎并吸出部分结石,术者能感觉到超声探头击穿了结石。随后取出超声探头,再次换上输尿管镜观察并重新定位结石,然后重复碎石操作。用这样的方法,移除尽可能多的结石。Huffman 指出,"对于任何可以看到的结石,配合套石篮或异物钳以及超声碎石器,都可以清除结石。"(图 4.1)

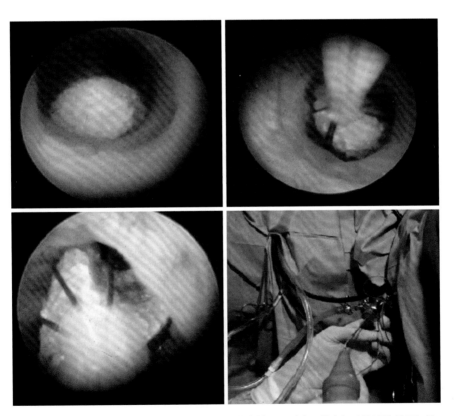

图 4.1　利用接触式碎石技术,输尿管镜下粉碎结石。直视下用套石篮抓取结石,并拖到输尿管镜的前端。用超声探头击碎结石,逐步碎片化并清除结石

此后超声换能器缩小到 4Fr,并出现了带有直通道的硬质输尿管镜。这种输尿管镜的设计包含了成角的目镜,从而使操作通道笔直通过镜身。镜身带有一个侧孔可置入套石

篮。超声探头缩至 4Fr。有了这些装置,套石篮控制结石后,超声探头可以在直视下接触结石并碎石。只有极微小的碎片才可以通过超声探头吸出,但通过后续治疗最终可以清除结石(图 4.2)。

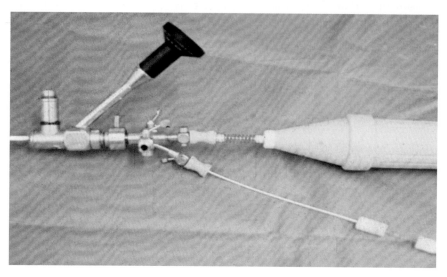

图 4.2 可直视下进行超声碎石的内镜,具有偏角镜头、直通道和侧通道

另一种用于内镜下的碎石设备是电动液压碎石机(EHL)。它是在 20 世纪 70 年代发展起来的,并成功地使用 7Fr 和 9Fr 探针来粉碎膀胱结石[16]。但在输尿管中不能直视操作时,会造成严重的损伤并导致输尿管狭窄。将探针缩小至 3Fr 后,可以通过输尿管镜通道放置并在直视下碎石。这种方式的安全性已得到充分论证[17,18]。探针进一步缩小到 2.5Fr、1.9Fr 和 1.7Fr,并且具有可弯曲的优点,可以与纤维输尿管镜一起使用。

这些改良使得输尿管镜可以常规处理输尿管远端结石,部分近端甚至肾盂结石也可以得到处理。随后,我们需要一种柔性器械,能够进入并观察整个肾内集合系统。

最初尝试使用硬质或被动弯曲的输尿管镜均显示了不足,将输尿管镜置于能弯曲的灌注鞘中的尝试也未成功。细输尿管镜可以通过硬质输尿管镜鞘,但是出现灌洗和弯曲能力的不足[19]。

到了 20 世纪 80 年代,可弯曲输尿管镜成为现实。这些器械有一个工作通道,可以通过导丝。不同于最早的模型,可弯曲输尿管镜不需要稳定的工作鞘。通过一次主动弯曲和二次被动弯曲可使镜体进入肾脏下极。弯曲 175°作为能到达肾脏下极的基准,这建立在对比剂造影拍片的观察基础上[20]。然而,弯曲往往受限于通道或集合系统本身的形态。主动二次弯曲或持续控制弯曲可进一步加强弯曲可控性,使镜头更容易推进到肾脏下极[21](图 4.3)。

第一个实用的、可弯曲的输尿管软镜模型来自 Olympus 公司。20 世纪

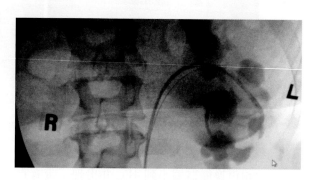

图 4.3 造影显示输尿管软镜进入扩张的前组肾下盏

80 年代初,美国旧金山的 Robert Kahn 和费城的 D. Bagley 共用一条输尿管软镜,为了在两个城市都能使用,软镜通过联邦快递每周两次在两地间递送。这条软镜是由小儿支气管镜改良而来。在设计上,通过拇指扳动控制杆,使软镜的末端产生最大程度的上下弯曲。

另一个是来自 ACMI 公司的 AUR 输尿管镜系列。AUR8 型输尿管镜为 8.5Fr,拥有 2.5Fr 工作通道。AUR9 型为 9.8Fr,拥有 3.6Fr 工作通道。它们都只能单向弯曲。拇指操控杆下拉使内镜的头端向下弯曲。之所以选择这种设计,是因为大多数弯曲的尝试都是为了使镜头向下进入到中、下肾盏。它最有效地利用了拇指的运动,拇指弯曲驱动镜头向下弯曲。这被认为是符合逻辑的弯曲,拇指活动方向与软镜指向一致。这些内镜的另一项创新是成像系统与工作通道呈 8°角。这样,探出工作通道的器械可以出现在视野中央。当角度为 0°时,器械将与视轴平行,不可能进入视野的中心。

该系列的另一个型号是 AUR7,可双向弯曲,带有 7.4Fr 通道,工作长度为 30cm。这个型号的输尿管镜更容易置入输尿管。最初,镜身从头端至手柄略呈锥形,制作起来相当困难,所以做了一处改进,在下段接近 30cm 处设置了一个台阶。正因为此,这一处也变得不坚固,随着内镜的推进和旋转,镜身有可能出现扭曲。在那之后,为了耐用厂家只生产更大口径的柔性输尿管镜。

光导纤维一直用于成像,直到数字化柔性输尿管镜出现,也被称为电子镜[22]。早期的版本受限于大尺寸(近 12Fr)和高成本。在 Storz 公司首先推出了他们的 8.4Fr 电子镜后,其他公司逐渐将其缩小到目前使用的约 8.5Fr。大多数电子镜具有过滤和屏蔽功能,以允许使用钬激光。否则在钬:YAG 激光激活时,会出现类似雪盲一样丢失图像。在某一次性内镜中,我们注意到激活电灼装置也会导致图像丢失。虽然这些内镜昂贵,但由于较大的市场竞争,以及晶片的成本在不断大幅下降,最终将会体现到内镜的成本中(图 4.4)。

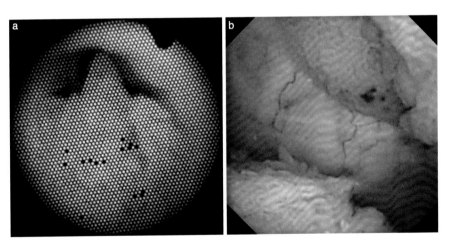

图 4.4　泌尿系肿瘤在纤维镜下显示。(a)光线损坏的纤维光学内镜图像。(b)电子镜图像

软性输尿管镜的不足之处是昂贵和易损。据报道,输尿管软镜在临床应用时的寿命大约在 10~100 次。大多数报道集中在 20~40 次。显示 100 次使用寿命的单中心报道出现在仅有两位泌尿外科医生的一个临床中心,器械清洗后使用内镜专用容器进行浸泡消毒[23]。

一种解决灭菌和损坏问题的方法是使用“一次性”内镜。在两家公司提供的早期型号中,镜子的柔性部分是一次性的,而含有光学器件的手柄是可重复使用的。这些都是光纤仪器。第一个实用的一次性输尿管镜是由 VanTec 公司生产的。它的两项设计分别为 7Fr 的柔软但不可弯曲的尖段，以及 8.5Fr 的工作通道（图 4.5）。他们还研发了一款 7Fr 的小型硬镜。但整个项目在公司被 Boston Scientific 收购后停止了。

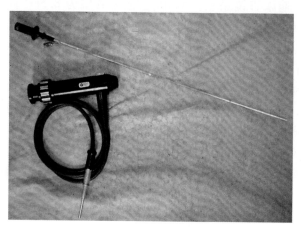

图 4.5   带有可更换前端的模块化 VanTec 输尿管镜

Bard 公司出产了一款可弯曲的柔性输尿管镜，具有类似模块化的头端和可重复使用的目镜/手柄。可弯曲的机械部分安装了一个旋钮，但这个旋钮操作不便。这款产品的模型呈现出上下和前后反转的图像，因此没有应用在临床上。

其他的一些产品也因为设计缺陷而失败。在一些模型中，弯曲控件操作困难而不能使用。在一个模型中，镜身不能保持轴线稳定，因此不能旋转。

目前（2016 年）最新的发明是一次性使用的 LithoVue（Boston Scientific，Marlborough，MA），这是一种可充分弯曲的数字输尿管镜。镜身 9.5Fr，硬度足以抗扭曲，能够放入输尿管内进一步上行。图像具有典型的数字设备的高清质量。

20 世纪 80 年代，硬镜向着更小、多通道发展。通过用光导纤维成像代替柱状透镜系统，从而减小了整体尺寸。这些被称为"半硬性"输尿管镜。它们是由金属组成的，确实是刚性的，但能适当弯曲而不折断。第一个半硬性镜有两个工作通道，每个工作通道为 2.3Fr，镜身远端为 7.2Fr[24]，可直接进入输尿管口，无须扩张。它是专门为脉冲激光设计的。这些小通道对于激光光纤来说是足够的，但是对于其他可用的器械来说都是不够的。同类型内镜很快出现，带有 3.4Fr 和 2.3Fr 通道，足以使用激光光纤和 3Fr 工作器械[25]。

此后一种内镜 ACMI MR-6 变得非常受欢迎，具有大通道并可适配 3Fr 工作器械。它可以提供给任何客户，而不仅限于拥有激光器械的客户。这些输尿管镜的尖端都是扁平的。对它们认可和广泛使用证明了该设计的效能。脱胎于 Timberlake 闭孔器的膀胱镜的尖端设计成喙或者唇形，该曲面是为男性尿道而设计的，显然不是输尿管内镜检查所必需的。

如果没有操作器械、内镜下碎石器和消融装置的改变，内镜的改变将毫无意义。带来实际进步的是尺寸和效能的改变。在腔内泌尿学变革之前，套石篮和取石器的大小为 5Fr 甚至更大。当认识到输尿管镜设备的尺寸限制后，其最大径逐渐减小。正如 VanTec 的 Jim Vance 在 20 世纪 80 年代描述 4Fr 套石篮时所说，"这真的很小"。现在套石篮和其他设备已经逐渐减小到 3Fr、2.5Fr，甚至小于 2Fr。

最初的网篮是用不锈钢制成的螺旋形或网状。一个主要的改变是引入了由两条扁钢丝垂直交叉结圈编织成的钢丝篮。垂线之间提供了更大的区域，能捕获更大的结石。它特别适合经皮操作使用，同时可用于输尿管镜下活检。另一个更大的进步是用镍钛合金来制造套石篮，这种材料能记忆形状，不会扭转。不同于不锈钢依靠扭结捕获结石，这个特性允许镍钛合金网篮应用于输尿管[26]。

超声碎石器是第一个用于内镜的碎石装置。它的主要优点是可以清除碎石。但是，它的功率不是很大,而且是刚性探杆。它主要用于经皮操作,而在输尿管镜检查中作用不大。撞击碎石装置的使用可以追溯到 19 世纪治疗膀胱结石。小巧而有力的探杆的改良使得这些装置在输尿管镜检查和经皮肾镜检查中非常有用。撞击器的能量直接发生在探杆末端,没有侧向能量扩散。这是一种非常有效的碎石装置,但是碎石片仍然留在原处等待排出或被清除。现在市场上有几种撞击碎石装置,它们都有很高的成功率[27,28]。

激光在输尿管镜检查中占有主导地位。这些纤细的光纤非常适合用于细小的输尿管镜设备。第一个用于碎石的是脉冲染料激光[29]。随着仪器变得更高效,它们甚至可以用于非常坚硬的一水草酸钙结石[30]。缺点是它们昂贵且难以维护,且仅用于碎石。

钬激光一出现,它的许多优点就得到公认。Johnson 和 Webb 报告了激光的特性,包括输尿管镜下碎石[31,32]。它可以击碎结石,切割和烧蚀组织。尽管有这些多种作用,因为它只在光纤末端激活所以非常安全。在水中的穿透性极小,约为 0.5mm。激光能量可以通过直径在 100~1 000μm 之间的光纤传输。它可以用于整个输尿管和肾内集合系统。它可以通过输尿管软镜置入到肾下极。尽管成本高昂,但它已成为主要的体内碎石器械。主要的关注点和报道已经转向了技术上的变化,包括碎石粉末化和碎块化、多脉冲应用、脉冲持续时间、最佳的纤维大小和形状,以及光纤防护等。

输尿管镜不仅仅用于治疗结石。20 世纪 70 年代后期,里昂的第一批患者中,有一位患者存在输尿管远端肿瘤,可以通过输尿管镜观察并切除肿瘤。随访几年间,肿瘤间断复发并予治疗。最终患者死于其他原因,而双肾均正常[33]。其他早期的报道为偶发肿瘤。后来大量的连续报道提示了局部内镜治疗上尿路肿瘤的实际价值[34,35]。显然,有许多长期存活者得益于输尿管镜治疗。但关于患者的适应证和这些技术的应用仍有争论。

另一个主要的应用是切开输尿管或肾内集合系统的狭窄区域。最突出和最常见的应用是肾盂内切开术治疗肾盂输尿管连接处梗阻。早在 1986 年,就有了短期成功的报道[36]。虽然在一些患者中可以使用输尿管硬镜进行手术,但软镜会更加方便[37]。腹腔镜肾盂成形术引入后,长期的对比研究表明内镜下肾盂切开术存在明显的劣势,从而终止了该技术在原发性梗阻患者中的广泛应用,而仅局限于特殊患者中的应用[38]。

当前的创新

机器人输尿管镜检查已经被认为是一些输尿管镜操作过程中困难和重复多次操作病例的解决方案。它可能提供一种不需要长期经验积累的捷径,并可能减轻外科医生手术操作时的一些人体工程学损伤[39]。第一次展示的是一个完全由控制台操控的机器人输尿管镜。由于镜身太大,因此这个概念被认为有较大的局限性[40]。下一个提出的概念是一个可与现有的输尿管软镜一起使用的工作台。这个模型的优势在于可以实现机器人操作现有的内镜,且镜身尺寸合适,目前已进入临床研究阶段[41]。一些公司正在研制机器人输尿管镜检查作为机器人平台的一部分。

输尿管镜中数码相机的出现,为图像处理提供了机会。第一次实际应用是通过窄带成像(NBI)。这项技术利用特定波长,增强膀胱壁、输尿管或肾脏小血管的可视性,而无须引入任何药物或化学物品[42]。它使用蓝光和绿光来突出血液,使肿瘤的显示更加明显,从而易于发现。NBI 更容易发现肿瘤,并使肿瘤的早期检测和范围确定变得更容易。KarlStorz 有一个视觉管理系统(Image IS),它可以突出较暗的区域,也可以突出血管组织。该系统的真正价值和适用性还有待证实,但美国食品药品管理局(Food and Drug Administration,FDA)已批准将其用于膀胱。

现在和未来

经过30~40年,输尿管镜检查术在上尿路中起到重要作用。就像膀胱尿道镜检查可以直视尿道和膀胱,输尿管镜检查为整个上尿路的诊断和治疗提供影像信息。内镜,包括硬镜和软镜,是实用和可靠的,但目前仍不完美。细小的硬镜是非常好的器械,但显像依赖于一个相对较小的光纤束。芯片变得足够小才能装在内镜上。不管尺寸如何,软镜仍然非常脆弱。就像在20世纪80年代达到的那样,软镜尺寸可以进一步缩小到7.4Fr。创新和发展并未结束,我们可以期望未来会有更好的设备出现(表4.1)。

表4.1　输尿管镜大事记

早期历史	
1929	尿道瓣膜患者经尿道输尿管镜检查[1]
1964	输尿管软镜检查[2]
实用输尿管镜检查	
1968	输尿管软镜检查[7]
1974	输尿管导管[8]
1977	远端输尿管硬镜检查[9,10]
1981	输尿管镜下套石篮取石[12]
1983	输尿管镜超声碎石术[15]
1986	输尿管镜治疗UPJ梗阻[36]
1987	脉冲染料激光[29]
1989	钬激光[31,32]
1990	小口径硬质输尿管镜[24,25]
1998	镍钛合金网篮[26]
2008	机器人输尿管软镜[40]
2011	窄带成像输尿管软镜[42]
2016	一次性使用数字化输尿管软镜[43]

（翁迈　刘春林 译,唐琦 审校）

参考文献

1. Young HH, McKay RW. Congenital valvular obstruction of the prostatic urethra. Surg Gynecol Obstet. 1929; 48;509.

2. Marshall VF. Fiber optics in urology. J Urol. 1964;91;110.

3. Colladon D. On the reflections of a ray of light inside a parabolic liquid stream. Comptes Rendus. 1842;15:800.

4. Hecht J. City of lights:the story of fiber optics. New York:Oxford University Press;1999. p. 13-27.

5. Hirschowitz BI,Curtiss LE,Peters CW,Pollard HM. Demonstration of a new gastroscope,the fiberscope. Gastro-enterology. 1958;35:50.

6. Barlow DE. Fiberoptic instrument technology. In:Small animal endoscopy. St Louis:C. V. Mosby;1990. p. 1.

7. Takagi T,Go T,Takayasu H,Aso Y. A small-caliber fiberscope for visualization of urinary tract,biliary tract,and spinal canal. Surgery. 1968;64:1033.

8. Takayasu H,Aso Y. Recent development for pyeloureteroscopy:guide tube method for its introduction into the ureter. J Urol. 1974;112:176.

9. Goodman TM. Ureteroscopy with pediatric cystoscope in adults. Urology. 1977;9(4):394.

10. Lyon ES,Kyker KS,Shoenberg HW. Transurethral ureteroscopy in women:a ready addition to the urological ar-mamentarium. J Urol. 1978;119:35.

11. Lyon ES,Banno JJ,Shoenberg HW. Transurethral ureteroscopy in men using juvenile cystoscopy equipment. J Urol. 1979;122:152.

12. Das S. Transurethral ureteroscopy and stone manipulation under direct vision. J Urol. 1981;125:112.

13. Huffman JL,Bagley DH,Lyon ES. Treatment of distal ureteral calculi using rigid ureteroscope. Urology. 1982;20(6):574.

14. Perez-Castro EE,Martinez-Piniero JA. Transurethral ureteroscopy-a current urological procedure. Arch Esp Urol. 1980;33(5):445-60.

15. Huffman JL,Bagley DH,Schoenberg HW,Lyon ES. Transurethral removal of large ureteral and renal pelvic cal-culi using ureteroscopic ultrasonic lithotripsy. J Urol. 1983;130:31-4.

16. Raney AM. Electrohydraulic ureterolithotripsy-preliminary report. Urology. 1978;12:284-5.

17. Green DF,Lytton B. Early experience with electrohydraulic lithotripsy of ureteral calculi using direct vision ure-teroscopy. J Urol. 1985;133:767.

18. Willscher MK,Conway JF,Babayan RK,Morisseau P,Sant GR,Bertagnall A. Safety and efficacy of electro-hydraulic lithotripsy by ureteroscopy. J Urol. 1988;140:957-8.

19. Bagley DH,Huffman JL,Lyon ES. Combined rigid and flexible ureteropyeloscopy. J Urol. 1983;130:243-4.

20. Bagley DH,Rittenberg MH. Intrarenal dimensions:guidelines for flexible ureteropyeloscopes. Surg Endosc. 1987;1:119-21.

21. Grasso M,Bagley DH. A 7. 5F actively deflectable,flexible ureteroscope:a new plateau in both diagnostic and therapeutic upper urinary tract endoscopy. Urology. 1994;43(4):435-41.

22. Lusch A,Abdelshehid C,Hidas G,et al. *In vitro* and *In vivo* comparison of optics and performance of a distal sensor ureteroscope versus a standard fiberoptic ureteroscope. J Endourol. 2013;27(7):896-902.

23. Defidio L,DeDominicis M,DiGianfrancesco L,Fuchs G,Patel A. Improving flexible ureterorenoscope durability up to 100 procedures. J Endourol. 2012;26(10):1329-34.

24. Dretler SP. An evaluation of ureteral laser lithotripsy:225 consecutive patients. J Urol. 1990;143:267-72.

25. Abdel-Razzak OM,Bagley DH. The 6. 9F semi-rigid ureteroscope in clinical use. Urology. 1993;41(1):45-8.

26. Honey RJ. Assessment of a new tipless nitinol stone basket and comparison with an existing flat-wire basket. J Endourol. 1998;12:529-31.

27. Languetin JM,Jichlinski P,Farre R,van Niederhausern W. The Swiss Lithoclast. J Urol. 1990;143:179A.

28. Chew BH,Arsovska O,Lange D,et al. The Canadian StoneBreaker trial:a randomized,multicenter trial compa-ring the LMA StoneBreaker™ and the Swiss LithoClast® during percutaneous nephrolithotripsy. J Endourol. 2011;25:1415-9.

29. Dretler SP,Watson G,Parrish JA,Murray S. Pulsed dye laser fragmentation of ureteral calculi. Initial clinical

experience. J Urol. 1987;137:386-99.

30. Bagley DH,Grasso M,Shalaby M,Abass El-Akkad M. Ureteral laser lithotripsy using the pulsolith. J Endourol. 1989;3:91-8.

31. Johnson PE,Crameens DM,Price RE. Use of the holmium:YAG laser in urology. Lasers Surg Med. 1992;12: 353-63.

32. Webb DR,Kocklburgh R,Johnson WF. The versapulse holmium:YAG laser in clinical urology:a pilot study. Minim Invas Ther. 1993;2:23-6.

33. Lyon ES. The birth of modern ureteroscopy:the Albona Jaybis story. J Endourol. 2004;18:525-6.

34. Pak R,Moskowitz E,Bagley DH. What is the cost of maintaining a kidney in upper tract transitional cell carcinoma. J Endourol. 2009;23:341-6.

35. Grasso M,Fishman AI,Cohen J,Alexander B. Ureteroscopic and extirpative treatment of upper urinary tract urothelial carcinoma:a 15 year comprehensive review of 160 consecutive patients. BJU Int. 2012;110:1618-26.

36. Inglis JA,Tolley DA. Ureteroscopic pyelolysis for pelviureteric junction obstruction. Br J Urol. 1986;58:250-2.

37. Conlin MJ,Bagley DH. Ureteroscopic endopyelotomy at a single setting. J Urol. 1998;159:727-31.

38. Yanke BV,Lallas CD,Pagnani C,McGinnis DE,Bagley DH. The minimally invasive treatment of ureteropelvic junction obstruction:a review of our experience during the last decade. J Urol. 2008;180:1397-402.

39. Healy KA,Pak R,Cleary R,Colon-Herdman A,Bagley DH. Hand problems among endourologists. J Endourol. 2011;25:1915-20.

40. Desai MM,Aron M,Gill IS,et al. Flexible robotic retrograde renoscopy:description of novel robotic device and preliminary laboratory experience. Urology. 2008;72:42-6.

41. Saglam R,Muslumanoglu AY,Tokatliz Z,et al. A new robot for flexible ureteroscopy:development and early clinical results(IDEAL stage 1-2b). Eur Urol. 2014;66:1092-100.

42. Traxer O,Geavlete B,deMedina SG,et al. Narrow band imaging digital flexible ureteroscopy in detection of upper urinary tract transitional cell carcinoma:initial experience. J Endourol. 2011;25:19-23.

43. Silvia Proietti,Laurian Dragos,Wilson Molina,Steeve Doizi,Guido Giusti,Olivier Traxer,(2016)Comparison of New Single-Use Digital Flexible Ureteroscope Versus Nondisposable Fiber Optic and Digital Ureteroscope in a Cadaveric Model. Journal of Endourology 30(6):655-659.

第五章
经尿道前列腺切除术的发展

Richard K. Babayan

在过去将近四分之三的世纪里,经尿道前列腺切除术(transurethral resection of prostate, TURP)一直是泌尿外科的主要手术之一。它最初是作为开放手术的替代方案发展起来的,许多学者认为 TURP 是真正意义上的第一种泌尿外科微创手术。随着新的光学和电外科技术的发展,TURP 技术与时俱进,目前仍然是良性前列腺增生(benign prostatic hyperplasia, BPH)手术治疗的金标准。TURP 经受住了各种新兴微创技术的挑战。但对于所有泌尿科医生来说,经尿道切除术仍然是一项必须掌握且具有挑战性的手术,因为它不仅用于治疗BPH,而且在膀胱肿瘤的诊断和治疗方面同样具有重要的价值。

现在的 TURP 技术与 20 世纪 30 年代的雏形相去甚远。与大多数存在了几十年的外科手术一样,TURP 与时俱进,不断适应和吸收新的技术发展。更好的光学、照明、仪器设计、配件、工作元件、电刀发生器和从单极向双极技术的过渡,都促使 TURP 成为一种更好、更安全和更多用途的技术,其应用范围比第一代或第二代电切镜更广泛。对于一个训练有素、经验丰富的现代泌尿外科医师来说,在 60 分钟内切除 100g 或更多的前列腺组织并不少见。如果使用之前的仪器,很少有泌尿科医生会在短时间内经尿道切除超过 50g 前列腺组织。

从最初的经尿道盲切和前列腺打孔等技术开始,TURP 技术逐步发展。早期的手术,术后长期效果不佳,而且容易出现出血和其他并发症。随着光学器件的改进和电刀发生器的日益普及,研究人员将这两种技术相结合,达到既能精确切割又能彻底止血的效果。TURP 的发展史体现了 20 世纪泌尿科前辈们的聪明才智。

在 20 世纪早期,BPH 的外科治疗主要包括通过经腹或经会阴入路开放切除增生的腺体。为避免开放手术的并发症,人们尝试用冷刀经尿道切开梗阻的膀胱颈或冷打孔切除增生的前列腺中叶组织。当前 TURP 的演变涉及的一些标志性的事件将在本章中概述。

电切镜的早期发展

由于缺乏可同时观察及外科操作的仪器,经尿道进入前列腺一直是医生面临的挑战。在电切镜出现之前,早期泌尿科医生依靠改良的探条扩张并切开膀胱颈部和前列腺部尿道,试图缓解出口梗阻。1634 年 Ambrose Pare 首先报道了这种前列腺尿道内盲法手术[1]。在19 世纪末,Bottini 通过添加铂丝,然后施加电流来烧灼和切割膀胱颈部及前列腺[2]。不幸的是,这也是一个完全盲法的手术,远期成功率微乎其微。随后发明的膀胱镜可以进行经尿道观察,但是经尿道切除/切开等操作还仅仅局限于膀胱颈部的处理;由于无法有效止血,前列腺的处理仍非常受限。

Hugh Hampton Young 1913 年在 *JAMA* 杂志中描述了他开展的前列腺切除手术[3]。他设计了一种带有可滑动刀片的管型刀具,在不可视的情况下切除了位于膀胱颈部的前列腺组织,但这种手术造成的出血往往难以控制。Braasch 在 1918 年改进了 Young 的手术,增加了可视膀胱镜检查,但出血仍然是一个问题[4]。直到 1935 年,Thompson 在切割刀片上添加了一个凝固电极,出血才开始得到控制。从那时起,TURP 越来越受欢迎,打孔切除失去了它广泛的吸引力。

一个重大的突破出现在单极电凝与膀胱镜绝缘内鞘相结合的时候,该技术既能切除组织,又能控制因连续切除造成梗阻的腺体而导致的出血。Stern 在 1926 年报道了他早期的电切镜[5]。

他最初使用钨丝做成一种可以通过电流的环祥状电刀,可以进行有效的组织切割,但几乎没有凝固和止血的能力。1931 年,在成为泌尿科医生之前曾担任过电气工程师的 Theodore Davis 改进了 Stern 的最初设计,他通过替换一种更复杂的导热电流,使得交替使用切割和凝固电流成为可能(图 5.1)。后来,他进一步改进了设计,让泌尿科医生通过一个脚踏板做到在电切和电凝之间替换使用[6]。

Stern 切除镜得到 McCarthy 和 Wappler 的进一步改进,他们设计了带倾斜角度的透镜,以达到更好的可视化效果,并通过添加胶木护鞘为电切镜提供更好的绝缘性能[7]。到 20 世纪 30 年代后期,一种实用的电切镜已经很好地用于 TURP 手术。在接下来的半个世纪里,进一步的改进包括:光纤照明和透镜系统的改进、引入更大角度的 Hopkins 杆状透镜、Nesbit(单手操作电切镜)和 Iglesias(连续灌注镜)对工作组件的改进(可单手操作)、显示器技术的应用和电刀能量系统的改进。

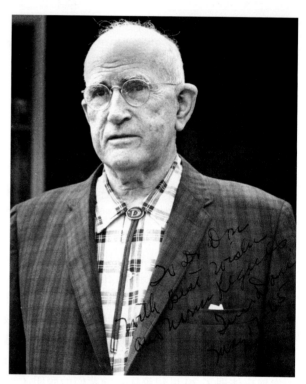

图 5.1　Theodore Davis(1899—1973)(图片来自 William P. Didusch 泌尿学历史中心,Linthicum,MD)

电切发生器和电切环的演变

在液体介质中使用电外科能量的能力对于实用性 TURP 的发展至关重要。Stern 最初使用的钨丝环路与 Wappler 开发的基本火花隙射频发生器耦合。Davis 改进了电切环的设计以及用于提供能量的发生器(图 5.2)。所有这些早期的电外科手术发生器都是在 William T. Bovie 设计的基础上进行的改进[8]。这是一种单极电外科设备,需要使用电极板。切割电流以正弦波交流射频的形式释放,这是切割组织的理想状态,对周围组织的凝固或热效应却很少。它

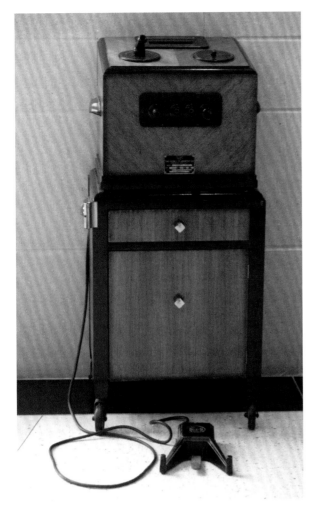

图 5.2　Davis-Bovie 发生器（图片来自 William P. Didusch 泌尿学历史中心，Linthicum，MD）

的基本原理是使用快速高温（>100℃）加热组织，导致细胞内液和细胞外液的气化，从而快速地切割前列腺组织。

另一方面，利用高压射频电流的短时爆发可以进行电凝和电灼，同时也会导致更深的组织穿透。

电凝的温度一般在 70~100℃ 范围内。最初使用水作为冲洗液，但水是低渗的，容易引起溶血和电解质变化。甘氨酸或山梨醇等渗透压较高的液体取代水后，减少了液体吸收的不良后果，但并未完全消除经尿道电切（transurethral resection syndrome，TUR）综合征发生的可能性。TUR 综合征最常见的原因是切除时间过长、膀胱过度扩张和切除过深导致超过前列腺包膜。通过连续冲洗电切镜可以缓解膀胱过度扩张引起的膀胱内高压状态。尽管如此，使用单极 TURP 的病例仍有 1%~2% 的可能性会发生 TUR 综合征。

在过去的 50 年里，电切发生器得到了许多改进，最引人注目的是固态双极系统的出现，它提高了切除的效率，同时最大限度地降低了风险。不再需要电极板，可以通过导电性生理盐水冲洗来进行切除，从而进一步降低了发生

TUR 综合征的风险。这种新的固态发生器包括一个微处理器反馈系统，可持续调整输出功率。电切环设计的改进使"智能"发生器的电流返回发生在环路内部，从而使双极切除成为可能。由此产生的活性双极电极产生局域等离子体，并在较低的温度下切割组织，从而使双极 TURP 中使用的低频和低压电流显著减少了对心脏起搏器的电干扰。根据电极的结构，现代双极系统可以切除和气化前列腺组织，并产生最低的凝固效应。

光学

在过去的 30 年里，没有一项技术革命能与内镜光学技术（包括光纤和视频技术）对 TURP 发展的促进相提并论。

在 TURP 应用的前 30 年，这项技术的发展受到可视化效果差和暗光单眼观察的阻碍。最初的电切镜使用小白炽灯泡照明，不仅又小又暗，而且需要经常更换。冷光纤的问世和灯泡照明的消失是另一个重大进步。虽然早期的镜头包含了从 0° 到 120° 等多种角度，但 15° 和 30° 镜头为 TURP 提供了最佳的视野。然而，早期的镜头由于清晰度差和角度窄而使其应

用受到了阻碍。Hopkin 柱状透镜系统是一项重大的技术进步,它用继电器取代了笨重的充气管系统,用长柱状透镜代替了平面透镜,大大减小了镜头轮廓,同时增加了图像的尺寸和清晰度[9]。柱状透镜系统的一个额外优点是光的传输效率提高了9倍。这一改进极大地帮助泌尿科医生更好地观察并更有效地电切和电凝前列腺组织。CCD 图像传感器技术的出现和高清电视显示器的使用,使泌尿外科医生摆脱了单眼观察的黑暗时代,得到更符合人体工程学、更舒适的姿势。它不仅实现了双眼可视化,而且手术者不再需要为了充分切除腺体而扭曲他们的身体,特别是脖子。

基于监视器的图像比单眼内镜图像更大、更明亮、更清晰。光纤、摄像头和显示器技术的另一个好处是为住院医师和医学生的教育提供了便利。视频 TURP 可以更好地理解 TURP 操作中至关重要的解剖标志,以及具有通过即时改变手术技术进行实时教学的能力。20 世纪 80 年代中期以后受训的泌尿科医生很难设想出一个没有显示器的单眼 TURP 的操作情景。

电切镜的设计

在过去的 80 年里,电切镜的设计发生了巨大的变化。

第一代电切镜口径较大,在插入之前,通常需要使用 Otis 尿道切开器这样的老式仪器进行常规的尿道扩张。电切镜设计的演变结合了大量的机械、材料和技术的改进。现代电切镜的外形更小,具有更好的光学系统、冲洗通道和更好的操作手件。传统上用于电切镜盲进的 Timberlake 闭孔器已在很大程度上被可视闭孔器所取代,这种闭孔器能够以最小的尿道损伤风险置入电切镜鞘。连续冲洗技术现已普及,这不仅降低了膀胱内的压力,而且提高了切除效率,从而允许泌尿外科医生在不需要频繁排空膀胱的情况下进行更长时间的切除。原来的 Stern-McCarthy 切除术采用了双手设计,要求泌尿科医生用一只手稳定电切镜,同时用另一只手控制电切环的进出(图 5.3 和图 5.4)。Iglesias 推广的弹簧式单手设计更符合人

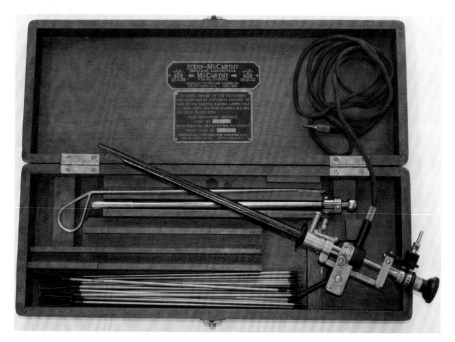

图 5.3   Stern-McCarthy 电刀(图片来自 William P. Didusch 泌尿学历史中心,Linthicum,MD)

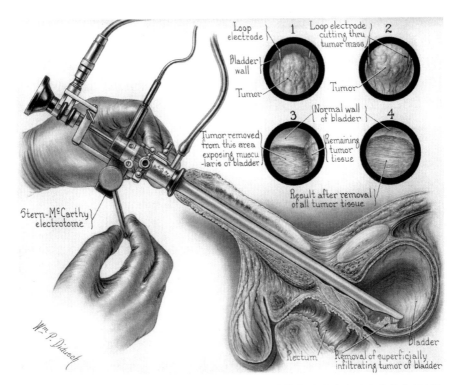

图5.4 William P. Didusch 阐述 Stern-McCarthy 切除镜在膀胱肿瘤治疗中的应用(图片来自 William P. Didusch 泌尿学历史中心,Linthicum,MD)

体工程学原理。连续冲洗电切镜提供更好的可视化效果,膀胱压力更低,发生并发症的风险更小。泌尿外科医生不再需要考虑在 TURP 期间放置耻骨上膀胱造瘘管来排空膀胱。

如前所述,单极 TURP 在很大程度上已经被双极技术所取代,这使得 TURP 更安全、更有效,能够在更短的时间内切除更多的组织,并显著减少潜在的并发症。双极技术可以在更短的时间内切除更大体积的前列腺,并发症更少,包括基本消除了 TUR 综合征的发生概率。无论电切镜采用单极还是双极技术,都需要适当的绝缘,以防止电流沿着鞘的金属轴传导。20 世纪撰写的泌尿外科教材建议将 TURP 用于小到中等大小的前列腺,而对大于 60g 的前列腺则进行开放手术。对经验丰富的医生来说,现代双极电切镜通常能够在 60 分钟的安全范围内切除建议大小上限 2 倍的前列腺组织。

未来的挑战

TURP 通常被认为是 BPH 手术治疗的金标准。它经受住了许多医学和微创技术的挑战,并由于其技术的适应性而继续保持其优势地位。与此同时,TURP 受到了关注成本控制的第三方支付机构(保险公司)的特别关注。TURP 是 65 岁以上男性第二常见的手术,医疗保险公司却削减了对 TURP 的报销,相比而言他们增加了白内障手术的报销额度。

5α-还原酶抑制剂和 α-受体阻滞剂的问世也对 TURP 作为有临床症状的 BPH 的治疗地位提出了挑战。TURP 在很大程度上被作为药物治疗无效患者的后续选择。尽管如此,TURP 在 BPH 的外科治疗中仍然保持着重要的地位,并经受住了许多其他微创手术方式的挑战。

经尿道治疗技术可以用于不同大小前列腺的手术操作。使用 Collings 刀的电切镜经 TURP 既可以治疗 $20\sim30cm^3$ 的小体积前列腺,也可以治疗 100g 的有中叶突出的大体积前列腺。TURP 公认的局限性是不能用于接受持续抗凝治疗的患者。许多新的微创替代疗法目前正处于研究中,目前尚不清楚它们是否会具有像 TURP 一样的广泛适用性。显然,对遗传、分子和个体化治疗的进一步研究可能在未来会发现一种能够预防或延缓症状性 BPH 发展的方法。在此之前,TURP 将持续得到改进和发展,并在 BPH 的外科治疗中继续保持突出的作用。

（冯宁翰 译,徐奔 审校）

参考文献

1. Pare A. The workes of that famous Chirugian Ambrose Pare. Translated by T. Johnson. London;1634.

2. Bottini E. La galvanocaustica nelia practica chirugica. Norvara;1874.

3. Young HH. A new procedure,punch operation for small prostatic bars and contracture of prostatic orifice. JAMA. 1913;60;253-7.

4. Braasch WF. Median bar excisor. JAMA. 1918;70;758-9.

5. Stern M. Resection of obstructions at the vesical orifice. JAMA. 1926;87;1726-30.

6. Davis TM. Prostatic operation. Prospects of the patient with prostatic disease vs. resection. JAMA. 1931;97;1674-9.

7. McCarthy JF. Suggestion as to procedure in the use of the McCarthy visualized prostatic urethrotome. J Urol. 1932;28;265-71.

8. Oconnor JL,Bloom DA. William T. Bovie and electrosurgery. Surgery. 1996;119(4);390-6.

9. Hopkins HH. Optical principles of the endoscope. In;Berci G,editor. Endoscopy. New York;Appleton-Century-Crofts;1976. p. 3-26.

第六章
经尿道膀胱肿瘤切除术和电灼术的发展

Harry Herr

介绍

经尿道膀胱肿瘤切除术(transurethral resection of bladder tumor,TURB)是用于诊断、确定分期和治疗膀胱肿瘤的重要手术手段,具有目标明确、患者个体化好、微创且经过自然腔道(尿道)、安全且可重复等优点。如今泌尿外科医生在临床上配备了一系列精密内镜仪器,如电子软膀胱镜和电切镜,通过结合内镜的基本要素(直接、优越的光学系统、工作组件化和能量设备)来检测、辨别和切除膀胱肿瘤。目前的内镜能提供放大且高清的膀胱内部视图,因此医生能用全套的切割环、镊子或抓钳对膀胱肿瘤进行切除,并通过电灼或激光进行靶向破坏。我们现今常用的内镜仪器,以及 TURB 这种术式及切除技术,始于 19 世纪,在 20 世纪不断发展完善。这些与外科医师、科学家、发明家以及有远见的企业家的集体努力密不可分。

从古代到内镜时代看膀胱肿瘤

虽然膀胱肿瘤很可能在古代就为人所知,但这个概念最早是由 Lacuna 在 1551 年提出的。虽然有零星的报道称在取石过程中切除偶发肿瘤,但第一次针对膀胱肿瘤的手术是在 16 世纪和 17 世纪。而直到 18 世纪,外科医生还在盲目地通过扩张的尿道、耻骨上或会阴侧切口,使用结扎、剥离(钢丝环)、剜除、摘除或烧灼等方法切除膀胱肿瘤。

在 18 世纪,针对膀胱肿瘤、息肉、溃疡和癌症的病理解剖学的逐步研究使人们对所谓的膀胱肉芽的认识更加清晰。膀胱肿瘤史上的第一个里程碑是 Chopart 的经典作品《泌尿系疾病的治疗》。他指出了各种膀胱肿瘤之间的本质区别,并认为"膀胱真菌病"是易癌变的良性肿瘤。在 19 世纪,基于组织学结构的研究进展,人们对膀胱肿瘤病理学的认识有了巨大的进步。例如,Civiale 将乳头状蕈样组织与实体癌区分开来。这些病变的定义(现在称为低级别乳头状肿瘤,与高级别实体癌分开)与临床应用具有高度相关性,因为更常见的乳头状瘤是早期内镜医师唯一可以成功治疗的肿瘤;而实体瘤通常是侵袭性的,而且进展到晚期往往无法进行局部切除[1]。

早期内镜时代

表 6.1 列出了在膀胱肿瘤的内镜治疗和手术改进方面的里程碑式进展[2]。从 1806 年

Bozzini 开始,医生们仅凭窥器、蜡烛和镜子就开始探索体腔,并通过实践经验学习内镜解剖学。尿路探查一开始是通过插入尿道口的粗镜检查,主要是在妇女身上进行。外科医生试图通过尿道找到带蒂生长的组织,结扎蒂并去除尽可能多的病灶,但这种治疗效果通常不理想。

表 6.1　里程碑式的创新引领现代膀胱癌内镜治疗

年份	人物	创新
1806	P. Bozzini	Lichtleiter
1853	A. J. Desormeaux	第一次内镜手术——取出尿道乳头状瘤
1873	G. Trouve	Polyscope——电子内镜检查
1876	D. Rutenberg	Blasenspiegel——充气膀胱镜检查
1877	M. Nitze	膀胱镜
1878	T. Edison	白炽灯泡
1881	J. Grunfeld	Polypenkneipe——首次切除膀胱乳头状瘤
1894	M. Nitze	手术膀胱镜
1908	R. Wappler	单极高频(Oudin)电流——谐振器
1910	E. Beer	膀胱肿瘤电灼术
1911	E. Frank	双极电凝治疗膀胱肿瘤
1926	M. Stern	第一款电切镜
1928	W. T. Bovie	分离电流用于凝固和切割
1931	J. McCarthy	改良 Stern 电切镜治疗膀胱肿瘤
1931	T. Davis	双极脚踏开关,结合电流切割和透热
1938	R. Nesbit	单手电切镜
1959	H. Hopkins	棒状透镜光纤系统,引导软膀胱镜检查
1970	W. S Boyle and G. S. Smith	电荷耦合器件引导的数字内镜和视频辅助 TURB

在 19 世纪中叶,Desormeaux 引进了他的内镜,之后膀胱镜检查成为一种实用的临床研究手段。他利用一种石蜡设计了他的仪器,加入松节油后,这种石蜡能燃烧得更加明亮。1853 年,Desormeaux 用尿道镜通过尿道取出乳头状瘤,成为能够进行内镜手术的第一人[3]。1873 年,Trouve 将光源(一根炽热的铂丝)移到他的"多面镜"内端,这为膀胱镜检查技术的发展做出了重要贡献。

1876 年,Rutenberg 试图改善膀胱镜下女性膀胱内的视野,因此设计了"BlasenSpiegel",通过 BlasenSpiegel 他首次观察到更大的膀胱内表面。后来,皮肤科医生 Grunfeld 对尿道和膀胱的内镜手术进行了改良。他开发了尿道镜,以及内镜穿线器、剪刀、镊子和刀,并于 1881 年通过尿道镜切除膀胱乳头状瘤。他是第一个在眼睛直视下于膀胱内进行手术的人。1885 年,Grunfeld 开发了"Polypenkneipe",这是第一种专门用于从尿道和膀胱中切除肿瘤的膀胱镜[4]。

Max Nitze 和手术膀胱镜

Maximilian Nitze 在 1877 年引进了第一台直视膀胱镜,它显著改善了膀胱内的视野,但镜下操作能力有限[5]。从 1891 年到 1894 年,Nitze 从未满足过,他设计并制造了第一台实用型手术膀胱镜(图 6.1)。他用爱迪生发明的新灯泡照明膀胱息肉,并使用冷热线圈进行电烧灼(loop 疗法),成为电凝膀胱息肉的第一人。之后 Nitze 开始对膀胱肿瘤进行系统的膀胱镜治疗,并报告了 150 例肿瘤切除病例,仅 1 例死亡,20 例复发。通过使用刮刀、切割钳、烧灼器和金属丝环,他能够切除干净许多乳头状肿瘤[6]。其他人开始效仿他的做法,在 1905 年,Weinrich 报道了用 Nitze 的方法治疗了 101 例膀胱肿瘤,71%患者痊愈且没有复发。手术主要是切除带蒂肿瘤和部分黏膜,

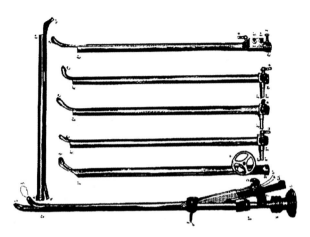

图 6.1　手术膀胱镜,由 M. Nitze 在 1891 年至 1894 年间研发

或者在蒂的底部扭转。然而,对于大多数欧洲和美国的泌尿科医生来说,Nitze 膀胱镜操作起来很麻烦,并且使用金属丝环的电灼术是一种不可靠的组织破坏手段。随着透热疗法在美国的出现,使用 Nitze 手术膀胱镜进行膀胱肿瘤手术基本被淘汰了。

膀胱电灼术

美国的 Nagelschmidt 和 Doyen 率先倡导使用电感应热来治疗癌症。Nagelschmidt 为此设计了一种合适的仪器,成为透热疗法的创始人。但真正创立膀胱电外科学的是纽约的 Edwin Beer。

1908 年,Beer 确信 Nitze 早期的经尿道膀胱肿瘤治疗方法优于开放手术,因此萌生了通过导管式膀胱镜使用高频电流电凝膀胱肿瘤的想法。他采用双通道 Nitze 膀胱镜(一个通道用于接入 6F 铜电极,另一个通道用于膀胱冲洗)和由美国膀胱镜制造商 Reinhold Wappler 制造的谐振器产生的单极(Oudin)电流。将直流电作用于乳头状肿瘤的不同部位,每次 15~30s,同时用无菌的水扩张膀胱。Beer 治疗了两名妇女,并且在施加最大电流时也没有火花产生。肿瘤组织即使在水中也会在烧灼点保持干燥,并且相比做普通膀胱镜检查,患者的不适感未增强。Beer 因此得出结论,电凝治疗比 loop 疗法更简单,并且在 1910 年,他在一篇里程碑式的文章中报道了他的成功案例,声称电灼治疗"被证明对治疗膀胱乳头状瘤有效"[7]。

在接下来的 25 年里,Beer 将大部分时间投入到膀胱肿瘤的研究中,并不断发展和改进他的治疗方法,最终在 1935 年报告了他的病例汇总经验。1938 年 Beer 去世后,Reed Nesbit 写道:"由其杰出的发现者开发的这项技术标志着泌尿外科历史上最伟大的进步之一;它不

仅引起膀胱肿瘤治疗方法的根本性变革,而且通过证明高频电流可以在水下有效使用,为随后电切方法的应用铺平了道路。"[1]不仅如此,基于 Beer 的开创性概念,在门诊使用膀胱镜电灼治疗复发性乳头状膀胱肿瘤的做法至今仍很普遍。

经尿道切除术

尽管膀胱肿瘤电灼术被广泛用于治疗良性乳头状瘤和小乳头状癌,但众所周知,并非所有乳头状肿瘤的生物学行为都呈现为惰性,并且该种手术方式使得病理学家无法区分肿瘤具体为良性、恶性或者侵袭性。甚至 Beer 也对于内镜下电灼术的效果持悲观态度,因为它只适用于小肿瘤,不能防止复发,而且对侵袭性膀胱癌无效。显然,需要一种更有效的方法来切除和消灭膀胱肿瘤。

经尿道膀胱肿瘤电切术的发展得益于以下条件的成熟,包括 Thomas Edison 在 1879 年发明的第一盏实用白炽灯,Heinrich Hertz 在 1888 年设计的高频电流,Lee DeForest 在 1908年推出的允许持续电流的真空管,Beer 在 1910 年实现的高频电流在水中的使用,Hugh Young 在 1909 年设计的操作镜鞘,George Wyeth 在 1924 年首次实现的切割电流,在 1931 年Reinhold Wappler 将切割和凝固电流合二为一。

1926 年,纽约一位名叫 Maximilian Stern 的泌尿科医生推出了一种革命性的新仪器,他称之为电切镜。Stern 的电切镜由镜鞘和操作部件构成,具体包括一个直视镜、一个光源通道、一个进出水通道和一个使用双极电流的切割环。Stern 设计了一种手动控制的齿轮结构,利用附带的控制手柄,使钨丝环在操作通道中来回均匀滑动(图 6.2)。该电切镜用于前列腺手术中较为方便,可移动的切割环能够轻易地切除镜鞘前方的前列腺组织,但是在膀胱中使用该器械则稍显笨重,因为很难在操作通道内清除膀胱组织。但是,切割环还是有明显的优势,它可以直接切除而不是单纯烧灼膀胱肿瘤[8]。

Theodore Davis 在进入泌尿外科之前是一名电气工程师,他将切割电流与一台用于透热

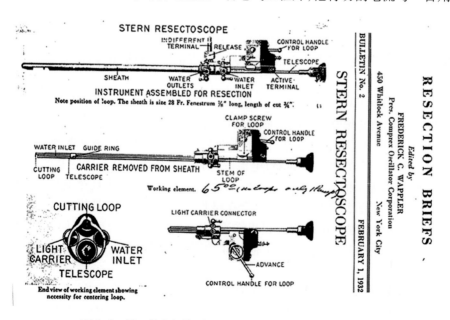

图 6.2   第一款电切镜,由 Maximilian Stern 在 1926 年研发

治疗的机器结合起来,后者用于凝血。并在 1931 年报道出不错的效果。Davis 改进了 Stern 的电切镜,在电切环上使用了更大的钨丝,并且改进使整体电切镜具有更好的绝缘性(图 6.3)。更重要的是,他与 Bovie 合作,将电切和电凝结合起来,并且发明了一个双脚踏板,使他在手术过程中可以在两种电流之间切换。

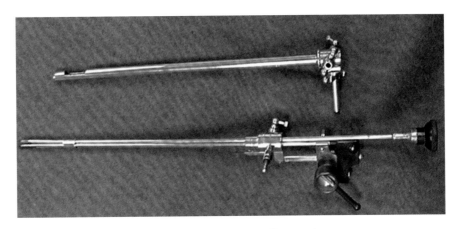

图 6.3　Stern-Davis 电切镜,1927 年

　　1931 年,同样来自纽约的 Joseph McCarthy 对电切镜也进行了重大改进。McCarthy 改进了棱镜系统以增大视野,采用不导电的胶木做镜鞘,增加了一个齿条和小齿轮杠杆来移动电切环,将电凝和电切分开,最重要的是,将电切环和切割窗口移到了器械顶端。当然,该器械成功的关键是 Wappler 开发的前方斜位镜。它既提供了广角视野,又提供了足够的放大倍数,允许精确放置及操作电切环。两者主要区别在于,Stern 电切镜的切割是朝向膀胱的(切断组织远离术者),而 McCarthy 电切镜则是从膀胱沿术者方向切割。McCarthy 发现,他的改进更适合切除膀胱肿瘤,更大的电切环更容易与膀胱肿瘤啮合,并且可在直视下从膀胱沿术者方向切割肿瘤组织[9]。

　　Stern-McCarthy 电切镜,是目前所知的第一台实用的带有切割环的电切镜,它迅速取代了膀胱电凝,成为 20 世纪余下时间内诊断和治疗膀胱肿瘤的主流方法(图 6.4a、b 和图 6.5)。Stern-McCarthy 电切镜后来有许多改进,但都是以原始设计为基础。其中最重要的改进是 Reed Nesbit 在 1938 年设计的新型单手操作电切镜[10]。Nesbit 增加了一个可旋转的拇指孔和带弹簧的活动支架以活动电切环,并且在前端缩短了操作通道,允许电切环延伸到镜鞘外 1cm 以清除组织。外科医生可以腾出一只手,通过直肠抬高膀胱基底,或按压耻骨上区域,保证肿瘤在电切镜可及的范围内(图 6.6)。

　　现在的电切镜以 Nesbit 的电切镜为基础,基本保持了同样的概念和设计。虽然 Nesbit 电切镜,和 Stern-McCarthy 电切镜一样,主要是为经尿道前列腺切除术(transurethral resection of prostate,TURP)而开发的,但 TURP 已经让位于更新的缓解前列腺梗阻的手术方式,而 TURB 至今仍然是治疗膀胱肿瘤的标准术式。其原因显而易见:直接切除肿瘤,相比通过电凝破坏肿瘤更为妥当,它保留了组织,可进行准确的病理评估,可治愈几乎所有的浅表肿瘤以及部分轻度侵袭性肿瘤,可进行重复电切,以及治疗复发的肿瘤。

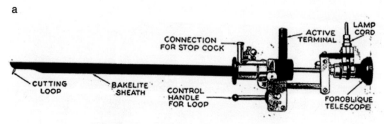

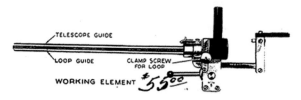

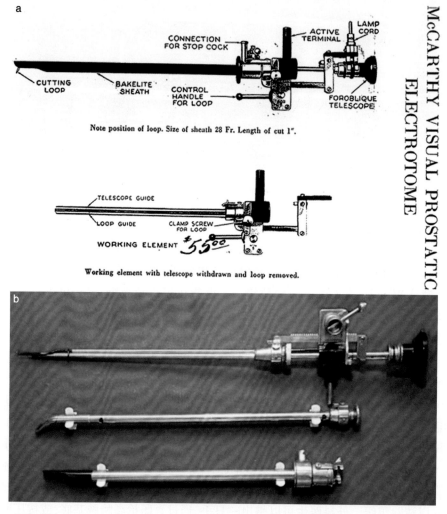

图 6.4   （a）1931 年 Stern-McCarthy 电切镜的标记组件插图。（b）Stern-McCarthy 电切镜，1931 年

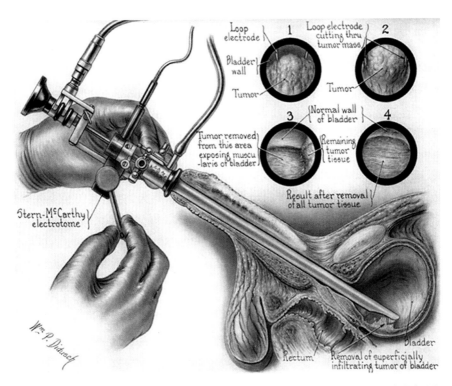

图 6.5　William P. Didusch 使用 Stern-McCarthy 电切镜经尿道电切膀胱肿瘤的插图（图片来自马里兰州林西克姆的 William P. Didusch 泌尿科中心）

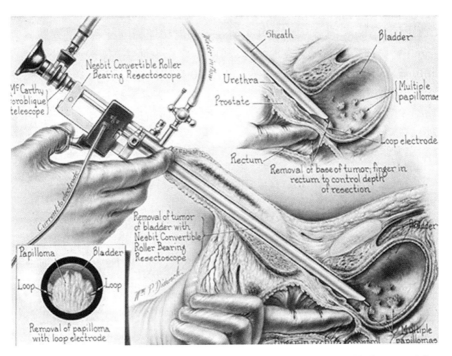

图 6.6　1938 年 William P. Didusch 用于经尿道膀胱肿瘤电切术的单手 Nesbit 电切镜插图（图片来自马里兰州林西克姆的 William P. Didusch 泌尿科中心）

过去、现在和未来

自 1806 年首次提出内镜的概念，到 1931 年第一台现代电切镜的出现，在这段一又四分之一世纪的时间里，膀胱肿瘤的内镜手术从一个想法变成了现实。这些伟大的人以及他们的创新都建立在过去的发明基础上，其中下列四项里程碑式的发明最为重要，它们极大程度上推进了膀胱肿瘤的内镜治疗：膀胱镜、白炽灯泡、操作鞘和在水中应用的高频电流。

在 20 世纪下半叶，内镜治疗的改进更进一步，其中最重要的莫过于物理学家 Harold Hopkins 引进的变焦镜头和棒状镜头系统[11]，加之玻璃纤维（光纤）的应用，使术野更加明亮，图像更加真实，更使软膀胱镜检查的出现成为可能。不久，将图像转换为视频的摄像机也随之问世，大大改善了经尿道膀胱肿瘤切除术的人体工程学、安全性和成功率。

1970 年，Boyle 和 Smith 创造了电荷耦合器件（charge-coupled-device，CCD）——一种可以将图像记录为像素网格的半导体芯片，引发了从光学内镜检查到电子内镜检查的转变[12]。电子镜可以识别以前光学镜检测不出的小至 1mm 的病变。轻型数码相机能很快接到电切镜的目镜上，并与高清电视屏幕相连，从而提供膀胱内超级放大视野，便于经尿道电切。CCD 芯片还使窄带成像（narrow-band imaging，NBI）成为可能，窄带成像是一种限制白光波长的滤光片，可以突出显示黏膜微血管，与正常黏膜相比，尿路上皮肿瘤的微血管会增强。NBI 可以提高肿瘤的检测范围和成功率，有利于更彻底地治疗肿瘤。

膀胱的实时内镜组织学和分子分型即将到来，拉曼光谱、光学相干断层扫描、共聚焦内镜等技术预计在不久的将来成为常规检查。增强影像技术代表了技术上的改进，使得医生看得更清楚，手术切除得更好，但它们的设计并不是为了取代目前已经成熟的、经过验证的 TURB。基本的 TURB 与近一个世纪前由 Stern、Davis、McCarthy 和 Nesbit 所设想的一样，包括：使用膀胱镜鞘、广角镜、单手工作元件来引导各种电切环和电凝装置进入膀胱，用于切除和破坏肿瘤；在膀胱内棱镜光源下直视操作；利用生理盐水灌注（代替水）；还有相互独立的电凝和电切电流以及控制两者的脚踏开关。这些 20 世纪内来自多学科的无数天才，他们结合自己的才能，将 Nitze 最初的膀胱镜手术概念转变为今天涉及泌尿系统诸多疾病的复杂而成功的内镜手术。可以说，膀胱肿瘤是其中最重要的一种，而这些罹患疾病的患者则是这些技术改进的最终受益者。

（吴宇财　彭意吉 译，王宇 审校）

参考文献

1. Zorgniotti A. Bladder cancer in the pre-cystoscopic era. Prog Clin Biol Res. 1984;162A:1-9.

2. Herr HW. Early history of endoscopic treatment of bladder tumors. From Grunfeld's polypenkneipe to Stern-McCarthy resectoscope. J Endourol. 2006;20:85-91.

3. Desormeaux AJ. Del'Endoscope et de ses Applications au Diagnostic et au Traitement des Affections de l'Urethre et de la Vessie. Paris;1865.

4. Grunfeld J. Polypen der Harnblase, auf endokopischem Wege diagnostiziert und operiert. Wien Med Presse; 1885. p. 89.

5. Herr HW. Max Nitze, the cystoscope and urology. J Urol. 2006;176:1313-6.

6. Nitze M. Ueber intravesicale Operationen von Blasengeschwulsten. Centr Chir. 1895;22:971.

7. Beer E. Removal of neoplasms of the urinary bladder: a new method, employing high frequency (Oudin) currents. JAMA. 1910;54:1768.

8. Stern M. A new cystoscopic instrument employing a cutting current capable of operation in a water medium. Read before the New York Academy of Medicine, January 20, 1926.

9. McCarthy JF. A new apparatus for endoscopic surgery of the prostate, diathermia, and excision of vesical growths. J Urol. 1931;26:695-7.

10. Nesbit RMA. Modification of the Stern-McCarthy resectoscope permitting third dimensional perception during transurethral prostatectomy. J Urol. 1938;646-8.

11. Gow JG. Harold Hopkins and optical systems for urology—an appreciation. Urology. 1998;52:152-7.

12. Boyle WS, Smith GS. Charge coupled semiconductor devices. Bell Syst Tech J. 1970;49:587-93.

第七章
腔道泌尿外科的发展

Arthur D. Smith

1955 年，Willard Goodwin 和两位同事将一枚长针插入了患者的肾盂，缓解了这位患者的肾积水，由此实施了世界第一例经皮肾造瘘术[1]。这项技术因其非同寻常而被发表在《美国医学会杂志》（*Journal of the American Medical Association*，*JAMA*）上，可这项技术却没有普及开来。直到 20 世纪 70 年代，因开放手术实施双侧输尿管梗阻引流的风险巨大，经皮肾造瘘术才逐渐流行起来。不过在当时，实施经皮肾造瘘的患者常常病情非常严重，例如合并尿毒症所致的出血倾向，或者有引起输尿管狭窄的潜在病因，或者因为淋巴结肿大而无法探及输尿管和肾门，最终选用经皮肾穿刺引流。

1977 年，一位患者找到我们，他在前列腺癌放疗后出现输尿管梗阻，接受了输尿管再植术（ureteral reimplantation），术后却出现吻合口瘘。我们想为他放置支架管引流肾积水，但是由于硬质膀胱镜无法进入吻合口，如何置入支架管成为摆在我们面前的一个难题。当时临床上所使用的支架管是上端封闭的 Gibbon 支架。我们决定采用经皮经肾的方式，将支架管从输尿管中逆行向上拖出，以此置入支架管：首先进行经皮肾造瘘术，经由造瘘口向输尿管内置入 6Fr 导管直至膀胱，使用膀胱镜将其捕获[2]，然后逆行置入丝状探子扩张器（filiform dilator）、随动器（follower）及Gibbon 支架，最后将 Gibbon 支架放在合适的位置以固定吻合口并引流肾脏积液[3]（图 7.1）。不久后，一款方便易用的逆行支架问世[4]。

此后不久，我们又通过经皮肾造瘘术治疗了另外一位患者。这位患者曾

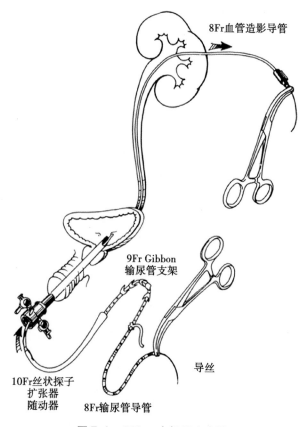

图 7.1 Gibbon 支架置入步骤

行回肠膀胱尿流改道术,此次因输尿管结石导致患侧梗阻。肾造瘘后,我们将一根导管经由肾造瘘插入输尿管,穿过回肠环(ileal loop)后,使用膀胱镜将导管末端取出。随后沿导管将套石篮置入输尿管,最终在透视下取出结石[5](图7.2)。

输尿管镜出现之前,套石篮盲取是腔内取石的唯一方法。由于套石篮很难二次穿过输尿管,一旦取石失败,或同时有多枚结石,取石将变得非常棘手。解决方法是,通过经皮肾造瘘,先将导管顺行插入输尿管,这样就可以随时放入和取出套石篮了[6](图7.3)。

部分患者在多次切除膀胱肿瘤后出现输尿管狭窄,输尿管镜下很难找到输尿管开口。

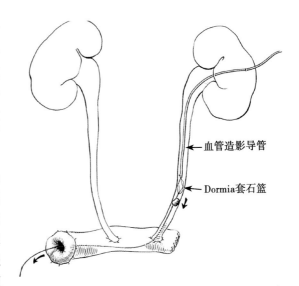

图7.2　回肠膀胱逆行输尿管结石取出术。特殊的套石篮,可在输尿管近端或远端打开

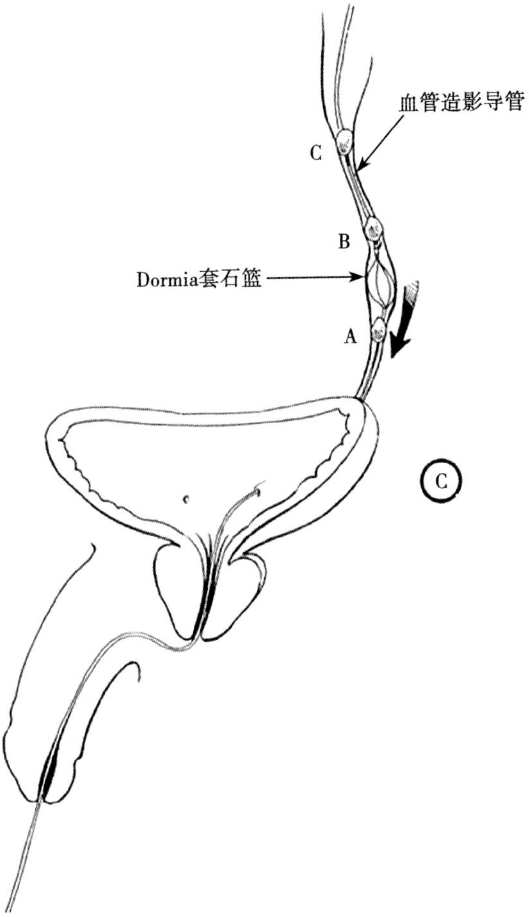

图7.3　可控的输尿管套石篮

此时通过经皮肾造瘘将导管置入狭窄部位,则可以在透视下将狭窄切除并置入支架[7](图7.4)。此外,还有一种特制的输尿管导管,这种导管有一段暴露的管芯,使用这种导管可以扩张、切开输尿管口。对于回肠膀胱术后输尿管狭窄的患者,顺行导管也可以用于狭窄部的跨越、扩张以及支架的置入。

20世纪60年代到70年代早期,回肠膀胱术是治疗截瘫或四肢瘫痪患者神经源性膀胱的常用方法,这些患者经常发生肾结石,不得不实施手术进行取石。对于肾结石经常复发的四肢瘫患者,医生实施经皮肾造瘘后留置造瘘管,并经由造瘘管注入柠檬酸、碳酸镁或葡萄糖酸内酯(雷纳西丁 Renacidin)溶石[8]。这项技术后来被应用于复发性磷酸铵镁结石,以避免需要手术取出大块结石(图7.5)。

这项溶石技术在一定意义上取得了成功,但是由于溶石过程长达一个多月,当时除了在退伍军人管理医院可以实施,很难在临床工作中应用。此外,雷纳西丁副作用较多,包括黏膜水肿、高镁血症等。幸运的是,一位泌尿外科住院医

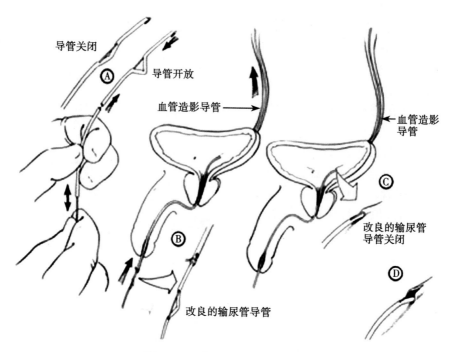

图 7.4　可控的输尿管口切开术

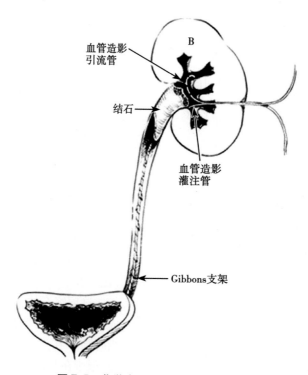

图 7.5　化学溶石过程中引流非常重要

师 Curtis Sheldon 注意到,这项技术对胱氨酸结石和尿酸结石的效果较好,且风险较小[9]。

曾有几例不想进行化学溶石的肾造瘘患者,这些患者需要经常更换引流管(通常是 Foley 导尿管)。由于我们常规只向 Foley 导管球囊中注射 3ml 液体,因此导管经常从造瘘口脱出。导管脱出后,如果时间短于 1 天,可以在造瘘口插入 5Fr 导管,同时注射少量对比剂;当造瘘管道部分可见后,可插入导丝并注射更多对比剂;造瘘管道扩张后即可插入新的造瘘管。

由于 Foley 导管的球囊会阻塞一到多个肾盏,该导管难以用于长期留置。在当时,最理想的引流装置是环形肾造瘘管[10]。这种造瘘管从上方肾盏穿入,从下方肾盏穿出,可以做到在不阻塞肾脏任何部分的情况下引流。另外,这种造瘘管便于更换,即将新导管连接旧管,拖出旧管的同时便将新管置入原造瘘管内。可以将已经置好的肾造瘘管换为环形造瘘管:首先取下旧管,将一枚套石篮置入肾盂;随后进行第二次穿刺(一般在上方肾盏),将导丝插入套石篮内,套石篮关闭,即可从原造瘘口拉出导丝;通过导丝向造瘘管内插入一根导管,扩张造瘘管后插入圆管。这项技术也应用于经皮输尿管造瘘术后尿道口狭窄的患者。

上述所有技术都是在明尼阿波利斯市退伍军人管理局(现为退伍军人事务部)的介入放射科医生 Robert Miller 的帮助下研发的。之后我来到明尼苏达大学,开始与 Kurt Amplatz 和 Wilfrido Castaneda-Zuniga 合作。他们有一位非常厉害的技术员,可以在一夜之间制造出任何想要的设备。

1979 年,我们有了一项重要进展,但与器械无关。明尼苏达大学泌尿外科学系主任,已故的 Erwin E. Fraley 博士,一直在思考我们所作的事情。他认为我们的新技术应当拥有一个名字,他语言功力了得,于是"腔道泌尿外科(endourology)"应运而生,并立刻为广大同道所认可[6]。我们创造出一个新的专业,这一专业融合了泌尿外科和介入放射科的两家之长。

不久后我们发现,如果想实现经皮肾造瘘管取石,必须有一个稳定的经皮肾造瘘通道,以便取石工具能够顺利进出通道。我们选用一根新的导丝(称为"安全导丝")作为"导轨",将其经造瘘口顺行插入输尿管。

如果肾盂输尿管连接部没有扩张,导丝很难插入输尿管。我们选用一根 5Fr 导管,用本生灯加热其顶端,趁热将其弯折成合适的形状,随后用无菌水冷却塑形。虽然操作略微复杂,但是效果很好。

下一步是弄清楚如何充分扩张肾造瘘管。首先切断一个随动器的金属尖端,将其固定在 5Fr 导管上,之后将上述零件熔进一条长管里,每次操作时依次换为管径更粗的管子。由于担心扩张器在穿过肾盂输尿管连接部时损伤组织,于是在 5Fr 导管和扩张器之间插入一个金属环(图 7.6),这样就能在透视下看到扩张器所在的位置。完成扩张之后,我们将一根鞘管穿过扩张器,作为进入肾脏的通道。我们用一根空心管穿过最后的扩张器。

我们不得不决定肾造瘘通道能扩张的最大直径。我们最终决定鞘管内径为 30Fr,一方面可以通过 1cm 的结石,另一方面可以通过 26Fr 肾镜,同时能够让水流出,以保证肾盂压力不会升高。上述装置就是我们今天仍在使用的 Amplatz 扩张系统(Amplatz dilating system)的前身。

经由鞘管的取石方法多种多样(图 7.7),包括套石篮、取石钳(之前用于胆结石患者)等等。我们曾对一例多发小结石的患者使用 Ellick 抽吸器(Ellick evacuator),但由于抽吸时肾盂塌陷堵住鞘管,取石没能成功;后来我们以一定角度切割鞘管的尖端,防止肾盂堵住鞘管。后来商品化的鞘管在设计时考虑到这个问题,制作出一个终端角。

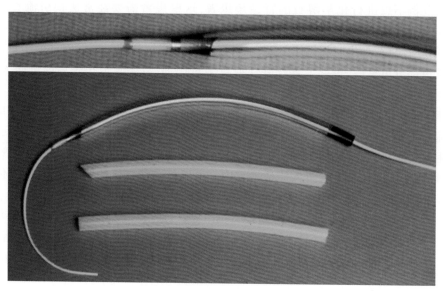

图 7.6　原装 Amplatz 扩张期和护鞘。可见金属环标记(金属不透射线)

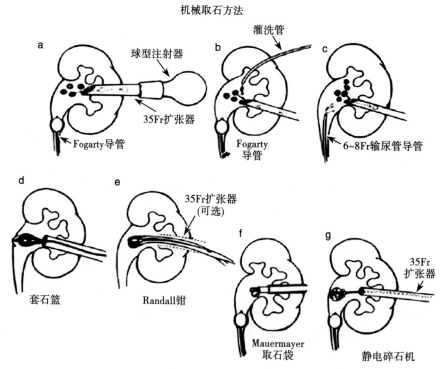

图 7.7　不同的肾结石灌洗和取石方法:(a~c)冲洗技术;(d,e)取石技术;(f,g)碎石技术

经皮肾造瘘术需要选用合适的造瘘管。我们最初考虑的是 Stamey 耻骨上导尿管,但是其导向器(introducer)过于危险,并不适用于肾脏。我们请技术人员改造了 Malecot 导管,切去其针尖,使用带导丝的导管代替针体,使其可以经由导丝穿过狭窄的部位。

1982 年,我来到长岛犹太医学中心,继续进行经皮取石术。随着肥胖患者的取石需求增加,问题开始显现,Stamey 肾造瘘管变得不适用,无法固定住肾盂输尿管连接部,当肥胖患者翻身时,脂肪层移动,常导致肾造瘘管脱出。我们的解决方法是使用带有尾部的 Malecot 导管,将尾部插入输尿管,制造出可以重复进入的肾造瘘管。这款产品已经由 Boston Scientific 和 Cook Urological 商业化生产。

一些肾盂成形术后失败的患者,在夹闭肾造瘘管后出现疼痛、发热,他们被介绍到我这里,我认为这部分患者进行单纯扩张是不够的,还需要进行肾盂输尿管连接部切开。首先用 14Fr 导管固定切口上端,用 7Fr 导管固定切口下端[11,12],保证肾盂处有侧孔而肾盂输尿管连接部没有侧孔;管径改变处位于输尿管上三分之一(肾盂内切开术支架,Cook Urological)。

我们下一个目标是切除上尿路上皮癌。众所周知,低级别膀胱肿瘤可以直接从膀胱切除而不需进行膀胱全切术,由此我们设想,肾盂、输尿管的肿瘤也能如此治疗。输尿管肿瘤可以在输尿管镜下切除,但是较大的肾盂肾盏肿瘤却不能完整切除。我们开发了一种经皮切除术+术后局部化疗或 Nd:YAG 激光消融术[13]。最近我们对 200 例患者的长期预后进行了回顾分析,证明 83% 的肾切除术是可以避免的。

过去的 35 年中,我们一直在追求更极致的微创手术,治疗方法发生了翻天覆地的变化,该领域的研究数不胜数,我们为此倍感骄傲。很大程度上我们降低了发病率,使患者能够快速回到正常生活中。当然,这些了不起的成绩是各专业医生通力合作、工程人员全力配合以发展更好、更安全的设备所取得的。我为这一段经历深感荣幸!

(韩冠鹏　朱伟杰 译,李学松　杨昆霖 审校)

参考文献

1. Goodwin WE, Casey WC, Woolf VV. Percutaneous trocar(needle) nephrostomy in hydronephrosis. JAMA. 1955; 157:891-4.

2. Smith AD, Lange PH, Miller RP, Reinke DB. Introduction of Gibbons ureteral stent facilitated by antecedent percutaneous nephrostomy. J Urol. 1978;120:543-4.

3. Smith AD, Lange PH, Miller RP, Reinke DB. Percutaneous dilation of ureteroileal strictures and insertion of Gibbons ureteral stents. Urology. 1979;13:24-6.

4. Smith AD, Miller RP, Reinke DB, Lange PH, Fraley EE. Insertion of Gibbons ureteral stents using endourologic techniques. Urology. 1979;14:330-6.

5. Smith AD, Lange PH, Reinke DB, Miller RP. Extraction of ureteral calculi from patients with ileal loops:a new technique. J Urol. 1978;120:623-5.

6. Smith AD, Lange PH, Fraley EE. Applications of percutaneous nephrostomy:new challenges and opportunities in endourology. J Urol. 1979;121:382.

7. Smith AD, Lange PH, Miller RP, Reinke DB. Controlled meatotomy. J Urol. 1979;121:587-9.

8. Sheldon CA, Smith AD. Chemolysis of calculi. Urol Clin North Am. 1982;9:121-30.

9. Smith AD, Lange PH, Miller RP, Reinke DB. Dissolution of cystine calculi by irrigation with acetylcysteine through percutaneous nephrostomy. Urology. 1979;13:422-3.

10. Smith AD,Fraley EE,Castandeda-Zuniga WR,Aplatz K. Percutaneous circle tube nephrostomy. J Urol. 1982;
    127:29-30.
11. Karlin GS,Smith AD. Endopyelotomy. Urol Clin North Am. 1988;15:439-44.
12. Badlani GH,Smith AD. Stent for endopyelotomy. Urol Clin North Am. 1988;15:445-8.
13. Orihuela E,Smith AD. Percutaneous treatment of transitional cell carcinoma of the upper urinary tract. Urol
    Clin North Am. 1988;15:425-31.

第八章
导丝、输尿管鞘、输尿管网篮和输尿管支架的发展

Natalia Hernandez Bustos,Alan Yaghoubian,Sarah Mozafarpour,and Brian Eisner

导丝

导丝是腔道泌尿外科手术的支柱,因为它们提供了安全进入尿路的通道,以便于导管和支架通过[1]。导丝在泌尿外科的发展始于血管造影工具在泌尿外科内镜检查中的应用。Fritzche 等[2]在 1981 年中报道了血管造影导丝在 7 例输尿管梗阻患者中的应用。作者在这项研究中指出,当标准的尿路逆行手术在技术上不可行时,他们的方法能够使血管造影导丝和导管顺利通过输尿管梗阻处。经膀胱入路是指在输尿管膀胱连接处放置 6Fr 开放式聚乙烯导管,然后向前推进直径为 0.035 英寸导丝[2]。作者指出血管造影导管和导丝的以下几个优点,这些优点使其在泌尿外科领域应用成为可能。直径更小的软头减少了输尿管损伤的风险。导丝的曲度可方便操作,用于血管造影术的各种型号的导丝可使泌尿科医生将结石网篮连接到导管上,以便于建立通过梗阻处的多条通道[2]。随着时间的推移,导丝的种类越来越多,这使泌尿科医生可以根据特定情况选择最合适的工具。这些导丝包括亲水性直形和成角的导丝(用于绕过更难处理的梗阻或曲折的输尿管)、混合导丝(具有亲水性末端以绕过梗阻结石的导丝和具有镍钛诺核心抗扭结的工作导丝)和更坚硬的导丝,例如 Amplatz extra stiff(用来拉直输尿管或稳定扩张的导管和通道鞘)[1,3]。最近,越来越多研究评估了导丝的力学特性和性能要素,包括尖端弯曲、阻力、拉力、轴弯曲阻力、尖端穿刺力、轴刚度和润滑性[1,4]。作者证实,混合型导丝比标准导丝具有亲水的端部和更硬的轴部,而特硬的导丝适合放置输尿管鞘或更大的支架。有趣的是,他们还指出,为同样目的设计的"品牌"导丝可能因制造商不同而不同。

关于在半硬性或软性输尿管镜检查中安全导丝的使用,文献中一直存在一些争议。当操作内镜时,安全导丝放置在输尿管镜旁,维持输尿管与上尿路的通路,在输尿管损伤或出血导致手术视野模糊的情况下,便于放置支架。安全导丝的支持者认为,在极端情况下和意外发生术中并发症时,可以在安全导丝的辅助下安全地放置支架,这使安全导丝可降低肾造瘘管的放置率和其他并发症的发生率。出于这些原因,20 世纪 80 年代中期兴起的早期输尿管镜检查提倡常规使用安全导丝[5,6]。然而,在过去十年中,一些研究对这一教条提出了质疑,一些人主张在常规半硬性和软性输尿管镜中不使用安全导丝,他们认为随着光学技术的改进、更小更灵活输尿管镜的出现以及操作技术的进步,泌尿科医生可以在不使用安全导丝的情况下安全地进行手术[7~10]。虽然上述系列研究已经证明了在输尿管镜检查中不使用安

全导丝的可行性,但仍有很多人在实践中常规使用安全导丝[11]。

输尿管鞘

在 Takayasu 和 Aso 第一次成功进行上尿路输尿管镜检查时发现,该项检查最大的挑战是如何将输尿管镜插入输尿管。为了解决这个问题,他们在 1974 年引入了输尿管鞘(ureteral access sheaths,UAS)的概念,他们报道了一种由特氟隆制成的引导管,它可以使输尿管镜进入上尿路[12]。在 1984 年至 1985 年 18 个月的后续研究中,Newman 等在 1985 年发明了一种新型输尿管鞘扩张系统,随后完成了 43 例使用输尿管鞘的手术[13,14]。结果显示,结石排净率为 51%,输尿管狭窄扩张成功率为 92%,上尿路充盈缺损诊断成功率为 88%[13,14]。但是在 18% 的手术中出现了因输尿管鞘的放置或扩张而造成的穿孔。Rich 等在 1987 年首次报道了“可剥离”鞘——这是一种 60cm 的鞘,尺寸从 8Fr 到 18Fr 不等,可放置 0.038 英寸的导丝。该鞘包括两个把手,用于剥离鞘和调整长度。作者报道该鞘可用于逆行和顺行取石篮取石、将结石冲入肾盂、逆行支架置入和曲折输尿管置管[15]。虽然早期发明的输尿管鞘因并发症限制了其广泛应用,但随着新一代输尿管鞘的出现,人们对这些设备重新产生了兴趣。Kourambas 等在 2001 年首次提出,最新一代输尿管鞘采用浸渍导丝和亲水涂层,便于更安全的插入输尿管[11,16]。在他们 2001 年的研究中,作者随机选取了 59 例使用或不使用输尿管鞘的半硬性或软性输尿管镜患者,发现常规使用输尿管鞘可减少手术时间和手术费用,且不提高并发症发生率。在接下来的 3 年里,更多研究指出,这些新一代的输尿管鞘在输尿管镜检查时降低了肾盂压力(可能会降低术后疼痛和感染的风险),由于其最大限度地减少了输尿管镜的损伤,这延长了软性输尿管镜修复的时间间隔[17~19]。2003 年,Delvecchio 等在输尿管镜检查中使用 UAS 患者的长期随访研究显示,输尿管狭窄发生率为 1.4%,这表明与无鞘输尿管镜检查相比,使用 UAS 不会增加狭窄发展的风险[20]。最近,一项关于输尿管鞘应用的多中心研究,CROES 输尿管镜检查全球性研究,评估了接受输尿管镜检查的 2 239 例患者(其中 67% 的患者在输尿管镜检查时使用了输尿管鞘),结果发现两者在结石清除率或输尿管损伤方面并无显著性差异,但 UAS 输尿管镜检查后脓毒症发生率降低了 50%(使用 UAS 的患者脓毒症发生率为 4.7%;没有使用 UAS 者为 9%)[21]。2014 年腔道泌尿外科学会对 44 个国家 414 名受访者进行的一项调查指出,58% 的外科医生在软性输尿管镜检查中常规使用了 UAS[22]。

取石设备

1953 年,Thomas A. Davis 首次报道了一种取石设备——戴维斯取石器[23]。该装置由 5Fr 输尿管导管结合单丝尼龙线发展而来,用于取出小于 0.5cm 的远端输尿管结石[23~25]。大约 15 年后,Constantian 报告了一项为期 10 年戴维斯取石器手术的临床研究,其成功率为 88%[24]。1982 年,Enrico Dormia 报道了使用 Dormia 或螺旋篮治疗输尿管近端结石[26]。在透视引导下,一个六叉形或三叉形的螺旋篮(根据结石大小选择)通过膀胱镜进入输尿管。该取石篮的螺旋设计允许将篮子放置在近端位置后,随着装置的旋转运动使结石进入篮中。Dormia 报告称这种方法有 94% 的取石成功率[26,27]。接下来的十年见证了 Segura Basket 的发展和普及。Segura Basket 是一种扁线无螺旋装置,该设计可提高结石和取石篮的接合,并可用于输尿管镜下切除上尿路乳头状肿瘤[27]。随着软性输尿管镜的出现和普及,越来越需要一种对内镜灵活性无明显限制的取石篮,这引发了至今仍在广泛使用的镍钛诺取石篮的普及[28,29]。镍钛诺取石篮对内镜偏转的限制最小(与其他材料制成的取石篮相比),无顶镍钛诺篮可取出结石,且对肾乳头的创伤最小[30]。

防止结石移动的装置

随着输尿管镜治疗输尿管结石的普及,输尿管镜下结石移位至输尿管上段或肾脏被认为是术输尿管镜检查的一大挑战。诸如取石篮碎石、改变冲洗压力和改变体位等一些措施都无法控制结石的迁移。为了解决这个问题,Dretler 在 2000 年发明了一种"导丝球"装置。在安全导丝旁放置一根柔软的金属丝尖端导丝和一个可膨胀至 12Fr 的气球。该装置被放置在结石上方,然后通过两根导丝之间的半硬性或软性输尿管镜靠近结石[31]。紧随其后的是 Dretler Stone Cone,这是一种锥形椎体,被安装在导管内,可以向前推进,形成螺旋形的"靠背",以防止在碎石过程中结石向头侧迁移[32]。此外,一些科研团队还开发了其他几种设备,每种设备都具有不同的防止结石移动的机制("网"形挡板、"手风琴形"挡板和无线热敏聚合物),研究表明每种设备都能在碎石过程中防止结石的不必要移动[33~36]。然而,它们在常规输尿管镜检查中的应用远不如取石篮广泛。

输尿管支架

关于输尿管支架及其前身的早期报道是西蒙在 19 世纪的首次的病例报告,他在报告中描述了一种开放性膀胱切开术,并在术中将一根管子放入了输尿管中[37]。20 世纪初,手术泌尿外科的鼻祖之一 Joaquin Albarran,发明了用于输尿管的导管[37]。将近半个世纪后,1952 年,Tulloch 报道了使用聚乙烯管进行输尿管和瘘管修复[38]。

在 20 世纪 60 年代末,Zimskind 描述了用于绕过恶性输尿管梗阻和输尿管阴道瘘的直形硅胶支架。这些导管为输尿管提供了适当的引流,但外形笔直,因此支架管移位是个挥之不去的问题。尽管如此,很多人认为这个报道是现代输尿管支架应用的开端[39]。20 世纪 70 年代中期,Gibbons 和其同事对支架进行了一些改进,以改善支架定位并防止移动——包括增加远端凸缘和尖倒钩以保持支架的位置[40]。Gibbons 支架在 1974 年成为第一个商业化的支架。在接下来的 5 年里,单 J 和随后的双 J 构型被应用到支架中,类似于今天使用的最常见的支架形态[41]。

在过去的 20 年里,支架的主要创新是金属支架,用于治疗恶性输尿管梗阻或几种输尿管狭窄疾病。目前研究已报道了双 J 形状(全金属 Cook Resonance Stent,Cook Medical,Bloomington,IN)和节段形状(Memokath,End therapeutics,Sydney,Australia)金属支架,尽管仅在小规模病例中应用,但两种支架都展示出了预期的结果[42]。

结论

随着微创手术和内镜治疗结石技术的出现,泌尿外科界在过去的一个世纪和近几十年中,见证了各种导丝、取石篮、输尿管鞘和支架的发展,这些都加强了腔道泌尿外科的临床实践。随着微创技术的不断发展和普及,思考未来使用何种新设备帮助外科医生进行内镜泌尿外科手术,将是一件很有趣的事情。

（关豹　李万强 译,李学松　杨昆霖 审校）

参考文献

1. Clayman M,Uribe CA,Eichel L,Gordon Z,McDougall EM,Clayman RC. Comparison of guide wires in urology. Which,when and why? J Urol. 2004;171:2146-50.

2. Fritzsche P,Moorhead JD,Axford PD,Torrey RR. Urologic applications of angiographic guide wire and catheter techniques. J Urol. 1981;125:774-80.

3. Bagley DH,Kuo RL,Zeltser IS. An update on ureteroscopic instrumentation for the treatment of urolithiasis. Curr Opin Urol. 2004;14:99-106.

4. Sarkissian C,Korman E,Hendlin K,Monga M. Systematic evaluation of hybrid guidewires:shaft stiffness,lubricity,and tip configuration. Urology. 2012;79:513-7.

5. Ekman P,Husain I,Sharma N,Al-Faqih SR. Transurethral ureteroscopy. Safety guide wire as an aid to a more aggressive approach. Br J Urol. 1987;60:23-7.

6. Krambeck AE,Murat FJ,Gettman MT,et al. The evolution of ureteroscopy:a modern single-institution series. Mayo Clin Proc. 2006;81:468.

7. Dickstein RJ,Kreshover JE,Babayan RK,et al. Is a safety wire necessary during routine flexible ureteroscopy? J Endourol. 2010;24:1589.

8. Eandi JA,Hu B,Low RK. Evaluation of the impact and need for use of a safety guidewire during ureteroscopy. J Endourol. 2008;22:1653.

9. Dutta R,Vyas A,Landman J,et al. Death of the safety guidewire. J Endourol. 2016;30:941-4.

10. Patel SR,McLaren ID,Nakada SY. The ureteroscope as a safety wire for ureteronephroscopy. J Endourol. 2012;26:351.

11. Rizkala ER,Monga M. Controversies in ureteroscopy:wire,basket,and sheath. Indian J Urol. 2013;29:244.

12. Takayasu H,Aso Y. Recent development for pyeloureteroscopy:guide tube method for its introduction into the ureter. J Urol. 1974;112:176.

13. Newman R,Hunter PT,Hawkins I,et al. A general ureteral dilator-sheathing system. Urology. 1985;25:287.

14. Newman RC,Hunter PT,Hawkins IF,et al. The ureteral access system:a review of the immediate results in 43 cases. J Urol. 1987;137:380.

15. Rich M,Lee WJ,Smith AD. Applications of the peel-away introducer sheath. J Urol. 1987;137:452.

16. Kourambas J,Byrne RR,Preminger GM. Dose a ureteral access sheath facilitate ureteroscopy? J Urol. 2001;165:789.

17. Auge BK,Pietrow PK,Lallas CD,et al. Ureteral access sheath provides protection against elevated renal pressures during routine flexible ureteroscopic stone manipulation. J Endourol. 2004;18:33.

18. Rehman J,Monga M,Landman J,et al. Characterization of intrapelvic pressure during ureteropyeloscopy with ureteral access sheaths. Urology. 2003;61:713.

19. Pietrow PK,Auge BK,Delvecchio FC,et al. Techniques to maximize flexible ureteroscope longevity. Urology. 2002;60:784.

20. Delvecchio FC,Auge BK,Brizuela RM,et al. Assessment of stricture formation with the ureteral access sheath. Urology. 2003;61:518.

21. Traxer O,Wendt-Nordahl G,Sodha H,et al. Differences in renal stone treatment and outcomes for patients trea-

ted either with or without the support of a ureteral access sheath: the clinical research office of the endourological society ureteroscopy global study. World J Urol. 2015;33:2137.

22. Dauw CA, Simeon L, Alruwaily AF, et al. Contemporary practice patterns of flexible ureteroscopy for treating renal stones: results of a worldwide survey. J Endourol. 2015;29:1221.

23. Davis TA. Removal of ureteral calculus by a new catheter type extractor. J Urol. 1954;72:346.

24. Constantian HM. Use of the Davis nylon loop extractor for removal of low ureteral calculi. J Urol. 1967;97:248.

25. Warren JW Jr. The Davis loop stone extractor: results of use. J Urol. 1961;86:684.

26. Dormia E. Dormia basket: standard technique, observations, and general concepts. Urology. 1982;20:437.

27. Conlin MJ, Marberger M, Bagley DH. Ureteroscopy: development and instrumentation. Urol Clin North Am. 1997;24:25.

28. Kavoussi L, Clayman RV, Basler J. Flexible, actively deflectable fiberoptic ureteronephroscopy. J Urol. 1989;142:949.

29. Grasso M, Bagley D. A 7.5/8.2 F actively deflectable, flexible ureteroscope: a new device for both diagnostic and therapeutic upper urinary tract endoscopy. Urology. 1994;43:435.

30. Honey RJD. Assessment of a new tipless nitinol stone basket and comparison with an existing flat-wire basket. J Endourol. 1998;12:529.

31. Dretler SP. Ureteroscopy for proximal ureteral calculi: prevention of stone migration. J Endourol. 2000;14:565.

32. Dretler SP. The stone cone: a new generation of basketry. J Urol. 2001;165:1593.

33. Eisner BH, Dretler SP. Use of the stone cone for prevention of calculus retropulsion during holmium: YAG laser lithotripsy: case series and review of the literature. Urol Int. 2009;82:356.

34. Ding H, Wang Z, Du W, et al. NTrap in prevention of stone migration during ureteroscopic lithotripsy for proximal ureteral stones: a meta-analysis. J Endourol. 2012;26:130.

35. Rane A, Bradoo A, Rao P, et al. The use of a novel reverse thermosensitive polymer to prevent ureteral stone retropulsion during intracorporeal lithotripsy: a randomized, controlled trial. J Urol. 2010;183:1417.

36. JA W, Ngo TC, Hagedorn JC, et al. The accordion antiretropulsive device improves stone-free rates during ureteroscopic laser lithotripsy. J Endourol. 2013;27:438.

37. Herman JR. Urology: a view through the retrospectroscope. New York: HarperCollins Publishers; 1973.

38. Tulloch WS. Restoration of the continuity of the ureter by means of polythene tubing. Br J Urol. 1952;24:42.

39. Zimskind PD, Fetter TR, Wilkerson JL. Clinical use of long-term indwelling silicone rubber ureteral splints inserted cystoscopically. J Urol. 1967;97:840.

40. Gibbons RP, Correa RJ Jr, Cummings KB, et al. Experience with indwelling ureteral stent catheters. J Urol. 1976;115:22.

41. Finney RP. Experience with new double J ureteral catheter stent. J Urol. 1978;120:678.

42. Chew BH, Lange D. Advances in ureteral stent development. Curr Opin Urol. 2016;26:277.

第九章
激光碎石的发展

Paul Bower and Gyan Pareek

应用激光治疗肾结石是泌尿外科专业过去 50 年中最重要的发展之一。随着肾结石的发病率从 1994 年的约 5.2% 持续上升至 2012 年的 8.8%，激光技术发展和演变的重要性不能被低估[1]。应用激光使得泌尿外科医生可以通过微创方式治疗尿路结石，而不再需要开放手术。在本章中，我们将回顾泌尿外科领域中激光技术的起源和演变过程。

激光（LASER，Light Amplification for the Stimulated Emission of Radiation，受激辐射光放大）这一单词最早于 1957 年由 Gordon Gould 创建[2]。其原理是基于 1952 年 Joseph Weber 提出的受激辐射的微波放大器（microwave amplification by the stimulated emission of radiation，MASER）。1953 年，Charles Townes 在哥伦比亚大学制造出第一个激光发生器[3,4]。MASER 和激光技术的应用基础都是受激辐射理论，该理论由 Albert Einstein 于 1917 年提出，是指使用一个定向电磁场可以产生同位相、同方向的光子。

红宝石激光

最早用于碎石的激光——红宝石激光，出现于 Gordon Gould 提出激光这个名词之后 3 年。1960 年，Maiman 首先制造出 694nm 的激光[5]。1968 年，Mulvany 和 Beck 使用经氙气灯激发的 694nm 红宝石激光，首次成功破坏了尿路结石[6]。结石被粉碎时，能量传输水平为每脉冲 50~300J。在这些最初试验中，一个关键的发现是，将结石浸于液体中以及碎石前应用黑色或蓝色染料提高光能吸收，可以更加有效地破坏结石。虽然取得很大进展，但由于红宝石激光大量产热，显而易见其用于临床还是非常危险的。

第二代激光研发的方向是努力将激光产生的冲击波与脉冲隔开，以尽可能减少产热[7,8]。Anderholm 和同事报道，当激光产生的等离子体位于结石与透明液体之间时，碎石压力可明显升至 34kb 水平，是同时代冲击波碎石（shockwave lithotripsy，SWL）焦点处所测压力的 34 倍。该团队还提供证据证实了冲击波的形成能够与激光的热效应分离开。

Q-开关

Yang 在此之后提出 Q-开关调节红宝石激光这个设想，以生成 20ns 的激光脉冲。据报道，Q-开关是一种调节激光脉冲的方法，通过一个衰减器控制激光泵入时的受激辐射[9]。这个设计可以将能量储存在激光的增益介质中,直到能量达到最高水平。此时,衰减器(Q-开关)转换为低衰减水平,快速产生光脉冲,从而使增益介质中过多能量迅速消耗。有别于持续输出获得的峰值能量,Q-开关可产生一个巨大脉冲且峰值能量更高。该方法在此前已于1962年被描述[10]。Yang应用Q-开关制造出激光脉冲,可以在1~20kb之间产生压力波。在激光脉冲的基础上,Fair创新出将这些脉冲激光集中至一根光纤的方法,其理论是这样做可以产生一个足以碎石的冲击波,同时不产热、不对周围组织产生热损伤[11]。与缩短激光脉冲持续时间可产生更大压力波的发现一样,这些研究结果都非常重要。

Nd:YAG 激光(掺钕钇铝石榴石激光)

1983年,Watson将脉冲激光聚焦光纤技术应用至掺钕钇铝石榴石(Nd:YAG,neodymium-doped yttrium aluminum garnet)激光,用于粉碎泌尿系结石[12]。Nd:YAG激光波长为1 064nm,由于波长较红宝石激光长,结石吸收能量较少,在当时并不被看好。在实际应用中,Watson使用每15ns脉冲能量仅为1J的该激光,便可将结石击碎。但是,结果也发现,将Q-开关激光在峰值时产生的巨大能量通过一个软光纤进行传输非常不易。于是,Watson使用闪光泵调谐染料激光进行了一系列实验,研究该激光体外碎石时最合适的波长、光纤直径和脉冲持续时间[13]。值得注意的是,闪光泵染料激光形成的最小脉冲持续时间是1μs,而Q-开关激光可以制造更短的脉冲持续时间。该研究也发现,波长445nm是粉碎结石的最低能量阈值,但应考虑到在此波长时血红蛋白吸收能量导致的潜在组织损伤。进一步探索发现,504nm是碎石的最佳波长。同时,与之前研究结果一致,脉冲持续时间越短,需要的有效碎石能量越少。Watson研究的另一个成果是证实了最细的光纤碎石最有效。在他的研究中,测试的最细光纤直径为100μm。但是,100μm光纤很容易被损坏,原因是将光聚焦于这么细的光纤在技术上很难做到。这使得200μm光纤成为最合适的光纤直径。Teng等通过微秒闪光摄影联合压力波的压电及光声检测,进一步研究了上述激光的作用机制[14]。已经证实,闪光泵调谐染料激光通过等离子体产生声波进行碎石。实质上,激光被结石表面吸收,进而形成一个自由电子云——等离子体,等离子体产生声波导致结石粉碎(图9.1)。结果还发现,产生这种声波时浸入水中很有必要,因为相较于在水中,空气中碎石时声波的振幅成十倍指数衰减。

Watson和Wickham最先在体内进行了尿路结石的激光碎石[15]。1986年,他们发表了经激光碎石治疗的32例患者、共37个结石的结果,其中输尿管结石33个,肾盂结石3个和膀胱结石1个。结石的平均直径为7.9mm,平均长度9.1mm。输尿管结石平均出现症状时长5.9个月。激光光纤外套一个6Fr输尿管导管,然后通过输尿管镜进入。生理盐水持续冲洗光纤周围以保持视野清晰。所有结石都在输尿管镜下被成功粉碎。碎石完成后输尿管未受损,尽管一些结石碎石时使用了4 000次脉冲。来自伦敦的团队在其之后发表了相同研究,总结了最初100例患者的疗效,结果令人鼓舞[16]。所有结石都在输尿管镜下被击碎。治疗成功率可达85%。13个结石由于活动度大、回退至肾内,通过输尿管镜逆行方式未能成功治疗。值得注意的是,有5%的患者被随机选在透视或超声引导下进行"激光碎石",但碎石成功率明显降低。经显影导管将光纤置入结石位置水平,当光纤接触结石后使用前述的声学反馈技术进行碎石。使用该方法无严重输尿管损伤。仅有的输尿管损伤来自激光本

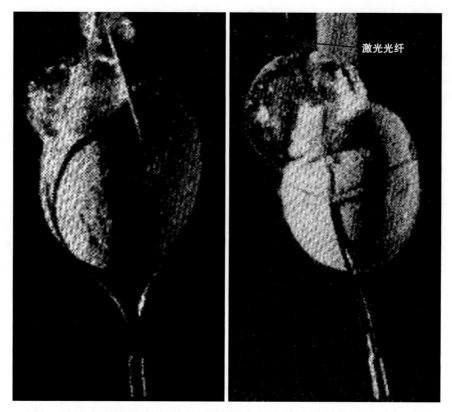

激光光纤

图 9.1 毫秒级闪光摄影技术显示波长为 504nm 的闪光灯泵调谐染料激光产生的等离子体和声波[14]

身,可致输尿管瘀斑。100 例患者中,有 7 例在输尿管镜操作时发生输尿管穿孔,均通过放置输尿管支架或经皮肾造瘘治愈。平均治疗时间为 1.2h,但激光使用的中位持续时间仅为30s。Dretler 同时强调,相较于质硬的一水草酸钙结石,激光粉碎疏松的二水草酸钙结石成功率更高[8]。

钬激光

1993 年,Sayer 等报道了使用 2 100nm 的钬激光(Ho:YAG,holmium:YAG)进行碎石的体外试验结果[17]。由于钬激光可通过细小、柔软的石英光纤传输能量,因此选用钬激光进行激光碎石是理想选择。从肾细胞癌患者行根治性肾切除术中取得输尿管标本,在此标本上进行了有趣试验:将结石放置于输尿管,在监视器下经输尿管镜导入 400μ 激光光纤,进行激光碎石。使用了几种不同成分的结石,激光能量设置为 5Hz、每脉冲 0.5J,记录下完全粉碎结石所需的总能量(表 9.1)。很明显,钬激光对粉碎所有试验结石都很有效。激光频率和能量的参数设置可按逐级方式提高,因而碎石可在更高能量设置的状态下进行。碎石完成后,输尿管标本送至病理检查,记录结果(表 9.2)。最后,在不同能量设置下,用激光击穿输尿管,记录其穿孔时间及病理结果(表 9.3)。可以看到,能量设置为 5Hz、0.5J/s 很安全,而更高的能量和频率设置会发生输尿管损伤。这些损伤大多数在输尿管镜下无法看见。尽管当时认为钬激光的碎石机制与脉冲染料激光一样,都是通过产生冲击波碎石,但很明显损伤部位发生了凝固坏死(图9.2)。之后的研究显示,钬激光的碎石机制是通过热能[18]。钬激光的脉冲持续时间明显长于脉冲香豆素染料激光(250~350μs 比 1μs),这种差异与观察到的高热效应一致,使得 Vasssar 等对闪光泵脉冲染料激光显示的激光冲击波碎石(laser-induced shockwave lithotripsy,LISL)这个机制产生怀疑(图9.2)。1987 年进行了类似试验,证实了激光碎石效应发生在气泡破裂、产生冲击波之前;脉冲宽度 250μs 的钬激光不产生明显压力;以及当激光与结石的入射角度为 90 度,即使两者充分接触产生气泡,也未发生明显的碎石效应。另外,当结石干燥、置于空气中、结石温度为 20℃ 而不是 -80℃ 时,碎石更加有效。因此,从理论上,激光通过热效应传导至结石取代了激光产生气泡进行碎石这个说法。最后,为进一步证实热效应机制,在治疗结石的表面发现了分解产物,提示碎石时结石表面温度>206℃。

表9.1 结石完全粉碎所需能量[17]

结石成分	结石大小/(mm×mm×mm)	总的能量/kJ	结石成分	结石大小/(mm×mm×mm)	总的能量/kJ
磷酸铵/磷酸钙	3×4×3	0.11	尿酸铵	5×4×3	0.12
尿酸	5×4×2	0.04	磷酸铵/磷酸钙	6×7×5	0.26
尿酸铵	4×4×5	0.16	磷酸铵	3×4×5	0.13
尿酸	4×3×2	0.01			

注:所有结石碎石能量设置为每脉冲 0.7J,5Hz。

表9.2 不同能量和频率碎石时输尿管损伤情况[17]

每脉冲能量/J	频率/Hz	总的能量/kJ	病理结果
0.5	5	0.13	黏膜剥脱
0.5	10	0.15	黏膜下坏死
0.5	15	0.13	透壁裂缝
0.5	20	0.11	透壁裂缝
1.0	5	0.20	透壁裂缝
1.5	5	0.13	大裂缝

注:尿酸铵结石(3mm×3mm×4mm)。

表9.3 达到输尿管壁穿孔的激光各项参数[17]

能量设置	总的能量/kJ	发生穿孔时间/s	病理结果
0.5J,5Hz	0.03	11.4	1mm 裂隙
0.5J,10Hz	0.01	4.4	1~2mm 裂隙
0.5J,15Hz	0.01	1.4	肉眼可见裂隙
0.5J,20Hz	<0.01	0.3	大裂隙
1.0J,5Hz	0.1	1.2	大裂隙
1.5J,5Hz	0.01	0.8	大的不规则裂隙
2.0J,5Hz	<0.01	0.2	大的分支裂隙

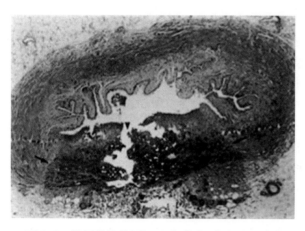

图9.2 输尿管的凝固坏死(长箭头)伴有透壁裂隙

Sayer 在体外验证了钬激光的安全参数后,1993 年 Denstedt 等开始在人体内使用钬激光[19]。最初的研究包含了25 例患者共 27 次碎石过程,其中包括了 4 例通过使用软式肾镜进行经皮肾镜取石术(percutaneous nephrolithotomy, PCNL)进行碎石的患者。这 4 例 PCNL 患者均成功碎石,但最初研究结果显示单独使用钬激光的总成功率仅为 65%,同时透视下使用激光比直视下容易导致输尿管穿孔。然而,另一篇包括 75 例患者共 79 次碎石过程的研究显示单独使用钬激光碎石的有效性达 85%[20]。其中 6 例输尿管结石患者使用了液电碎石作为辅助,以加速粉碎较大结石(4 例)或解决最初难以安全使用激光探头的问题(2 例)。尽管只有 81% 的患者接受了影像学随访,总清石率仍达到 95%。研究者刚开始碎石时使用 400μ 的光纤、最小碎石能量设置(使用试验光纤的前 31 例患者,能量为 0.5J;之后使用普通市售光纤的剩余患者,能量为 0.2J),按 0.1J 作为基本单位逐级增加激光能量,直至出现理想的碎石效果。可使用输尿管软镜检查进行碎石,9.8Fr 或 10.5Fr 输尿管软镜可探及所有输尿管上段结石。也可使用 6.9Fr、9.5Fr 和 11.5Fr 输尿管硬镜碎石;为顺利完成手术,可预先通过大于 6.9Fr 的输尿管镜,使用 6mm×10cm 的球囊进行输尿管球囊扩张。共有 8 例 PCNL 激光碎石患者联合使用了超声气压弹道碎石系统(Swiss Lithoclast),3 例患者随访时发现有结石残留。Grasso 报道了相似的治疗成功率,输尿管结石为 96%,肾结石为 88.5%[21]。为了治疗输尿管软镜不易到达的结石,如肾下极结石,Grasso 使用了 200μ 的光纤以获得最大的偏转角度。

钬激光在泌尿外科使用激光中,是唯一具有多用途的激光。除了能够治疗各种成分的结石外,钬激光还具有其他激光没有的组织切割和凝固能力[22]。波长为 2 100nm 的钬激光在水中被迅速吸收,因此热损伤带仅为 0.5~1mm,这个范围对于精确切割来说足够小、对于凝固来说足够大。与此相反,Nd:YAG 激光波长为 1 064nm,在水中被吸收的距离超过 4~6mm。Nd:YAG 激光产生的凝固作用深度太深,以至于术者立刻就能发现,且其没有切割能力。至于 CO_2 激光,其被吸收距离约为 0.05mm,可进行充分精细切割,但由于小血管直径远超其被吸收距离,因此无法止血。由于钬激光兼具出众的碎石疗效和切割凝固特性(肿瘤汽化和狭窄治疗),其作为泌尿外科"吃苦耐劳"的激光被广泛应用。

FREDDY 激光

尽管其他大多数激光系统超出本章讨论范围,但双频双脉冲 Nd:YAG(FREDDY)激光仍值得一提。FREDDY 激光系统利用 Q-开关和一个磷酸三氢钾(KTP)晶体,分别使激光产生脉冲和 20% 的能量输出频率加倍。其产生的脉冲宽度 0.3~1.5μs 远短于钬激光,使得其碎石机制为光声效应。KTP 晶体将 20% 的激光能量输出从 1 064nm 转换为 532nm,类似于之前使用的香豆素脉冲染料激光的波长。532nm 波长形成的等离子体可以吸收 1 064nm 波长的能量,导致等离子体的膨胀和收缩[23]。该机制意味着 FREDDY 激光既有光声效应的安全性,又具有治疗所有成分结石的多面性。同时在宣传上,由于 FREDDY 激光可重复使用、极少需要更换,因而其费用较低,仅为一般激光的 30%[24]。FREDDY 激光能够安全的传导。将激光对准兔子的膀胱,激发 300 次脉冲、每次脉冲 120mJ 后,仅发现很轻微的水肿[24]。相反,使用钬激光对输尿管激发 2 个脉冲就会出现穿孔[25]。2 000 例患者的初期临床结果显示,FREDDY 激光的输尿管结石清石率为 95%,没有并发症发生[26]。尽管已发现脉冲染料激光中 1 064nm 脉冲可以放大光声效应,但 FREDDY 激光能否粉碎坚硬结石仍迅速引起关注。为了确认之前文献报道的 FREDDY 激光粉碎坚硬结石效应降低,Yates 等将 FREDDY 激光和钬激光进行了对比[27]。每种激光治疗了 30 例患者,每组患者结石部位的分布相似。通过随访,FREDDY 激光组清石率为 76.7%,而钬激光组为 93.3%。另外,两组的治疗费用大致相当。不能减少花费、无法提供其他手术需要的切割凝固功能,以及之前报道的清石率较低,这些因素使得 FREDDY 激光在社区医院和大多数医学中心被放弃使用[28]。

结论

从使用 50~300J 的红宝石激光在实验台进行碎石,到现在能够快速、安全以微创方式治疗 90% 以上输尿管结石的钬激光,激光碎石的发展改变了尿路结石的手术历程。钬激光碎石已成为许多泌尿外科医生治疗结石的主要手段。治疗较大结石时,钬激光联合输尿管软镜及设备,例如输尿管鞘,可以很好改善回流和视野。激光碎石正在迅速赶超最常用的结石治疗方法——冲击波碎石,而结石的开放手术基本被淘汰[29]。虽然未来目标是应用光声效应碎石,因其治疗各种成分结石时输尿管损伤最小,但购买第二种激光系统而不用极有效、多用途的钬激光,在经济方面是否合理仍很难确定。

（黄晨　译,王刚　熊耕砚　审校）

参考文献

1. Scales CD Jr, Smith AC, Hanley JM, Saigal CS. Urologic diseases in America project. Prevalence of kidney stones in the United States. Eur Urol. 2012;62:160-5.

2. Gould GR. The LASER, light amplification by stimulated emission of radiation. In: Franken PA, Sands RH (Eds). The Ann Arbor Conference on Optical Pumping, the University of Michigan, 15 June through 18 June 1959. p. 128.

3. Weber J. Amplification of microwave radiation by substances not in thermal equilibrium. IEEE Trans Electron Devices. 1953;3:1.

4. Gordon J, Zeiger H, Townes C. The Maser—new type of microwave amplifier, frequency standard, and spectrometer. Phys Rev. 1955;99(4):1264.

5. Maiman TH. Stimulated optical radiation in ruby. Nature. 1960;187:493.

6. Mulvaney WP, Beck CW. The laser bean in urology. J Urol. 1968;99:112-5.

7. Anderholm NC. Laser generated stress waves. Appl Phys Lett. 1970;16:113.

8. Dretler SP. Laser lithotripsy: a review of 20 years of research and clinical applications. Lasers Surg Med. 1988; 8:341-56.

9. Yang LC. Stress waves generated in thin metallic fibers by a Q-switched ruby laser. J Appl Phys. 1974;45:2601.

10. McClung FJ, Hellwarth RW. Giant optical pulsations from ruby. J Appl Phys. 1962;33:828.

11. Fair HD. In vitro destruction of urinary calculi by laser-induced stress waves. Med Instrum. 1978;12:100-10.

12. Watson GM, Wickham JEA, Mills TN, Bown SG, Swain P, Salmon PR. Laser fragmentation of renal calculi. Br J Urol. 1983;55:613-61.

13. Watson GM, Murray S, Dretler SP, Parrish JA. The pulsed dye laser for fragmenting urinary calculi. J Urol. 1987;138:195-8.

14. Teng P, Nishioka NS, Anderson RR, et al. Acoustic studies of the role of immersion in plasma mediated laser ablation. IEEE J Quantum Electron. 1987;QE-23(10):1845-52.

15. Watson GM, Wickham JEA. Initial experience with a pulsed dye laser for ureteric calculi. Lancet. 1986;1: 1357-8.

16. Coptcoat MJ, Watson GM, Wickham JEA. Lasertripsy for ureteral stones:100 clinical cases. J Endourol. 1987;1 (2):119.

17. Sayer J, Johnson DE, Price RE, et al. Ureteral lithotripsy with the holmium:YAG laser. J Clin Laser Med Surg. 1993;11(2):61.

18. Vassar GJ, Chan KF, Teichman JMH, et al. Holmium:YAG lithortripsy:photothermal mechanism. J Endourol. 1999;13(3):181-90.

19. Denstedt JD, Razvi HA, Sales JL, Eberwein PM. Preliminary experience with holmium:YAG laser lithotripsy. J Endourol. 1995;9(3):255.

20. Razvi HA, Denstedt JD, Chun SS, et al. Intracorporeal lithotripsy with the holmium:YAG laser. J Urol. 1996; 156:912-4.

21. Grasso M. Experience with the holmium laser as an endoscopic lithotrite. Urology. 1996;48:199-206.

22. Wollin TA, Denstedt JD. The holmium laser in urology. J Clin Laser Med Surg. 1998;16(1):13.

23. Marks AJ, Teichman JMH. Lasers in clinical urology:state of the art and new horizons. World J Urol. 2007;25: 227-33.

24. Zorcher T, Hochberger J, Schrott KM, Kuhn R, Schafhauser W. In vitro study concerning the efficacy of the frequency-doubled double-pulse neodymium:YAG laser(FREDDY)for lithotripsy of calculi in the urinary tract. Lasers Surg Med. 1999;25:38-42.

25. Santa-Cruz RW, Leveillee RJ, Krongrad A. Ex vivo comparison of four lithotripters commonly used in the ureter:what does it take to perforate? J Endourol. 1998;12(5):417-22.

26. Shafhauser W, Zorcher W, et al. Erste klinische erfahrungen mit neuem frequenzverdoppltem doppelpuls neodym:YAG laser in der therapie der urolithiasis. Poster presentation at the DGU, Hamburg, Germany, 2000.

27. Yates J, Zabbo A, Pareek G. A comparison of the FREDDY and holmium lasers during ureteroscopic lithotripsy. Lasers Surg Med. 2007;39:637-40.

28. Dubosq F, Pasqui F, Girard F, Beley S, Lesaux N, Gattegno B, Thibault P, Traxer O. Endoscopic lithotripsy and the FREDDY laser:initial experience. J Endourol. 2006;20(5):296-9.

29. Oberlin DT, Flum AS, Bachrach L, Matulewicz RS, Flury SC. Contemporary surgical trends in the management of upper tract calculi. J Urol. 2015;193:880-4.

第十章
激光治疗良性前列腺增生的发展

Johann P. Ingimarsson and Amy E. Krambeck

激光已经成为众多现代外科亚专科临床实践的基本工具,其中泌尿外科是激光利用率较高的亚专科之一。"激光(laser)"一词是"受激辐射光放大(Light Amplification by Stimulated Emission of Radiation)"的首字母缩写,因此激光器是一种通过获能原子或分子受激发射出光子来产生强烈的相干单色光(或其他电磁辐射)的设备。激光能精确地聚焦强烈的能量,所以人们将其广泛应用于临床并且取得显著疗效,如疣切除术、碎石术和良性前列腺增生症(benign prostatic hyperplasia,BPH)的治疗。本章节重点介绍激光的发展历史(图 10.1)和用于治疗 BPH 的各种不同的激光器。

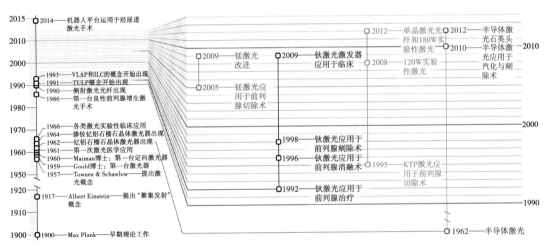

图 10.1 激光发展的时间线。从激光概念到目前临床应用的概述

早期研究

激光的理论研究可以追溯到物理学家 Max Planck 和 Albert Einstein 的早期研究。Planck 在 1900 年推导出了辐射能量和频率之间的关系,他认为能量会以谐振子包或量子的形式被吸收或释放,后来这一理论被称为量子理论[1,2]。爱因斯坦在 1905 年提出:光也可通过名为光子的量子传递能量[3],并且在 1917 年发现可以通过刺激电子产生特定波长的光,这一现象就被称为"受激发射",这就是激光工作的基本原理[4]。尽管从理论到实践的转化

花费了一些时间,但在 1958 年的时候,来自哥伦比亚大学的 Charles Townes 和贝尔实验室的 Arthur Schawlow 综合了俄罗斯的 Basov、Prokhorov 以及他们自己的前期研究结果发表了一篇题为《基于受激发射辐射的光微波扩增》(*Optical Microwave Amplification by Stimulated Emission of Radiation*)的论文,从此奠定了激光的理论基础[5]。

1957 年 11 月,哥伦比亚大学的一名本科生 Gordon Gould 申请了一项"Light Amplification by Stimulated Emission of Radiation"的专利,并创造了缩写 LASER。美国专利及商标局拒绝了他的申请,转而将专利授予了 Charles Townes 和 Arthur Schawlow,随即引发了一场长达 30 年的专利之争。Charles Townes、Basov 和 Prokhorov 因他们在激光方面的研究成果共同获得了 1964 年的诺贝尔奖[6]。

在 Charles Townes 和 Arthur Schawlow 获得专利两年后的 1960 年,休斯研究所的 Theodore Maiman 用红宝石和闪光灯制造了第一台有功能的激光器[7]。

医学界很快就采用了这一技术。在 1961 年,Charles Campbell 博士使用光学红宝石激光器成功地治疗了视网膜肿瘤[8]。第一次有文献记载的泌尿外科学激光研究是 1966 年由 Parson 等人进行的有关激光作用于犬膀胱的研究[9]。但在随后的 20 年里激光在医学领域几乎没有任何进展。直到 1986 年,人们才首次在犬类动物模型中使用激光对良性病变进行切除和电灼止血治疗[10]。2 年后,第一项应用于人体的研究《直接接触激光气化治疗良性前列腺增生症的中叶梗阻 6 例报道》正式发表[11]。

从最初的人体研究报道开始,激光在 BPH 治疗方面的临床应用已经取得了巨大进展。激光治疗 BPH 的发展大致可以分为:①新型激光器的研制和发展;②激光手术步骤、手术技巧的介绍和长期随访报道,以及用来优化手术的光纤和手术配件的发展;③辅助设备的发展,比如训练模拟器和机器人辅助系统。下面将进行详细说明。

激光的发展

自 20 世纪 60 年代以来,各类激光的应用已经得到长足发展(图 10.2)。本节内容将重点介绍用于治疗 BPH 的两种激光器平台的发展和改进,即基于钇铝石榴石(yttrium aluminum garnet,YAG)的固体激光器和半导体二极管激光器。

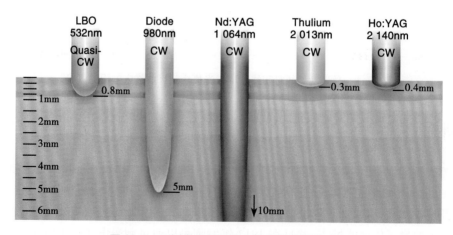

图 10.2　不同激光的波长和组织穿透深度对比

钇铝石榴石固体激光器

1962 年,第一台钇铝石榴石($Y_3Al_5O_{12}$)激光器在贝尔实验室问世[12]。虽然后来还有其他固体激光器不断面世并用于 BPH 的治疗,但是 YAG 激光仍然凭借它高度可重复的效率、光学性能和高热导率等优点,成为了所有后续固相激光器的基础模型。

Nd:YAG 激光器

在 YAG 激光问世不久之后,人们发现了改变激光物理性质的好办法:在 YAG 晶体中添加稀土元素。随后贝尔实验室在 1964 年推出了掺钕钇铝石榴石(Nd:YAG, neodymium-doped YAG)激光器[12]。该激光的波长为 1 064nm(近红外光),处在水和血红蛋白的吸收峰之外,具有深达 1cm 的深层软组织穿透能力。如此强的组织穿透能力使得它在切割时容易影响到周围组织,导致其切割精度受限。Nd:YAG 激光具有很强的止血作用,可以凝固直径 5mm 的血管[13]。1988 年文献首次报道了 Nd:YAG 激光在 BPH 中的应用[11]。

532nm 激光器(含磷酸二氢钾或三硼酸锂的 Nd:YAG 激光器)

通过让 Nd:YAG 激光通过钾-钛-磷酸盐(KTP)晶体,可以使激光的频率增加一倍、但波长减半(532nm),使其进入绿光电磁光谱。KTP 激光在 1993 年应用于 BPH 的治疗。它的波长处在血红蛋白的光吸收峰值[14],血红蛋白会被迅速加热,周围的水和组织被气化。它的组织穿透深度约为 0.8mm,与 Nd:YAG 激光相比具有更高的精确度。KTP 激光的缺点之一就是在术中可以观察到的组织碳化,而非真正意义上的烧蚀效应[15]。为了优化 532nm 波长激光,2006 年 120W 的三硼酸锂(LBO)激光(GreenLight HPS)应运而生[16]。在 HPS 系统中,KTP 晶体被替换为 LBO 晶体,可以产生相同波长的激光,却具有更高的能量,更高效地进行气化,缩短了手术时间[15]。2010 年,另一种更高能量的 LBO 激光——180W 的 GreenLight XPS 面世,进一步提高了组织气化效率[16]。

钬:YAG 激光器

在 YAG 晶体中掺入稀土元素钬可以改变激光的物理特性,使其产生波长 2 100nm 的激光,这个波长更接近水的吸收峰值。钬激光能将介质中的水快速加热,使光纤的尖端产生气化气泡,气泡内能量聚集而迅速膨胀,让接触到气泡的组织中的分子不稳定,组织在光机械学的作用下被撕裂和气化。钬激光的组织吸收深度为 0.4mm,切割效果比 Nd:YAG 激光更精确。钬激光能够提供极好的止血效果,尤其是在脉冲模式下[13]。据报道,科研人员在 1990 年进行了首次泌尿外科学钬激光应用实验,并在 1992 年首次将其应用于人体[17]。随着时间的推移,钬激光器已经衍生出了多种功能更强大的版本,功率从最初的 20W 发展到如今的 50W 甚至 120W。

铥:YAG 激光器

研制铥激光器的初衷是为了更精确地匹配软组织中水的吸收峰值。当 YAG 晶体中掺入铥元素时,它可以产生波长约 2 000nm 的激光,该激光组织穿透深度约 0.25mm,与钬激光止血效果相似但组织副损伤更小。与钬激光相比,该激光能用更高的能量设置以连续模式而非脉冲模式工作,因而能更有效地进行组织气化[13]。铥激光于 2005 年首次被用于 BPH 手术[18]。与其他激光器类似,随后陆续研制出了更高能量的铥激光器,目前功率已达 150W。

半导体二极管激光器

半导体二极管激光器的原理和以 YAG 为基础的固体激光器截然不同,它是利用谐振器管中处在反射镜之间的发光二极管(light-emitting diodes,LEDs)产生激光。该激光器比目前使用的大多数激光器体积更小、更节能、更便宜。半导体激光器的波长可以通过各种调节器进行调整。尽管确切的穿透深度取决于具体波长,但一般而言,半导体激光器的组织穿透深度从 0.5mm 到 5mm 不等,比 532nm 激光器、钬激光器和铥激光器的穿透深度更深[13]。1996年,人们开始应用波长为 830nm 的二极管激光进行前列腺间质激光凝固治疗[19]。2007 年,波长 980nm 的二极管激光开始应用于 BPH 治疗[20]。2009 年,半导体激光器的可用功率已从最初的 120W 提高到了 200W。2013 年,1 318nm 的二极管激光器(Eraser)也被应用于 BPH 的治疗[21]。

手术技术

采用上述不同种类激光和不同手术方式治疗 BPH 的结果不尽相同。这些手术技术大体可以分为:前列腺凝固术、经尿道前列腺消融或气化术、前列腺切除术、前列腺剜除术等,以及伴或不伴电外科的杂交手术技术。

前列腺凝固术

利用 Nd:YAG 激光进行前列腺激光凝固术是 BPH 治疗领域中的早期方法。该方法于1993 年首次提出,其主要特征是保留了前列腺部尿道及其尿路上皮[22]。具体手术方法是通过经尿道膀胱镜入路或经会阴入路,将激光光纤直接插入前列腺增生腺瘤。激光能量随后在腺瘤内产生凝固性坏死,使之萎缩[23]。这种方法对正在接受抗凝治疗的病人而言很安全,但是会导致严重的组织水肿,导致术后尿管留置时间延长(7~21 天)。而且 2 年复治率高达 20%,5 年复治率高达 50%。正是因为前列腺激光凝固技术的局限性,一些学者认为这种方法应该被限制应用于选择性的、高危的患者[24]。

前列腺消融或气化术

尽管激光造成组织消融和气化的物理机制不同,但其核心理念是相同的:即随着尿道和腺瘤组织的消融和气化,前列腺体积也随之缩小。该技术最早报道于 20 世纪 80 年代,但当时的案例很少。直到 1990 年侧出式激光光纤问世,该技术的应用才开始呈指数级增长[25]。

利用侧出式激光光纤的首批消融技术之一是超声引导下经尿道前列腺激光切除术(transurethral ultrasound-guided laser-induced prostatectomy,TULIP),该技术于 1991 年首次报道[26],并于 1993 年首次公布了该术式的随访结果[27~29]。在 TULIP 技术中,术者利用术中超声来引导 Nd:YAG 激光的侧出式光纤工作。经尿道用激光照射前列腺腺瘤,可以在局部产生一块热诱导的凝固坏死区,并向组织深部延约 1cm。TULIP 依靠 BPH 腺体的凝固坏死以及随后的组织脱落来达到解除梗阻的目的。尽管 TULIP 技术合理有效,但是费用高昂、技术难度大等缺点使其最终被放弃。

另一种早期技术是使用 Nd:YAG 激光对前列腺进行可视化激光消融术(visual laser ablation of the prostate,VLAP),这一技术最早由 Norris 等人在 1993 年提出,并在 1995 年报道了长期随访结果[30]。与使用超声引导的 TULIP 不同,VLAP 的激光光纤是通过内窥镜进行视觉引导的;但 VLAP 和 TULIP 的组织消融方式和治疗原则相同。VLAP 更简单易学,但其仅适用于前列腺质量在 40g 及以下的患者。VLAP 所致的组织延迟脱落和组织水肿会引起下尿路症状(lower urinary tract symptoms,LUTS)和尿潴留,导致高达 30% 的病例需要导尿,部分患者导尿时间长达 3 个月[30]。因此,尽管使用 VLAP 治疗 BPH 有所获益且使用方便,但它的临床应用却以失败告终。

KTP 激光最初是作为 Nd:YAG 激光治疗 BPH 的补充方法,用于 VLAP 手术结尾时行膀胱颈部切开[31]。第一例纯粹使用 KTP 激光的气化手术,也就是"选择性激光前列腺气化术"(photoselective laser vaporization of prostate,PVP)报道于 1998 年,用的是 60W 的激光器和侧出激光光纤[32],术者在 2000 年时报道了患者术后 2 年的随访结果。使用 80W 激光器的 PVP 手术报道于 2003 年,并在 2005 年报道了术后 2 年的随访结果[33]。LBO 532nm 激光器(GreenLight HPS 系统)于 2006 年问世并应用于 PVP 手术,2010 年报道了术后 2 年的随访结果[34]。2011 年,有学者报道了一个使用更新版本的 180W LBO 激光器(GreenLight HPS)的案例。180W LBO 激光器采用一种新型的侧出激光光纤(MoXy)。该系统包含内置盐水循环系统,可以更好地降温和保护激光光纤,从而延长了光纤的使用寿命。据报道,利用 180W LBO 激光器(GreenLight XPS)和 MoXy 光纤,组织气化速度是 120W 激光的两倍。在 2016 年发表的 GOLIATH 研究中,随机对比了 180W LBO 激光气化术和经尿道前列腺切除术(transurethral resection of prostate,TURP)的术后 2 年随访数据,结果显示二者的疗效和安全性相似[35]。

与 KTP 激光相似,钬激光最初同样是作为 Nd:YAG 激光的补充方法用于 VLAP 手术。在随后的 1996 年,有学者将钬激光用在类似于 Nd:YAG 激光和 KTP 激光的"画图式"前列腺气化手术中。这种手术方式(被称为 HoLAP,即钬激光前列腺消融术)使用直出式而非侧出式光纤,有效且易于学习,但是该式在处理较大体积前列腺时过于耗时[36]。对于 60ml 以下的前列腺,该术式具有与 PVP 术相似的长期疗效[37]。但值得注意的是,该术式从 2013 年至今再无新数据报道。

铥激光主要应用于前列腺切除术和剜除术,却很少被用来消融或气化。

二极管激光前列腺气化消融术(diode laser vaporization of the prostate,DiVAP)可以与其他任何气化术式相媲美[20]。虽然二极管激光也可用于组织切割,但考虑到激光的穿透深度,如何避免深部凝固是一个挑战。可惜的是,该激光现有的循证医学证据多是来自一些小样本的低质量队列研究,所以很难将其与其他激光消融术进行直接对比[38]。在一项与 120W GreenLight 激光 PVP 术的前瞻性对照研究中发现该术式止血效果更好,但再治疗率和并发症发生率却更高[39]。为了克服 DiVAP 术的局限性,一种新型的直射石英涂层激光光纤(Twister 光纤)应运而生,这种光纤能够将能量集中在光纤的尖端,而不是发出光束。一项随机研究的短期随访结果表明采用石英涂层光纤的 DiVAP 术与原有术式疗效相似但总体并发症发生率更低,排尿困难和组织脱落等并发症也更少[40]。但该研究的长期随访结果尚未揭晓。

前列腺切除术

在大功率激光器发明之前,前列腺消融气化术最令人沮丧的问题是缓慢和低效。也因此促进了前列腺激光切除术的发展,其中最著名的是 HoLRP 术(holmium laser resection of the prostate,前列腺钬激光切除术),该术式基本上是模仿传统的 TURP 术[41]。而铥激光则直接跨过了消融术并最先用于前列腺切除,即"剥橘式"铥激光前列腺切除术[18],该术式是将前列腺腺体切割为类似于 TURP 术的组织条,并最终将其气化,目前已证实这种方法是安全有效的[42]。尽管这两种技术的长期疗效尚可,但与使用相同激光的剜除术相比显然差强人意[43]。

前列腺剜除术

开放前列腺切除术在治疗 BPH 方面拥有出众的远期疗效,特别是对大体积前列腺患者,但开放手术并发症较多。激光剜除术遵循与开放前列腺切除术相似的解剖学原则,但是经尿道手术入路却可以避免切开膀胱和腹部切口。Fraundorfer 和 Gilling 于 1998 年首创了此类手术,即钬激光前列腺剜除术(holmium laser enucleation of the prostate,HoLEP)[44]。长达 10 年的随访数据证实,该术式能持续降低患者的国际前列腺症状评分并改善尿流率和术后残余尿,而远期膀胱颈挛缩和尿道狭窄的风险仅 2%~7%,腺瘤再生所致的再治疗率更是不足 1%[45,46]。另一项与 TURP 术的长期临床随机对照研究结果表明,HoLEP 术的治疗效果至少与 TURP 术相当并且再次治疗率更低[47]。HoLEP 术的主要缺点是学习曲线长,这也限制了该技术的广泛应用。

在此之后陆续有使用其他激光行前列腺剜除术的报道。2009 年有学者首次报道了铥激光剜除术[48],2010 年首次报道了 980nm 激光剜除术[49],2013 年报道了 KPT 激光剜除术[50],同年还报道了 1 318nm 激光剜除术[51]。在这些研究中,只有铥激光前列腺剜除术报道了术后 2 年的随访数据,与 HoLEP 的同期数据相似[52]。

前列腺激光手术模拟器和机器人

针对现有术式的辅助设备开发已经开始,并且可能进一步发展。PVP 激光前列腺手术模拟器于 2011 年面世[53],用于 HoLEP 和二极管激光手术的模拟器分别于 2013 年和 2014 年面世。所有这些模拟器作为教学工具的作用都已得到了验证。

机器人辅助激光手术近期已见诸报道。2015 年,有学者报道了一种具有 3 个操作通道的可弯曲经尿道机器人在实验模型中完成了膀胱病变的整块切除[54]。同年,出现了另一种机器人手术平台,该平台通过一个硬性内窥镜和可控光纤进行工作[55]。今年早些时候,已有一篇关于钬激光机器人模型的论文发表。该论文介绍了一种能从硬性内窥镜中操作通道和可操纵手臂的机器人,其中操作通道是用来放置激光光纤,而操纵手臂则用来协助暴露。该作者不但用这种机器人在模拟器上完成了 HoLEP 手术,而且在一具尸体上完成了前列腺左叶剜除术[56]。但是由于成本较高,机器人辅助技术在 BPH 的激光治疗中的应用仍有待观察。

今年是激光首次应用于 BPH 治疗的 30 周年。如上所述,在过去的 30 年里,我们取得了巨大的进步。现有证据表明消融、气化和剜除手术的疗效优于或等同于过去的金标准——开放前列腺切除术和 TURP。我们也期待能够获得更长期的随访结果,尤其是对那些最新的激光前列腺术式。严格细致的研究将有助于患者和泌尿外科医生在选择 BPH 的合适干预措施时对各种不同的激光和术式进行对比。

(吴进锋　林榕城 译,张凯　孟一森 审校)

参考文献

1. Planck M. Über das Gesetz der Energieverteilung im Normalspektrum. Ann Phys. 1901;306:69-122.

2. Planck M. Vorlesungen über die Theorie der Wärmestrahlung. Leipzig:J. A. Barth;1906.

3. Einstein A. Über einen die Erzeugung und Verwandlung des Lichtes betreffenden heuristischen Gesichtspunkt. Ann Phys. 1905;17:132-48.

4. Einstein A. Quantentheorie der Strahlung. Physikalische Zeitschrift. 1917;18:121-8.

5. Schawlow AL,Towens CH. Infrared and optical masers. Phys Rev. 1958;112:1940.

6. The Official site of the Nobel Prize [web site] 2016 [cited 2016 April 22nd];Available from:https://www.nobelprize. org/nobel_prizes/physics/laureates/.

7. Maiman TH. Stimulated optical radiation in ruby. Nature. 1960;187:493-4.

8. Campbell CJ,Koester CJ,Curtice V,Noyori KS,Rittler MC. Clinical studies in laser photocoagulation. Arch Ophthalmol. 1965;74:57-65.

9. Parsons RL,Campbell JL,Thomley MW,Butt CG,Gordon TE Jr. The effect of the laser of dog bladders:a preliminary report. J Urol. 1966;95:716-7.

10. Finkelstein LH,Frantz B,Longendorfer LH,DeBias D,Greene C,Monson F. Electroresection followed by neodymium-YAG laser photocoagulation of the dog prostate for establishment of safety parameters. Lasers Surg Med. 1985;5:529-33.

11. Bloiso G,Warner R,Cohen M. Treatment of urethral diseases with neodymium:YAG laser. Urology. 1988;32:106-10.

12. Geusic JE,Marcos HM,Van Uitert LG. Laser oscillations in Nd-doped yttrium aluminum,yttrium gallium and gadolinium garnets. Appl Phys Lett. 1964;4:-182.

13. Bach T,Muschter R,Sroka R,Gravas S,Skolarikos A,Herrmann TR,Bayer T,Knoll T,Abbou CC,Janetschek G,Bachmann A,Rassweiler JJ. Laser treatment of benign prostatic obstruction:basics and physical differences. Eur Urol. 2012;61:317-25.

14. Anson KM,Watson GM,Shah TK,Barnes DG. Laser prostatectomy:our initial experience of a technique in evolution. J Endourol. 1993;7:333-6.

15. Gravas S,Bachmann A,Reich O,Roehrborn CG,Gilling PJ,De La Rosette J. Critical review of lasers in benign prostatic hyperplasia(BPH). BJU Int. 2011;107:1030-43.

16. Zorn KC,Liberman D. GreenLight 180 W XPS photovaporization of the prostate:how I do it. Can J Urol. 2011;18:5918-26.

17. Johnson DE,Cromeens DM,Price RE. Use of the holmium:YAG laser in urology. Lasers Surg Med. 1992;12:353-63.

18. Xia SJ,Zhang YN,Lu J,Sun XW,Zhang J,Zhu YY,et al. Thulium laser resection of prostate—tangerine technique in treatment of benign prostatic hyperplasia. Zhonghua Yi Xue Za Zhi. 2005;85:3225-8.

19. Muschter R,De La Rosette JJ,Whitfield H,Pellerin JP,Madersbacher S,Gillatt D. Initial human clinical experience with diode laser interstitial treatment of benign prostatic hyperplasia. Urology. 1996;48:223-8.

20. Wendt-Nordahl G,Huckele S,Honeck P,Alken P,Knoll T,Michel MS,Häcker A. 980-nm diode laser:a novel

laser technology for vaporization of the prostate. Eur Urol. 2007;52:1723-8.

21. Lusuardi L, Myatt A, Sieberer M, Jeschke S, Zimmermann R, Janetschek G. Safety and efficacy of Eraser laser enucleation of the prostate: preliminary report. J Urol. 2011;186:1967-71.

22. Hofstetter A, Alvarez AHA. Treatment of prostatic tumors with interstitial thermocoagulation with neodymium-YAG (a new treatment in minimally invasive surgery). Arch Esp Urol. 1993;46:317-9.

23. Perlmutter AP, Muschter R. Interstitial laser prostatectomy. Mayo Clin Proc. 1998;73:903-7.

24. Daehlin L, Frugård J. Interstitial laser coagulation in the management of lower urinary tract symptoms suggestive of bladder outlet obstruction from benign prostatic hyperplasia: long-term follow-up. BJU Int. 2007;100:89-93.

25. Zarrabi A, Gross AJ. The evolution of lasers in urology. Ther Adv Urol. 2011;3:81-9.

26. Roth RA, Aretz HT. Transurethral ultrasound-guided laser-induced prostatectomy (TULIP procedure): a canine prostate feasibility study. J Urol. 1991;146:1128-35.

27. Flam T, Spitzenpfeil E, Gout A, Peyret C, Chiche R, Thiounn N, Steg A, Zerbib M, Debré B. TULIP: transurethral ultrasound-guided laser-induced prostatectomy. Clinical results after on year. J Urol (Paris). 1993;99:61-6.

28. Schulze H, Martin W, Engelmann U, Senge T. TULIP--transurethral ultrasound-controlled laser-induced prostatectomy: an alternative to TURP? Urologe A. 1993;32:225-31.

29. McCullough DL, Roth RA, Babayan RK, Gordon JO, Reese JH, Crawford ED, Fuselier HA, Smith JA, Murchison RJ, Kaye KW. Transurethral ultrasound-guided laser-induced prostatectomy: national human cooperative study results. J Urol. 1993;150:1607-11.

30. Cowles RS 3rd, Kabalin J, Childs S, Lepor H, Dixon C, Stein B, Zabbo A. A prospective randomized comparison of transurethral resection to visual laser ablation of the prostate for the treatment of benign prostatic hyperplasia. Urology. 1995;46(2):155-60.

31. Farsi HMA. Visual laser ablation of the prostate for patients with acute urinary retention. Br J Urol. 1996;78:90-2.

32. Malek RS, Barrett DM, Kuntzman RS. High-power potassium-titanyl-phosphate (KTP/532) laser vaporization prostatectomy: 24 hours later. Urology. 1993;51:254-6.

33. Sarica K, Alkan E, Lüleci H, Taşci AI. Photoselective vaporization of the enlarged prostate with KTP laser: long-term results in 240 patients. J Endourol. 2005;19:1199-202.

34. Ruszat R, Seitz M, Wyler SF, Abe C, Rieken M, Reich O, Gasser TC, Bachmann A. GreenLight laser vaporization of the prostate: single-center experience and long-term results after 500 procedures. Eur Urol. 2008;54:893-901.

35. Thomas JA, Tubaro A, Barber N, d'Ancona F, Muir G, Witzsch U, Grimm MO, Benejam J, Stolzenburg JU, Riddick A, Pahernik S, Roelink H, Ameye F, Saussine C, Bruyère F, Loidl W, Larner T, Gogoi NK, Hindley R, Muschter R, Thorpe A, Shrotri N, Graham S, Hamann M, Miller K, Schostak M, Capitán C, Knispel H, Bachmann A. A multicenter randomized noninferiority trial comparing GreenLight-XPS laser vaporization of the prostate and transurethral resection of the prostate for the treatment of benign prostatic obstruction: two-yr. outcomes of the GOLIATH study. Eur Urol. 2016;69:94-102.

36. Gilling PJ, Cass CB, Cresswell MD, Malcolm AR, Fraundorfer MR. The use of the holmium laser in the treatment of benign prostatic hyperplasia. J Endourol. 1996;10:459-61.

37. Elshal AM, Elmansy HM, Elhilali MM. Two laser ablation techniques for a prostate less than 60 mL: lessons learned 70 months after a randomized controlled trial. Urology. 2013;82:416-22.

38. Tholomier C, Valdivieso R, Hueber PA, Zorn KC. Photoselective laser ablation of the prostate: a review of the current 2015 tissue ablation options. Can J Urol. 2015;22:s45-52.

39. Ruszat R, Seitz M, Wyler SF, et al. Prospective single-center comparison of 120-W diode-pumped solid state high-intensity system laser vaporization of the prostate for treating benign prostatic hyperplasia. BJU Int. 2009;

104:820-5.

40. Shaker HS,Shoeb MS,Yassin MM,Shaker SH. Quartz head contact laser fiber:a novel fiber for laser ablation of the prostate using the 980 nm high power diode laser. J Urol. 2012;187:575-9.

41. Gilling PJ,Cass C,Malcolm A,Cresswell M,Fraundorfer MR,Kabalin JN. Holmium laser resection of the prostate versus neodymium:yttrium-aluminum-garnet visual laser ablation of the prostate:a randomized prospective comparison of two techniques for laser prostatectomy. Urology. 1998;51:573-7.

42. Szlauer R,Götschl R,Razmaria A,Paras L,Schmeller NT. Endoscopic vaporesection of the prostate using the continuous-wave 2-microm thulium laser:outcome and demonstration of the surgical technique. Eur Urol. 2009;55:368-75.

43. Chung JS,Kang PM,Seo WI,CK O,Kim SC,Park SH,Choi JH,Yoon JH,Kang DI,Chung JI. Thulium laser (RevoLix)vaporesection versus vapoenucleation with morcellator(piranha)for the treatment of benign prostatic obstruction:a propensity-matched multicenter analysis. Int J Urol. 2014;21:1156-61.

44. Fraundorfer MR,Gilling PJ. Holmium:YAG laser enucleation of the prostate combined with mechanical morcellation:preliminary results. Eur Urol. 1998;33:69-72.

45. Elmansy HM,Kotb A,Elhilali MM. Holmium laser enucleation of the prostate:long-term durability of clinical outcomes and complication rates during 10 years of followup. J Urol. 2011;186:1972-6.

46. Krambeck AE,Handa SE,Lingeman JE. Experience with more than 1000 holmium laser prostate enucleations for benign prostatic hyperplasia. J Urol. 2013;189:S141-5.

47. Gilling PJ,Wilson LC,King CJ,Westenberg AM,Frampton CM,Fraundorfer MR. Long-term results of a randomized trial comparing holmium laser enucleation of the prostate and transurethral resection of the prostate:results at 7 years. BJU Int. 2012;109:408-11.

48. Bach T,Wendt-Nordahl G,Michel MS,Herrmann TR,Gross AJ. Feasibility and efficacy of thulium:YAG laser enucleation(VapoEnucleation)of the prostate. World J Urol. 2009;27:541-5.

49. Buisan O,Saladie JM,Ruiz JM,Bernal S,Bayona S,Ibarz L. Diode laser enucleation of the prostate(Dilep):technique and initial results. Actas Urol Esp. 2011;35:37-41.

50. Elterman DS,Chughtai B,Lee R,Kurlander L,Yip-Bannicq M,Kaplan SA,Te AE. Comparison of techniques for transurethral laser prostatectomy:standard photoselective vaporization of the prostate versus transurethral laser enucleation of the prostate. J Endourol. 2013;27:751-5.

51. Hruby S,Sieberer M,Schätz T,Jones N,Zimmermann R,Janetschek G,Lusuardi L. Eraser laser enucleation of the prostate:technique and results. Eur Urol. 2013;63:341-6.

52. Netsch C,Engbert A,Bach T,Gross AJ. Long-term outcome following thulium VapoEnucleation of the prostate. World J Urol. 2014;32:1551-8.

53. Shen Y,Konchada V,Zhang N,Jain S,Zhou X,Burke D,Wong C,Carson C,Roehrborn C,Sweet R. Laser surgery simulation platform:toward full-procedure training and rehearsal for benign prostatic hyperplasia(BPH)therapy. Stud Health Technol Inform. 2011;163:574-80.

54. Pickens RB,Bajo A,Simaan N,Herrell D. A pilot ex vivo evaluation of a telerobotic system for transurethral intervention and surveillance. J Endourol. 2015;29:231-4.

55. Russo S,Dario P,Menciassi A. A novel robotic platform for laser-assisted transurethral surgery of the prostate. IEEE Trans Biomed Eng. 2015;62:489-500.

56. Mitchell CR,Hendrick RJ,Webster RJ III,Herrell D. Towards improving transurethral prostate surgery:development and initial experiments with a prototype concentric tube robotic platform. J Endourol. 2016;30(6):692-6.

第十一章
冲击波碎石术的发展

Christian G. Chaussy

开端

航空领域中,在雨中高超音速飞行对飞机结构的韧性提出了相当大的挑战。雨滴产生的冲击波不仅破坏撞击点的材料,还可引起材料内部的损害。为解释这一现象,科学家进行了基于实验室条件的深入研究。

为了研究这种碰撞,从轻气枪向目标发射高速射弹,从而产生冲击波(图 11.1a 和 b)。冲击波对活体组织的影响同样引起了军方的兴趣。20 世纪 60 年代末,多尼尔公司与萨尔布吕肯大学应用物理和电子工程研究所合作开展了一项研究,以确定冲击波与有机体的相互作用。研究发现,冲击波在穿过肌肉组织、脂肪组织或筋膜时不会造成明显损伤,但声阻高的边界区域却是例外。正是这个项目引发了利用冲击波击碎体内肾结石的灵感。

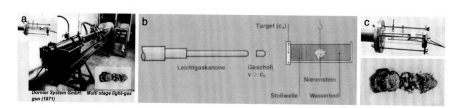

图 11.1　(a)轻气枪。(b)碎石方案。(c)瞄准并破坏肾结石

1971 年,在德国物理学会的学术会议上展示了最早的冲击波研究结果,利用高速水滴和充水密封波导管产生的冲击波能够击碎肾结石[1]。

进一步研究利用了轻气枪,发射速度高达 5 公里/秒的子弹击打在一个金属靶标上,该靶标与一个开放储水器相连,其内置入石头;击打靶标产生的冲击波可以进入储水器内,根据金属靶标的不同,产生直线或聚焦的冲击波击中石头。直线波只能使石头产生小裂缝,但是聚焦波可以使石头充分破碎(图 11.1c)。

当时还不知道如何将冲击波应用于临床治疗。因此,在临床应用前,由慕尼黑大学泌尿科、外科研究所和多尼尔公司组成的多学科协作组进行了大量实验和理论研究。这些研究始于 1974 年 1 月[2~8]。该项目的大量资金来自德国研发技术部,当时被认为风险极高。今天,一个类似的项目可能不会得到公共资金支持,因此类似的创新很难再现。

只有冲击波对器官无损,代价高昂的人体实验才能合理的开展。为此,早期的实验室设备是为测试重要结构而建造的(图11.2和图11.3)。医学实验分两步,体外实验和体内实验。体外实验旨在确定脆弱的红细胞是否会被破坏,以及红细胞增殖过程是否会受到影响。体内实验则测试了冲击波对小动物腹部和胸部器官的影响。

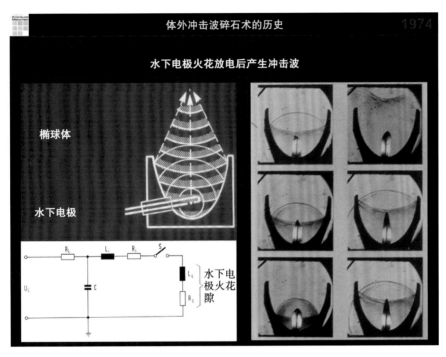

图11.2 椭球体的设计,冲击波源,水下电极火花放电后压力波的推进

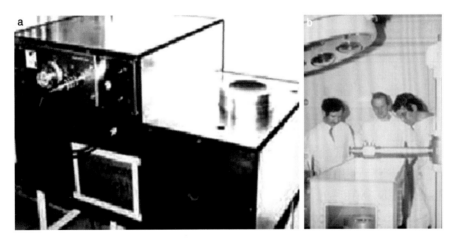

图11.3 (a)第一个用于体外和体内研究的实验装置。(b)检查用于大型动物的实验装置(C. Chaussy, F. Eisenberger, B. Forssmann——从右到左)

在独立水槽中,将标准化的10ml狗血标本置于焦点处,暴露在20kV电压产生的冲击波下进行至多4次的冲击并研究其影响。随着冲击次数的增加,血清内血红蛋白浓度可达到400mg/100ml的水平。与动物的总血容量相比,这种增加似乎并无意义。随后在狗身上进行的试验显示,尽管暴露在20倍的冲击次数下,并未发现血清血红蛋白浓度的上升。

在相同模式下对比了冲击波对混合淋巴细胞模型在增殖过程中的影响。冲击波处理后的淋巴细胞的反应性与未处理的对照组没有区别,没有发现淋巴细胞激活能力的改变。

为了进行体内试验,必须对实验设备进行改造。代替水槽的是一个工作台,通过工作台,冲击波可以通过薄膜直接达到实验动物。使用垫片调整薄膜和焦点之间的距离,使得冲击波可作用在离皮肤表面一定深度的地方。

麻醉的大鼠固定在工作台上,在20kV条件下用超声波随机处理胸部和腹部区域。胸部单次冲击波暴露可造成巨大的肺部创伤,导致动物死亡。

因为肺具有不同于肌肉或脂肪的声阻特征,这一结果并不意外。使用充气材料隔离肺部来防止冲击波进入身体的这一做法可以阻断这种损害。用10次冲击波作用于腹部区域,动物仍可存活,未见任何临床副作用。治疗后24小时和14天进行的组织学检查未发现大体及镜下可见的病理变化[9]。

后续实验特别关注冲击波对肝脏和肠道的影响。将相应器官置于焦点,使用冲击波成功击中后重新定位。经过两次冲击波处理后,肠道可出现淤血点,但从未发生大出血或肠壁损伤。肝脏也仅出现瘀血点。14天后,两个器官均未发现病理改变(表11.1)。

表11.1 散射冲击波暴露后的结果,受试大鼠:(+)个别病例瘀血点,(+++)大量细胞损伤,∅没有出血[9]

暴露10次	临床表现	病理变化(实验24小时后)		病理变化(实验14天后)	
		肉眼可见	镜下可见	肉眼可见	镜下可见
胸腔(n=20)	大量咯血	+++	+++	−	−
用泡沫塑料板(n=20)	无	∅	∅	∅	∅
腹腔(n=20)	无	∅	∅	∅	∅
肝脏(n=20)	无	+	+	∅	∅
结肠	无	+	+	∅	∅

定位与结石模型

在水槽中进行体外测试时可以在目视下将结石置于焦点,但在动物体内测试则需要有准确可靠的追踪方法。使用超声波定位的想法很有吸引力。超声波和冲击波的传导遵循相同的物理定律(图11.4a和b)。

在体内实验中,准确的定位只有在结石接近皮肤表面这一特定情景下才能够实现。然而一个重复的定位对于特定实验或临床应用并无用处。

新兴的B超复合扫描超声设备似乎有望提供更多信息从而准确定位结石。使用了荧光屏记录图像的B型超声使得图像信息更加完整。但不管怎样,由于伪影过多,A型和B型超声扫描仍无法提供可靠的定位,改变设备的灰阶系统亦没有显著提高结石检出率,因为对识别结石至关重要的"声影"通常会被伪影叠加遮挡(图11.4c)。

事实证明,很难建立一个可与人类患者相媲美的肾结石体外碎石模型,这主要由于肾结石很少发生在动物身上。所有的尝试——长期的特殊饮食或外源性植入物——都没有显示

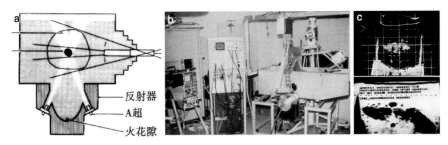

图 11.4 （a）集成超声扫描仪。（b）集成超声扫描仪的实验性碎石机。（c）植入结石后横断面超声声像图

出与人类肾结石的相似性,结果不能令人满意。然而,为了研究人类结石病的治疗,建立一个单一、可重复的大型动物模型是必不可少的。

最初的想法是将液体树脂注入肾盏,因其可在体温和尿液的影响下固化。使用乙酸丙烯酯树脂可成功制作出肾集合系统的铸型结石(图 11.5a)。但由于这些人造结石并不具备天然肾结石的物理特性,因此不可能将其击碎成小碎片。

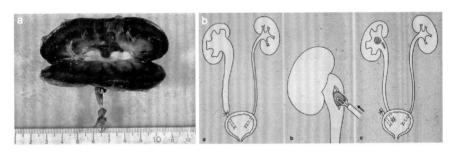

图 11.5 （a）植入人工丙烯酸树脂石。（b）在狗体内植入人类肾结石的实验程序

因此决定将从人体获得的新鲜肾结石植入狗的肾集合系统。起初,由于肾盏和结石之间的尺寸差异、术中操作困难以及术后并发症,植入足够大的肾结石实验没有得到预期的结果。

这些问题的解决可以通过以下步骤实现:

在无菌条件下切开狗的腹部,预先结扎右侧输尿管。被选中的实验组动物再行腹部正中切口,并植入直径在 1~2cm 的人 X 线阳性肾结石。然后将输尿管再植到膀胱。手术后,利用 IVP 每隔 8 天检查一次肾集合系统的变化和结石的位置。结果显示以上操作并没有引起肾集合系统的变化。这样满足医学要求的系统性、可测试的、可重复的动物模型得以建立。[10,11]（图 11.5b）。

尽管超声波定位的可靠性仍然存疑,动物实验还是开始了。首先,在 20 只无结石狗身上测试了冲击波对右肾的影响。这些动物的右肾接受了至多 10 次的高能冲击波作用。48 小时后,从肾、肝、脾、胰腺、十二指肠、结肠、肺、肋骨和脊柱采集组织样本,并检测冲击波诱发的副作用。大体上并未见到上述器官异常;显微镜下,在一些病例中可见右下肺叶出现轻微出血,但均未诱发血胸。组织学研究未发现病理改变。

由于超声波定位结石困难,只有在个别情况下才能成功击碎结石(图 11.6)。尽管如此,在申办方意图终止资助时,这些个例的成功对项目的继续进行起到了至关重要的作用。随着第一次碎石成功证实了体外冲击波碎石术的可行性,才成功说服申办方继续给予资金支持。

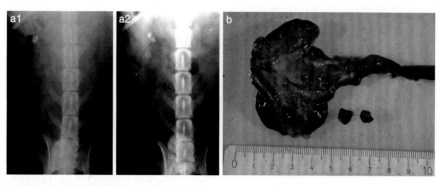

图 11.6　第一次体内结石破碎（a）：（a1）冲击前 X 线片；（a2）冲击波碎石后 X 线片。（b）样本剖面

X 线定位

为了规避超声定位的不足，研究人员考虑了将 X 射线整合到冲击波发生器中获得图像的可能性。带有一个图像增强器和两个传统 X 线球管的 C 形臂被集成在一个冲击波发生器中，X 线的中央束与椭球轴成 40° 通过冲击波焦点（图 11.7）。两个系统都可以垂直于中央束围绕焦点旋转，从而把结石的影子从骨头上移开以便更好地识别。X 线球管和图像增强器可以沿着中央束移动，以便找到能显示最佳图像的最佳距离。

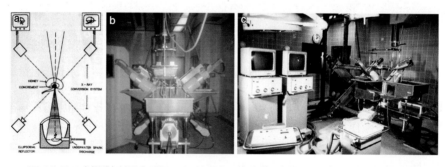

图 11.7　动物实验用碎石机。（a 和 b）X 线定位原理。（c）实验设备总体视图

为了确定碎石阈值，在低压振幅约为 30MPa 下实施了进一步的体外试验。脉冲发生器电容从 2KF 降低到 20nF、40nF 和 60nF。使用这些发生器每间隔 1 秒进行共 50～300 次冲击后，结石可被击碎成较单次强冲击波作用后更加细小的颗粒（图 11.8）。

共有 17 只植入肾结石的狗被纳入试验。在试验期间和实验结束后，均没有发现冲击波造成的损伤。13 只动物结石碎成微粒后排净，其中有 11 只动物是在一次冲击波治疗后实现的。其余 3 只动物在 14 天后接受了再次治疗，以进一步粉碎仍残留在肾盂中的较大结石。在重复冲击波治疗后，另外 2 只动物在 14 天后结石排净。有 4 只动物结石不能完全排净（图 11.9）。

在冲击波作用之前、作用之后、作用后 1 周和 2 周时，从每只动物身上采集用于实验室检测的血液标本。较基线数值相比，未见任一测试参数显示出明显差异。为了评估冲击波对肾脏功能的可能影响，在冲击波作用之前、作用后的 4 天和 14 天，对 6 只动物进行了基于 ^{99m}Tc-DMSA 同位素的分肾功能研究[12~14]。

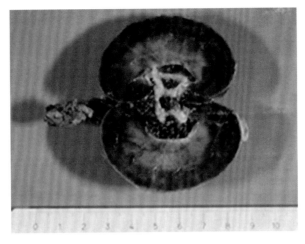

图 11.8 冲击波暴露后立即剖开的带结石的狗肾脏

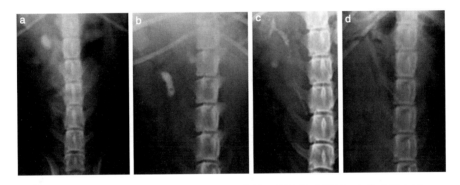

图 11.9 冲击波暴露(狗)的监测。(a)术前。(b)术后即刻。(c)术后 1 天。(d)术后 2 周

HM1——第一台临床碎石机

从动物实验中获得的结果证明了将该方法应用于临床的合理性。临床应用前原型的设计根据患者的情况进行了尺寸调整。在一类"训练计划"中,使用外科研究所 1979 年 10 月装配的 HM1 型仪器对志愿者进行测试,以确定结石位置并练习治疗过程(图 11.10)。由于进入水槽的过程中会产生浮力,而且要将结石调整到焦点上,麻醉病人不能进行牢固的固定,故设备也做了一些必要的更改。一旦患者床配备了安全带系统,并且运动轴可调,可靠的定位就成为可能。

第一位以及后续的实验患者均接受了严格的遴选过程。根据动物实验的经验,肾盂结石大小不应超过樱桃大小。尿路通畅、无感染是结石碎片顺利排出的前提。

粉碎结石的前提条件是结石能在 X 线下显影以实现可靠的定位。为了避免意外并发症的出现,并准确评估冲击波疗法可能出现的副作用——尽管不是由冲击波引起的——有内在危险因素的患者未纳入试验。基于此,界定了至今仍然适用的适应证和禁忌证。

第一次治疗于 1980 年 2 月 7 日进行。这一例及其他 13 例均应用气管插管全麻(图 11.11)。然而很快便发现,对病人来说不太强烈的硬膜外麻醉就足够了。麻醉后的病人被

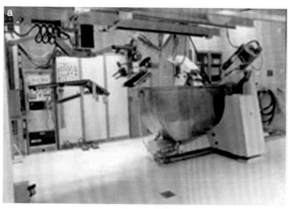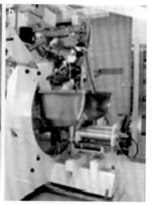

图 11.10　(a)冲击波碎石机的总体视图(HM1)。(b)浴缸下面的冲击波发生器的详细视图

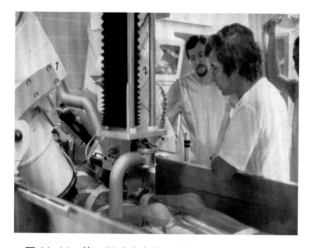

图 11.11　第一批治疗中的一位病人,C. Chaussy 和麻醉师

固定在操作架上,然后放入水槽中定位。寻找并调整结石置于冲击波焦点的方法与动物实验中的过程相同(图11.12)。

为了避免结石过早崩裂,冲击波最初在低能量下施加,每冲击 50~100 次检查碎石进程。在接近碎石过程接近尾声时,提高冲击波能量,以便更好地粉碎残留的较大结石。根据石头的大小,总共施加了 500~1 500 次冲击波。最初,由于需要反复更换水下电极,碎石时间约为 90 分钟。随着技术改善和电极寿命延长后,碎石时间缩短至 30~45 分钟。

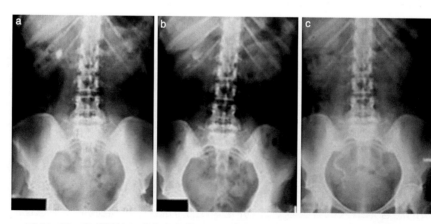

图 11.12　患者随访 X 片(a)术前。(b)冲击波碎石后即刻。(c)远端输尿管中的石街

一些病例,在治疗期间可以观察到冲击波引起的心脏早搏,这种现象至今还不能完全解释。通过在 R 波之后立即释放由心电图触发的冲击波,可以避免与心脏传导系统的相互作用。

截至 1982 年 5 月,总共对 206 名患者进行了 221 次体外冲击波碎石术,或称之为"ESWL(extracorporeal shockwave lithotripsies)"。15 名患者接受了第二次 ESWL 以清除结石,39% 的患者同侧肾脏曾接受过一次或两次手术。大多数结石(75%)位于肾盂。由于得到了阳性的实验结果,这一适应证扩展至包含了约 23% 的肾盏结石。

此外,治疗了四例输尿管上段结石,其中两例是嵌顿性结石,但在冲击波治疗后不得不通过手术取石。尽管 ESWL 后结石变得细碎,但因为它们被包裹在肉芽中,相当于装在袋子里,因此无法排出。另外两例结石颗粒几天后就排出了。结石由 90% 的草酸钙、5% 的磷酸铵镁和其余 5% 的不同化学成分组成,包括尿酸和半胱氨酸结石。

ESWL 一年后进一步检查显示,与基线相比,实验室参数没有异常。肾功能研究中也没有发现显著差异。早在 1980 年底,第一批 21 名患者的结果就已公布,1982 年临床研究也已发表[15~17](图 11.13,表 11.2)。

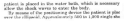
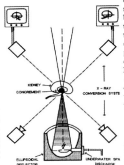

图 11.13 (a) 1980 年《柳叶刀》上首次发表临床结果; 2: 1265-1268[15];
(b)1982 年《柳叶刀》上首次发表临床经验;127:417-20[17]

表 11.2 冲击波碎石术发展史事件表

日期	事件
1981 年	在慕尼黑安装 HM2 需要一个资源配置方案。210 万德国马克(在 1981 年相当于 85 000 美元)的投资只有在巴伐利亚保险公司和家庭透析委员会的帮助下才有可能实现。没有他们的资助,这个项目根本不可能完成[12,13]
1982 年	1982 年 5 月 20 日,在慕尼黑大学泌尿科 Ch. Chaussy 的监督下,世界上第一个冲击波碎石中心在慕尼黑成立。随着这一中心成立,尽快对更多适应证的进一步临床评估成为可能。分次冲击波治疗鹿角形结石、治疗抗生素预处理后的感染结石和多发性结石成为可能。也可用于高风险患者。此外,最初被视为竞争的 PCNL 被引入作为 ESWL 的辅助手段。在 ESWL 适应症成功扩展后,清石手术的适应证仅用于 10%~15% 的结石患者[12,18,19]

续表

日期	事件
1983 年	ESWL 的数据和成功激起了德国和全世界的巨大兴趣。1983 年,第二个碎石中心在 F. Eisenberger 的监督下在斯图加特成立[20] 作为美国批准 ESWL 的必要条件,美国食品药品管理局计划在 6 个中心开展研究。尽管放射科医生表现出极大的兴趣,但手术仍有可能由泌尿科医生进行,主要原因是所有的主要研究者都必须在慕尼黑接受培训,而慕尼黑泌尿科医生拒绝培训放射科医生
1984 年	美国的第一台设备于 2 月安装在印第安纳波利斯(D. Newman 和 J. Lingeman 领导),另外 5 家临床中心紧随其后。美国食品药品管理局的研究是由 G. Drach 领导的 由于这种方法的成功,12 月份 PMA 已经获得了市场营销许可。这一迅速决定主要基于对慕尼黑泌尿外科的临床研究的数据的认可,该研究发挥了重要作用,而美国研究的结果直到 2 年后才公布[21]

（刘春林　朱宏建　译,梁丽莉　杨恺惟　审校）

参考文献

1. Haeusler E,Kiefer W. Anregung von Stoβwellen in Flüssigkeiten durch Hochgeschwindigkeitswassertropfen. Verhandl. DPG（VI）1971;6;K 36.

2. Chaussy C,Eisenberger F,Wanner K,Forssmann B,Hepp W,Schmiedt E,Brendel W. The use of shock wave for the destruction of renal calculi without direct contact. Urol Res. 1976;4;175.

3. Chaussy C, Eisenberger F, Wanner K, Forssmann B. Extrakorporale Anwendung von hochenergetischen Stoβwellen- Ein neuer Aspekt in der Behandlung des Harnsteinleidens. Teil II Akt Urol. 1978;9;95-101.

4. Chaussy C,Schmiedt E,Forssmann B,Brendel W. Contact free renal stone destruction by means of shock waves. Eur Surg Res. 1979;11;36.

5. Eisenberger F,Chaussy C,Wanner K. Extrakorporale Anwendung von hochenergetischen Stoβwellen-Ein neuer Aspekt in der Behandlung des Harnsteinleidens. Akt Urol. 1977;8;3-15.

6. Eisenberger F,Chaussy C. Contact-free renal stone fragmentation with shock waves. Urol Res. 1978;6;111.

7. Forssmann B,Hepp W,Chaussy C,Eisenberger F,Wanner KA. Method for no-contact destruction of kidney stones by means of shock waves. Biomed Tech. 1977;22;164-8.

8. Forssmann B,Hepp W,Chaussy C,Eisenberger F,Wanner K. Stoβwellen- eine neue Methode für die Nierensteinbehandlung? Verhandl. DPG（VI）1977;12;K 47.

9. Chaussy C,Schmiedt E,Jocham D,Walther V,Brendel W,Forssmann B,Hepp W. In;Chaussy C,editor. Extracorporeal shock wave lithotripsy- new aspects in the treatment of kidney stone disease. Basel;Munich;Paris;Karger;1982.

10. Chaussy C,Eisenberger F,Wanner K. The implantation of human kidney stones- a simple experimental model. Urologe A. 1977;16;35-8.

11. Chaussy C,Wieland W,Jocham D,Eisenberger F,Forssmann B. Röntgenologische Steinlokalisation im Modell der berührungsfreien Steinzertrümmerung-Experimentelle Studie. Verh. Ber. Ges. Urol,30Tagung,1978;333-334.

12. Chaussy C,Eisenberger F,Forssmann B. Extracorporeal shockwave lithotripsy（ESWL）;a chronology. J Endourol. 2007;21（11）;1249-53.

13. Chaussy C,Schmiedt E,Jocham D,Fuchs G,Brendel W. In;Chaussy C,editor. Extracorporeal shock wave lithotripsy. Technical concept,experimental research,and clinical application. Basel;München;Paris;Karger;1986.

14. Forssmann B, Hepp W, Chaussy C, Jocham D, Schmiedt E, Brendel W. Prototyp für die klinische Anwendung der berührungsfreien Nierensteinzertrümmerung durch Stoβwellen. Biomed Tech. 1980;25(Suppl):414-6.

15. Chaussy C, Brendel W, Schmiedt E. Extracorporeally induced destruction of kidney stones by shock waves. Lancet. 1980;2:1265-8.

16. Chaussy C, Schmiedt E, Jocham D, Brendel W, Forssmann B, Moser E. Berührungsfreie Nierensteinzertrümmerung durch Stoβwellen-erste klinische Erfahrungen. Deutsches Ärzteblatt. 1981;18:881-6.

17. Chaussy C, Schmiedt E, Jocham D, Brendel W, Forssmann B, Walther W. First clinical experience with extracorporeally induced destruction of kidney stones by shock waves. J Urol. 1982;127:417-20.

18. Chaussy C, Schmiedt E, Jocham D, Walther V, Brendel W. Stoβwellentherapie zur Behandlung von Nierensteinen. MMW Munch Med Wochenschr. 1983;125:151-5.

19. Chaussy C, Schmiedt E, Jocham D, Schüller J, Brandl H. Extrakorporale Stoβwellenlithotripsie Beginn einer Umstrukturierung in der Behandlung des Harnsteinleidens? Urologe A. 1984;23:25-9.

20. Miller K, Fuchs G, Rassweiler J, Eisenberger F. Extracorporeal shock wave lithotripsy:one year experience with the Dornier lithotripter. Eur Urol. 1985;11:145-9.

21. Drach GW, Dretler S, Fair W, Finlayson B, Gillenwater J, Griffith D, Lingeman J, Newman D. Report of the United States cooperative study of extracorporeal shock wave lithotripsy. J Urol. 1986;135:1127-33.

第十二章
经皮肾镜取石术的发展

Sutchin R. Patel and Stephen Y. Nakada

在 20 世纪 50 年代中期以前,开放取石手术是治疗肾结石的标准方法。Joseph Hyrtl (1882 年)和 Max Brodel(1902 年)通过研究,发现了肾中线后方 5mm 的平面区域存在相对无血管平面[1,2]。后来 Howard Kelly 发现解剖标记位置在经过大约三分之二的肾脏纵行切面,在此处行肾盂切开取石手术治疗是相对安全的[2]。直到 1941 年,Rupel 和 Brown 才第一次进行了肾镜检查,他们将一个硬式的膀胱镜通过肾造瘘管,在开放手术中将结石移除[3]。为能顺利到达肾盏,早期开放手术中用于探查肾盂的器械都是硬式的直角镜。这与后来经皮肾镜取石术中使用的具有线性操作通道的肾镜不同[4]。

经皮肾造瘘术

1865 年来自大奥蒙德街儿童医院的儿科泌尿科医生 Thomas Hillier 报道了一篇名为"一名 4 岁反复肾积水男孩的治疗"的个案,他利用经皮穿刺反复引流一例儿童肾积水,最终诊断为肾盂输尿管交界处的梗阻[5]。加州大学洛杉矶分校(University of California at Los Angeles,UCLA)泌尿系的第一位主任 Willard Goodwin 是第一个留置经皮肾造瘘管的人。1955 年,Goodwin 医生在做肾动脉造影时,将一根针置入积水的肾集合系统。他注入造影剂,完成了第一次顺行肾脏造影检查。然后他留置了肾脏引流管,成为现代第一个放置的肾造瘘管。在他的论文中,他阐述了最佳的穿刺位置是"在后正中线外侧的五指宽处,如果存在第 13 根肋骨,则穿刺位置应该在第 13 根肋骨处"[6,7]。Goodwin 医生的经皮方法使人们认识到可以通过经皮通道进入肾脏。

到 1976 年,Fernstrom 和 Johansson 第一个描述了在透视[8]下通过经皮肾造瘘术。在后来的一篇论文中,他们描述了使用聚乙烯扩张材料进行[9]扩张。在透视辅助下用于取出肾结石的仪器包括 Dormia 篮,当 Dormia 篮进入肾盂后,通过选择器放置来帮助瞄准和操作篮,以及用于 X 射线透视下取出结石的 Randall 钳。

腔道泌尿外科与 PCNL 的推广

Arthur Smith 医生在 1978 年报道了第一例顺行留置支架管,当时他通过经皮肾造瘘术将 Gibbons 支架植入到一个输尿管再植术后尿瘘患者体内,并使瘘口愈合[10]。他创造性地描述了一定范围内在泌尿生殖道进行可控操作的"腔道泌尿外科"的小册子。当他的住院医生读到这个标题,就和一些放射科医生一起,将它改名为"普通泌尿外科学的终结"[11]。史密斯医生的早期实验引领了腔道泌尿外科的新领域,并永远改变我们治疗肾和输尿管结石的方法(图 12.1)。他与 Zuniga、Clayman 和 Amplatz 博士合作的一篇论文最早描述了连续从 25 名患者取出 63 枚结石,成功率很高[12]。失败主要发生于漏斗形狭窄而无法到达的结石部位或结石嵌在肿胀的黏膜中。关于腔道泌尿外科诞生的第一手资料可在本书第七章找到。

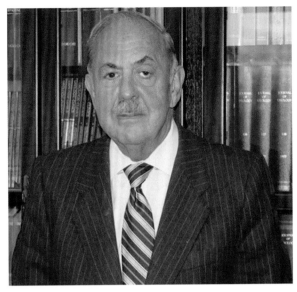

图 12.1　Dr. Arthur Smith,腔道泌尿外科之父

Smith 医生与介入放射学家和医疗发明家 Kurt Amplatz 的合作带来大量的创新,极大地推动了 PCNL(percutaneous nephrolithotomy,经皮肾镜取石术)的发展。如今,大多数网篮和扩张器仍然以 Amplatz 医生进行命名[11](图 12.2)。在科技飞速发展的时代,大量辅助工具和各种取石网篮应用在 PCNL 手术时取出结石碎片。1926 年,W. A. Council 发明多功能金属取石网篮[13]。对早期的取石器械进行了大量的改进,最终形成了更灵活的 Dormia 取石器(1958 年),其金属丝具有显著的抗拉强度,且造成的创伤很小[14]。

当试图建立肾造瘘通道进行扩张时,最初使用的是用于血管造影的丝状导管。史密斯医生写道:"然而,事实证明这很难在导丝上进行操作,针对这一点我们设计了扩张器,以适应血管造影导管。然后,我们发现这样扩张输尿管肾盂连接部会引起尿外渗,因此我们在扩张器的尖端放置了一条金属带以区分系统的各个部分。[11]"我们今天用于 PCNL 的许多设备都是在这个时代发展起来的。Amplatz 博士开发的筋膜和球囊扩张器至今仍在使用,Alken 博士开发的同轴伸缩金属扩张器也在继续使用。

Dr. Wockham 说,最初的手术过程

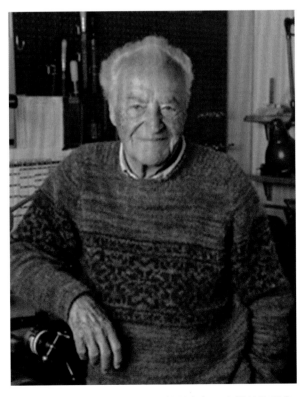

图 12.2　Dr. Kurt Amplatz,放射学家与医疗器械发明家

需要数天时间。在顺利建立较小的经皮肾通道并置入扩张导管后,需要数天的时间将其扩张到 22~26Fr 的大小,然后撤出扩张导管,置入 21Fr 的标准膀胱镜进入集合系统进行操作[12]。随着技术的逐渐成熟,以上手术过程逐渐发展到今天的一步法。

尽管 PCNL 的技术有了发展,但这一技术的广泛传播还应归功于腔道泌尿外科协会的建立和基于猪模型的泌尿外科医生相关培训。1984 年在联邦德国 Mainz 举办的第二届全球经皮肾镜大会上,超过 3 000 例的 PCNL 病例被汇报且其总手术成功率超过了 90%。正是在这一时期,PCNL 被认为是一种较好的替代开放手术的方法[15]。在纽约举办的第三届 WCE 大会之前,腔道泌尿外科协会成立。在 Arthur Smith 的领导下,该学会及其会员对 PCNL 发展和创新作出了重大贡献。Ralph Clayman 医生通过建立以猪肾模型为中心的腔道泌尿外科教学体系,使得美国泌尿外科医生可以更快地适应这种手术方式,客观上起到了推广该技术的效果[11]。

20 世纪 80 年代,在结石治疗的微创化发展过程中 PCNL 技术亦得到了快速的发展。在欧洲,PCNL 技术在德国医生 Alken、奥地利医生 Marberger、英国医生 Wickham 和 Kellet 这些先驱者的努力下获得了广泛认可。在美国,PCNL 技术在梅奥医学中心的 Segura 团队、明尼苏达大学的 Smith 医生和 Clayman 医生的推动和创新之下,也获得广泛接受。虽然最初 PCNL 技术仅适用于那些不适合进行开放手术的患者,但是随着技术和辅助工具的快速发展,PCNL 很快便成为了治疗较大结石的可选手术方式[4,16]。

光学技术

光学泌尿内窥镜的历史已被详细记载,并在本书第三章[16]中予以介绍。Philipp Bozzini 在 1806 年发明了 lichtleiter,即"光导管",用于观察人体[17]的孔道。1867 年,被称为"内窥镜检查之父"的 Antonin Desormeaux 发明了一种可开口的管状内窥镜来检查膀胱,并使用这个设备进行了第一个内窥镜检查手术[16]。1879 年,Maximilian Nitze 和 Joseph Leiter 发明了第一个现代膀胱镜[18]。在 20 世纪 50 年代后期,Harold Hopkins 发明了杆状透镜系统,它减少了透镜之间的空间,从而提高了图像的清晰度和分辨率[19,20]。光学技术的进步带来了更好的膀胱镜,后来膀胱镜又被用作早期的肾镜。在 20 世纪 80 年代,硬式传统膀胱镜被带有较大工作通道的肾镜所取代,从而可以使用取石网篮和电子液压碎石仪等多种多样的辅助设备[4]。

由最早的间接光源发展到加热的铂丝光源,继而再到白炽灯泡光源,光源的发展进步在膀胱镜的技术进步中起到了举足轻重的作用[16,21]。Basil Hirschowitz 于 1957 年开发了第一台用于肠胃病学的光纤内窥镜[22]。1960 年,Victor Fray Marshall 公开演示了使用光纤内窥镜进行顺行的肾盂及输尿管镜检查,并最终观察到了盆腔及末端输尿管[23]。1960 年代,现代意义上的光纤技术诞生并发展,同时顺应了软式内窥镜检查/输尿管镜检查的技术发展潮流,最终有助于微创技术清除结石。1969 年由 George Smith 和 Willard Boyle 发明了用于电子视频记录的电荷耦合器件(CCD,charge-coupled device)也从很大程度上改进了成像质量。

碎石技术

人类从一开始就在碎石。随着技术的进步,针对大且质硬的结石,我们在粉碎更大、更坚硬的结石方面变得越来越高效和安全。于是现代发展和采用的各种碎石装置,以及钛激光的应用提高了碎石率和清石率[9]。早在 20 世纪 70 年代,超声波碎石技术就已经很发达了。1977 年,Karl Kurth 提出通过肾造瘘管清除巨大结石的方法,当时他描述了在 PCNL 中使用超声碎石(之前用于膀胱结石)来粉碎鹿角样结石[24]。1913 年,Reinhold Wappler 观察到,"不论是质地较硬或较软的膀胱结石,电火花与其表面接触均能导致结石的崩解"[9]。然而,直到 1950 年,LA Yutkin 才获得了应用液电冲击波的专利。他给他的发现起名为"液电效应",用来描述在液态[25]中产生强大高电压弧放电。气压碎石术是在 1990 年代初期随着 Swiss 碎石术(波士顿科技公司)的发展而引入的[26]。该技术利用超声波和气压碎石的联合装置,以加速结石分裂。CyberWand 碎石机是由 Jet Propulsion 实验室和 Cybersonics 公司联合开发的一种双超声探头。该技术创立于 2000 年,利用低功率和低轴向在诸如玄武岩等坚硬的岩石上转出 0.5 英寸的孔,从而从行星、小行星和彗星上获取样本。它依靠一种使用压电晶片产生高频振动并在低频转换成锤击作用的新机制。该钻机技术已经成功用于从南极勘探到火星探测(好奇号火星探测仪)过程中获取岩心样本。后来对该技术的超声探头等进行改进和完善,最终用于 PCNL 术中[27]。

爱因斯坦在 1917 年描述了通过受激辐射进行光放大的过程(激光,LASER),然后直到 1954 年才由贝尔实验室的 J. P. Gordon 和 C. H. Townes 实现了人类历史上的首次受激微波辐射(MASER)过程。医用激光最早产生在 1960 年代初期[9]。Nd：YAG 固基激光器也于 1961 年被发明。Mulvaney 和 Beck 在 1968 年首次尝试使用红宝石激光进行碎石过程[28,29]。YAG-钬激光可以击碎任何类型的泌尿系统结石,故该激光器的发明极大地促进了激光碎石技术的发展。联合使用软镜肾镜检查和钬激光碎石术,泌尿外科医生可以击碎位于非穿刺盏的其他部位的肾盂肾盏结石。

放射学技术

放射学的发展在 PCNL[30]的发展中占有极为重要的地位。

2002 年,Dr. Segura 写道:"……X 射线透视的广泛应用在现代经皮肾造瘘管置入术中具有极为重要的作用。我相信,如果在那个时候有类似于'腔道泌尿外科手术台'的东西存在,将会是我们泌尿外科医生而不是放射科医生,将放射透视球管置入其中[31]"。

1895 年,Wilhelm Roentgen 观察到,在一间黑暗的房间里,高电压通过一个有盖的真空管,会导致一个铂氰化物覆盖的屏幕发出荧光,他称之为"X 射线"。Roentgen 的工作成为放射学的基础,他在 1902 年被授予第一届诺贝尔物理学奖[32]。1896 年,透视仪的发展使得人们可以不用处理胶片或 X 线片就能观察到物体。透视仪是由一个一端有目镜、另一端有屏幕的锥体组成,可以将 X 射线转换成光。1948 年,来自 Westinghouse 家族的 J. W. Coltman 发明了图像增强管,使图像增强了近 500 倍,从而使屏幕上的图像在正常照明[32]下仍然可见。X 射线透视的改进将导致当今 C 型臂技术的成熟和发展,这将进一步协助 PCNL 术中建立穿刺通道。

肾脏解剖知识对于安全进入集合系统是至关重要的。在 1990 年代,Francisco Sampaio 从尸体获得相关信息并最终构建肾脏集合系统和血管解剖结构的示例模型,协助泌尿外科医生得出了从肾盏穹隆顶部而不是漏斗部穿刺进入肾脏集合系统具有最小的出血风险的理论。与三维模型中的血管系统相比[33],这一理论可以更好地描述肾集合系统。放射学的发展为更安全、更精准的肾脏穿刺提供了保证的同时,由 Godfrey Hounsfield 工程师(1979 年获诺贝尔生理学或医学奖)和神经放射学家 James Ambrose 共同发明的 CT 也极大地帮助了术前的手术计划制订和术后的清石率评估[34,35]。

PCNL 的进一步发展与特性

许多技术的进步也持续推进了肾结石治疗的过程。John Wickham 医生在 1984 年报道了第一例无管化 PCNL 术,但直到 1987 年 Bellman 医生发表该术式才被接受[36,37]。由约翰霍普金斯医学中心的 Louis Kavoussi 发明了经皮肾镜通道机器人,可以自动化地将穿刺针置入集合系统[38]。1987 年,Gabriel Valdivia 医生实施了首例平卧位的 PCNL 术[39]。

随着 PCNL 术的广泛使用和临床经验的逐步积累,逐渐催生了 Lower Pole I 等大型研究,促进了 AUA 鹿角形结石指南的形成,开展了基于 CROES(Clinical Research Office of the Endourological Society,腔道泌尿外科协会临床研究处)组织的 PCNL 术大规模国际性研究,最终得出了关于清石率和术中并发症的共识性、特征性结论[40~42]。术前结石评分系统(S. T. O. N. E,Guy 和 CROES 肾结石评分系统)用于协助预测 PCNL 术的预后,主要包括清石率、住院日、并发症发生率等内容[43]。随着我们不断创新,我们将使 PCNL 创伤更小,成功率更高,并发症风险更低。

结论

多种技术的融合为 PCNL 的出现和发展作出了巨大贡献:从具有偶然性和预见性的,由 Willard Goodwin 医生置入的第一根肾造瘘管开始,腔道泌尿外科技术的创立、光学技术的进步、术中透视导航技术的发展、CT 技术对于术前评估的使用以及碎石设备和技术的进步均具有重大意义(表 12.1)。这些创新在现代 PCNL 中达到了顶峰,使我们得以履行希波克拉底的义务:"I will not cut for stone"。

表 12.1　现代经皮肾镜发展的时间表[30]

年份	新技术
1941	Rupel 和 Brown 首次经肾造瘘通道取石术[3]
1950s	现代影像透视技术得到发展[32]
1950	LA Yutkin 发现水中电极冲击波可以碎石[28]
1955	第一次留置经皮肾造瘘管[6]
1960	Victor Fray Marshall 第一次进行经皮肾镜和输尿管镜检查[23]
1961	Nd:YAG 固态激光的发展[9]
1968	Mulvaney 和 Beck 应用宝石激光碎石[28]
1969	Smith 和 Boyle 发明了充电荷耦合装置[16]
1970s	超声碎石技术发展[9]
1971	Hounsfield 和 Ambrose 发明了第一台 CT 扫描仪[32]

续表

年份	新技术
1976	Fernstrom 和 Johansson 第一次完成通过肾造瘘口取石术[8]
1977	Karl Kurth 用经皮肾镜行鹿角样结石超声碎石术[24]
1978	Arthur Smith 第一次经肾造瘘顺行留置输尿管支架管[10]
1982	Ralph Clayman 应用猪肾模型以提高并传播经皮肾镜技术[11]
1982	第一届世界腔道泌尿外科代表大会在英国伦敦召开
1984	腔道泌尿外科协会成立
1984	Wickham 第一次演示了无管化经皮肾镜手术[36]
1987	Valdivia 第一次演示了仰卧位的经皮肾镜手术[39]
1992	气压弹道碎石技术出现[26]

（张登翔　译，王刚　熊耕砚　审校）

参考文献

1. Schultheiss D, Engel RM, Crosby RW, et al. Max Brodel (1870—1941) and medical illustration in urology. J Urol. 2000;164:1137-42.

2. Murphy LJ. The history of urology. Springfield:Charles C Thomas Publisher; 1972. p. 226.

3. Rupel E, Brown R. Nephroscopy with removal of stone following nephrostomy for obstructive calculus anuria. J Urol. 1941;46:177-82.

4. Yuhico MP, Ko R. The current status of percutaneous nephrolithotomy in the management of kidney stones. Minerva Urol Nefrol. 2008;60:159-75.

5. Bloom DA, Morgan RJ, Scardino PL. Thomas Hillier and percutaneous nephrostomy. Urology. 1989;33:347-50.

6. Palapattu GS, Bloom DA, Smith RB, Boxer RJ, Willard E. Goodwin:educator, innovator and pioneer. J Urol. 2004;172:40-4.

7. Goodwin WE, Casey WC, Woolf W. Percutaneous trocar(needle) nephrostomy in hydrone-phrosis. JAMA. 1955;157:891.

8. Fernstrom I, Johannsson B. Percutaneous pyelolithotomy. A new extraction technique. Scand J Urol Nephrol. 1976;10:257-9.

9. Shah J, Whitfield HN. Urolithiasis through the ages. BJU Int. 2002;89:801-10.

10. Smith AD, Lange PH, Miller RP, Reinke DB. Introduction of the Gibbons ureteral stent facilitated by antecedent percutaneous nephrostomy. J Urol. 1978;120:543-4.

11. Smith AD. A personal perspective on the origins of endourology and the endourological soci-ety. J Endourol. 2002;16:705-8.

12. Castaneda-Zuniga WR, Clayman R, Smith A, Rusnak B, Herrera M, Amplatz K. Nephrostolithotomy:percutane-ous techniques for urinary calculus removal. J Urol. 2002;167:849-53.

13. Council WA. A new ureteral stone extractor and dilator. JAMA. 1926;86:1907-8.

14. Dormia E. Due nuovi apparecchi per la rimozione dei calculi dall'uretere. Urologia. 1958;25:225-33.

15. Dasgupta P, Rose FK, Wickham JE. Percutaneous renal surgery:a pioneering perspective. J Endourol. 2006;20:

167-9.

16. Moran ME. History of ureteroscopy. In: Monga M, editor. Ureteroscopy: indications & tech-nique. New York: Springer Science &Business Media; 2013. p. 3-12.

17. Engel RM. Philipp Bozzini—the father of endoscopy. J Endourol. 2003;17:859-62.

18. Herr HW. Max Nitze, the cystoscope and urology. J Urol. 2006;176:1313-6.

19. Samplaski MK, Jones JS. Two centuries of cystoscopy: the development of imaging, instru-mentation and synergistic technologies. BJU Int. 2009;103:154-8.

20. Hopkins HH, Kapany NS. A flexible fiberscope, using static scanning. Nature. 1954;173:39-41.

21. Moran ME. The light bulb, cystoscopy and Thomas Alva Edison. J Endourol. 2010;24:1395-7.

22. Hirschowitz BI. A personal history of the fiberscope. Gastroenterology. 1970;36:864-7.

23. Marshall VF. Fiber optics in urology. J Urol. 1964;91:110-4.

24. Kurth KH, Hohenfellner R, Altwein JE. Ultrasound litholopaxy of a staghorn calculus. J Urol. 1977;117:242-3.

25. Denstedt JD, Clayman RV. Electrohydraulic lithotripsy of renal and ureteral calculi. J Urol. 1990;143:13-7.

26. Denstedt JD, Eberwein PM, Singh RR. The Swiss Lithoclast: a new device for intracorporeal lithotripsy. J Urol. 1992;148:1088-90.

27. Patel R, Faiena I, Elsamra S. From moon rocks to kidney stones: a look at the evolution of the cyberwand. J Urol. 2016;195(4S, supplement):e524.

28. Gross AJ, Herrmann TR. History of lasers. World J Urol. 2007;25:217-20.

29. Mulvaney WP, Beck CW. The laser beam in urology. J Urol. 1968;99:112-5.

30. Patel SR, Nakada SY. The modern history and evolution of percutaneous nephrolithotomy. J Endourol. 2015;29:153-7.

31. Segura JW. Percutaneous trocar(needle)nephrostomy in hydronephrosis. Editorial Comment. J Urol. 2001;167:829.

32. Kotecha R, Toledo-Pereyra LH. Beyond the radiograph: radiological advances in surgery. J Invest Surg. 2011;24:195-8.

33. Sampaio FJ, Zanier JF, Aragao AH, Favorito LA. Intrarenal access: 3-dimensional anatomical study. J Urol. 1992;148:1769-73.

34. Thiruchelvan N, Mostafid H, Ubhayakar G. Planning percutaneous nephrolithotomy usirn mul-tidetector computed tomography urography, multiplanar reconstruction and three-dimensional reformatting. BJU Int. 2005;95:1280-4.

35. Park J, Hong B, Park T, Park HK. Effectiveness of noncontrast computed tomography in evaluation of residual stones after percutaneous nephrolithotomy. J Endourol. 2007;21:684-7.

36. Wickham JE, Miller RA, Kellet MJ, et al. Percutaneous nephrolithotomy: one stage or two? Br J Urol. 1984;56:582-5.

37. Bellman GC, Davidoff R. Candela et al. Tubeless percutaneous renal surgery. J Urol. 1997;157:1578-82.

38. Caddeddu JA, Stoianovici D, Kavoussi LR. Robotic surgery in urology. Urol Clin North Am. 1998;25:75-85.

39. Valdivia-Uria JG, Lanchares E, Villarroya S, Taberner J, Abril G, Aranda JM. Nefrolitectomia percutanea: Tecnica simplificada(nota previa). [Percutaneous nephrolithotomy: simplified technique(preliminary report)]. Arch Esp Urol. 1987;40:177-80.

40. Albala DM, Assimos DG, clayman RV, Denstedt JD, Grasso M, Gutierrez-Aceves J, Kahn RI, Leveillee RJ, Lingeman JE, Macaluso JN Jr, Munch LC, Nakada SY, Newman RC, Pearle MS, Preminger GM, Teichman J, Woods JR. Lower Pole I: a prospective randomized trial of extracorporeal shock wave lithotripsy and percutaneous nephrostolithotomy for lower pole nephrolithiasis-initial results. J Urol. 2001;166:2072-80.

41. Preminger GM, Assimos DG, Lingeman JE, Nakada SY, Pearle MS, Wolf JS Jr., AUA Nephrolithiasis Guideline

Panel. Chapter 1：AUA guideline on management of staghorn calculi：diagnosis and treatment recommendations. J Urol. 2005；173：1991-2000.

42. Tefeki A，van Rees Vellinga S，de la Rosetter J. The CROES percutaneous nephrolithotomy global study：final report. J Endourol. 2012；26：1536-9.

43. Labadie K，Okhunov Z，Akhavein A，Moreira DM，Moreno-Palacios J，Del Junco M，Okeke Z，Bird V，Smith AD，Landman J. Evaluation and comparison of urolithiasis scoring systems used in percutaneous kidney stone surgery. J Urol. 2015；193：154-9.

第十三章
放射影像学简史及其在泌尿外科领域的应用

Lori Mankowski Gettle and Perry J. Pickhardt

简介

在泌尿生殖系统影像诞生之初,其特异性不尽人意,许多影像学上的异常发现都需要在外科手术中才能得到证实。1895 年 Wilhelm Roentgen 发现 X 射线,此后不久腹部平片就被应用于泌尿生殖系统成像,用以评估肾脏(kidney)、输尿管(ureter)和膀胱(bladder)的形态,因此也被简称为 KUB。X 线摄影可以清楚地显示出大的尿路结石,但由于前方肠管遮挡,对软组织的显像不甚清晰。为了利用影像学手段更清晰地描绘出泌尿生殖系统的正常结构和病理异常,专业人员对造影剂对比成像做出了探索。最初的造影剂多以逆行方式注入泌尿系统,包括金属探针、铋或银化合物和碘化钠等[1]。这种成像方式更清楚地显明了输尿管和肾集合系统,但对于肾脏实质仍所知甚少。20 世纪 20 年代,泌尿系统放射学发展迅速,排泄性尿路造影的诞生揭开了泌尿系解剖学和生理学的神秘面纱[1]。不断改良的造影剂和日趋成熟的横断面成像技术使泌尿生殖系统影像可以更加广泛地应用于制定手术计划,同时避免对患者进行其他不必要的医疗干预。

在这些先进技术问世以前,影像学检查往往只能显示出疾病的继发征象,对泌尿生殖系统疾病的确诊通常依赖于侵入性检查。当前有大量经过优化的成像技术应用于临床,从肾上腺髓样脂肪瘤的诊断到睾丸癌的分期,更多泌尿外科的疾病都可以通过影像学手段检出。部分影像学技术可以同时达到解剖学和功能学成像,以预测患者对治疗的反应,如正电子发射计算机断层显像(positron emission tomography-computed tomography,PET-CT)和影像生物标志物。泌尿系统放射学涵盖了几乎所有的影像学成像手段,包括 X 线、超声、计算机断层扫描(computed tomography,CT)、磁共振成像(magnetic resonance imaging,MRI)和核医学。考虑到该领域涉猎内容过于广泛,我们在这一章节中将主要针对三种疾病简要讨论泌尿系统放射学的发展史——肾细胞癌(renal cell carcinoma,RCC)、尿石症和尿路上皮癌。

肾细胞癌影像学简史

腹部 X 线检出、诊断肾脏占位的作用有限。肾细胞癌在腹部平片中可能表现为肾影增大、肿块内钙化等征象,但这些表现并不具有特异性,也常常会被正常的解剖结构掩盖。相较之下,它对肾细胞癌继发的骨转移灶或肺转移灶检出则更加灵敏(图 13.1)。给予胃肠道

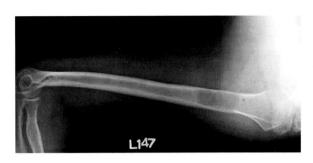

图 13.1　左侧肱骨 X 线示溶骨性病灶伴膨胀,与肾细胞癌转移灶表现相符

造影剂后,通过 X 线摄影可以看到肾脏占位导致的其他间接征象,如肾脏增大造成邻近的胃、结肠移位。由于腹膜后占位也可出现器官移位、转移病灶等征象,仅通过间接征象进行鉴别诊断范围太大。向肾周脂肪囊中注入氧气或二氧化碳联合 X 线摄影也可以用来评估肾脏轮廓,称为"充气造影术"。然而这一侵入性检查对于肾脏占位的检出率并不理想。

1906 年,Friedrich Voelcker 和 Alexander Von Lichtenberg 以银胶体溶液 collargol 作为造影剂,首次描述了逆行肾盂造影。1925 年,泌尿科医生 William Braasch 和影像科医生 Russell Carman 描述了肾脏占位在逆行肾盂造影中的表现,包括肾盏、肾盂、肾盂输尿管连接处的伸长、缩短、闭塞或扭曲[2]。这些影像学表现可以将鉴别诊断的范围缩小至炎症性病变和肿瘤性病变,但最终确诊仍需依赖外科手术后的病理结果。逆行肾盂造影属于侵入性检查,因此可能会增加感染和器械所致穿孔的风险。同时,应用重金属造影剂还可能导致局部组织中毒。

1923 年,Earl Osborne 描述了静脉注射碘化钠行排泄性尿路造影在梅毒治疗中的应用价值。排泄性尿路造影可令部分患者的肾实质、集合系统、输尿管和膀胱显影[3](图 13.2),是肾脏实质显像的一大进展。但部分造影剂成像效果欠佳,并且出现了多种毒副作用,这些都限制了排泄性尿路造影的应用。为了寻找一种实用性更强的静脉尿路成像造影剂,Moses Swick 对多种化合物进行了试验。1929 年,他发现了碘吡酸钠[1]。与以往的含碘造影剂相比,碘吡酸钠的副作用更少,且具有良好的水溶性,几乎全部通过尿液排泄。静脉尿路造影的诞生使非侵入性诊断膀胱和输尿管疾病成为可能。由于碘吡酸钠的排泄依赖于有功能的肾单位,因此这种成像方法还可以同时反应肾脏功能。

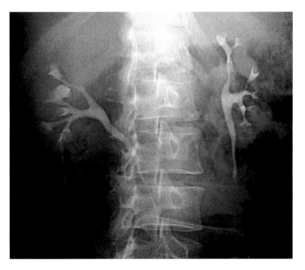

图 13.2　静脉尿路造影示右肾上极肾细胞癌,肾占位致肾上盏受压变窄

接下来的几十年中,肾脏排泄性尿路造影所使用的造影剂不断升级。在此期间,静脉排泄性尿路造影[也称为静脉肾盂造影(intravenous pyelography,IVP)]和逆行肾盂造影成为肾脏成像的两大主要方法。一次偶然的机会中,医生们将含碘造影剂直接注射入患者的主动脉,并发现多数患者可以耐受此种操作,这使得肾血管造影成为可能。1957 年,Arthur Evans 报道了肾细胞癌在肾血管造影中的表现。他将最大 18G 的针头直接穿刺进入腹腔干以上的主动脉腔,并注入静脉尿路造影中所使用的同种造影剂[4]。通过精细的成像,肾血管造影可

以分辨出无血管的肾囊肿和内含血管的肾脏占位。肾细胞癌内可见脉管系统扩张、血管杂乱或瘀积,但肿瘤内部的无强化坏死区可能会影响上述血管表现(图 13.3)。在 Evans 报道的 236 例病例中,肾血管造影诊断肾脏恶性肿瘤的准确度高达 95%[4]。1953 年,随着 Seldinger 技术的发展,选择性肾血管造影的应用逐渐广泛[5],肾脏疾病的影像学诊断工作也从泌尿科更多地转移到了影像科[1]。

即便肾脏影像学进展突出,肾囊肿和实体肿瘤的鉴别往往还是依赖于抽吸活检,横断面成像技术的诞生则打破了这一现状。1968 年,一个来自费城阿尔伯特·爱因斯坦医学中心的医疗团队描述了利用 A 型超声鉴别肾脏实体肿瘤和肾囊肿的方法[6]。1972 年,Godfrey Hounsfield 成功设计计算机断层扫描(CT),这给泌尿系统放射学带来了翻天覆地的变化,CT 很快成为肾脏占位检出及定性的首选影像学方法。CT

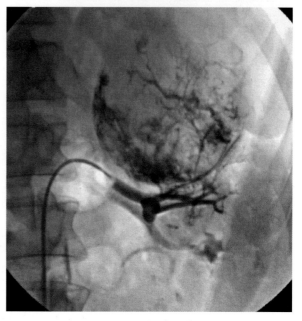

图 13.3　使用 Seldinger 技术行选择性肾动脉造影,示左肾上极巨大肾细胞癌。可见上极肾脏轮廓变形、远端血管异常增粗、造影剂浓聚

检查受患者自身变异的干扰较小,且注入造影剂后可获得多期增强,有助于明确肾脏占位的性质(图 13.4)。1986 年,Morton Bosniak 发表了著名的肾脏囊肿分级系统,至今仍用于评估肾囊肿的 CT 和超声检查结果[7](图 13.5 和图 13.6)。随着 CT 检查应用增加,肾囊肿的 Bosniak 分级系统也在不断优化[8]。

磁共振成像(MRI)则花费了更长时间才在泌尿系统影像学领域发挥出自己独特的优势。MRI 诞生于 20 世纪 70 年代,由于花费昂贵、检查耗时等缺点,使得它在问世后近十年的时间里都未能广泛应用于肾脏占位的成像[9]。MRI 可用于评估肾细胞癌是否累及肾静脉和下腔静脉[10]。因此,MRI 常作为 CT 的补充用于肾细胞癌的诊断,但 MRI 在评估血管受累情况中更具优势,也适用于含碘造影剂使用禁忌的患者(图 13.7)。

未来,肾细胞癌成像领域可能再添一员大将——超声造影(contrast enhanced ultrasound, CEUS)(图 13.8)。2016 年春季,美国食品药品监督管理局批准了一种用于评估肝脏占位的超声造影剂。在此背景下,美国各医疗中心将会对 CEUS 在诊断和定性肾脏病变

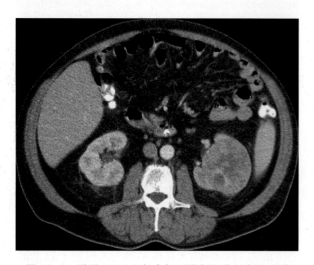

图 13.4　增强 CT 示左肾中部不均匀强化的肾细胞癌

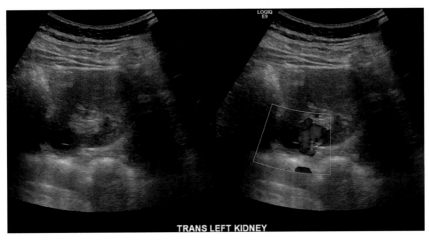

图 13.5 超声检查示左肾上极 Bosniak 2 级肾囊肿

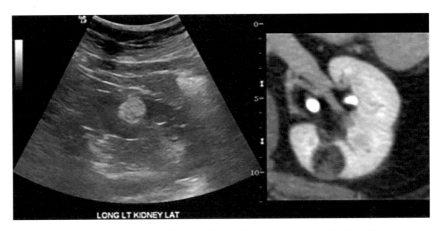

图 13.6 超声检查示左肾中部高回声实性病变。增强 CT 示病变内脂肪成分，表现与血管平滑肌脂肪瘤相符

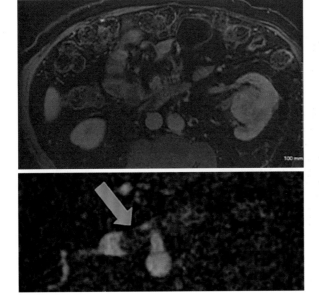

图 13.7 增强 MRI 示不均匀强化的左肾细胞癌及左肾静脉和下腔静脉增粗,可见血管内瘤栓(箭头所指)

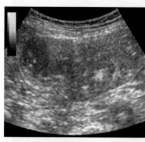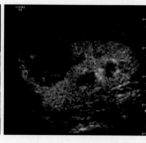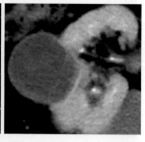

图 13.8　超声造影（中图）示 CT 所示的肾脏占位内纤细分隔强化。经穿刺确诊为肾细胞癌

方面的应用价值开展持续性研究。CEUS 在避免电离辐射的同时还可以实时监测病变的增强效果，确为一种值得探索的新型影像学检查手段。同时，越来越多的医学中心开始将这种技术用于引导肾脏占位经皮穿刺，成为其另一大应用价值。

尿石症影像学简史

在 1895 年 Wilhelm Roentgen 发现 X 射线后的第二年，X 线即被报道用于检出尿路结石[1]。在 CT 可用以前，X 线是检出阳性结石最简便的方法。腹部 X 线可以发现 90%～95% 的尿路结石[11]。静脉尿路造影则被用于验证结石是否位于输尿管内或造成尿路梗阻。然而，对于阴性结石，则须与尿路出血、尿路上皮肿瘤等相鉴别。超声检出尿路梗阻的敏感度极高（98%～100%），但探查尿路梗阻病因（最常见的是尿路结石）时则不尽人意（图 13.9 和图 13.10）。1985 年，Faye Laing 比较了急诊科用超声和排泄性尿路造影对急性腰痛患者的评估效果。此次研究中，Faye Laing 仅应用了灰阶超声，而非灰阶超声和彩色多普勒超声相结合。结果发现，与静脉尿路造影相比，灰阶超声仅可检出 14% 的阻塞性尿路结石[12]。

1977 年，CT 诞生之初，已有学者描述了肾实质或肾盏内结石的 CT 成像[13]。随着 CT 的广泛应用，它在鉴别尿路结石和其他充盈缺损病变时的价值逐渐显现。Michael Federle 报告了 9 例 CT 检出的尿路结石，其中 7 例在 X 线中均不显像[14]。CT 可以快速且准确地显示出尿路结石的位置、尿路梗阻的程度，并与其他导致充盈缺损的血块或肿块相鉴别（图 13.11）。同时，CT 还可以检出导致腰痛和血尿的其他病因。根据最新的 2015 年美国放射学会适宜性标准，平扫 CT 是疑似尿石症患者的首选影像学检查[15]。

双能 CT（DECT，dual-energy CT）可

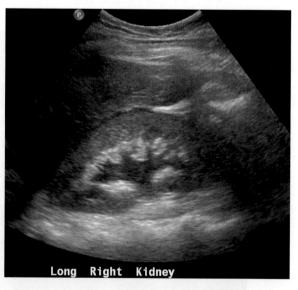

图 13.9　超声检查示阻塞性输尿管膀胱连接处结石导致的右侧上尿路轻度积水

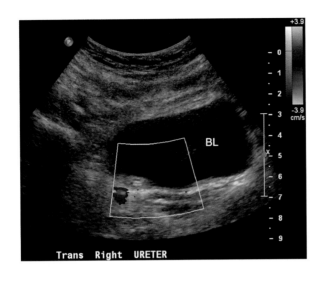

图 13.10　彩色多普勒超声检查右侧输尿管末端示输尿管膀胱（BL）连接处高回声结石

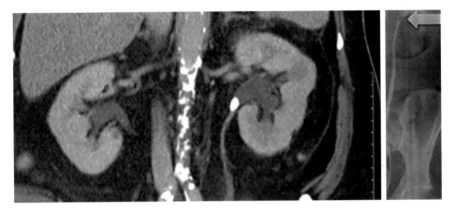

图 13.11　CT 示左侧肾盂输尿管连接处阻塞性结石伴轻度肾积水。在置入肾输尿管支架前使用逆行肾盂造影确定结石位置（箭头所指）

用于定性尿路结石的组成成分，以此指导后续治疗。一项纳入 213 例尿路结石的研究表明，双能 CT 诊断尿路结石的敏感度可达 98%，并且在鉴别尿酸结石和非尿酸结石方面具有很高的特异性。相较于平扫 CT，双能 CT 并不会增加有效辐射剂量[16]。随着医学影像学的广泛应用，对辐射剂量的关注也日益增加。由于尿石症存在较大的复发可能，超声用于检出结石性疾病的可行性也受到了医学界的重视。一项发表于《新英格兰医学杂志》的研究纳入了 2 759 名就诊于急诊科的疑似尿石症患者。结论表明，在初次分诊时使用超声检查可以降低患者接受辐射的剂量，且总体预后无显著性差异。因此作者建议，疑似肾结石的患者应首选超声作为初筛检查[17]。

尿路上皮癌影像学简史

尿路上皮癌（既往称为移形细胞癌）的影像学表现与肾细胞癌和尿石症有相似之处。尿路上皮癌可表现为浸润性肾脏占位或集合系统、输尿管、膀胱内充盈缺损。腹部平片对于诊断尿路上皮癌并无明确价值，逆行肾盂造影是起初最常用于检出尿路上皮病变的影像学手段。与静止性充盈缺损提示肿瘤不同,可活动病变如血栓或 X 线阴性的尿路结石常表现为位置可变的充盈缺损,同时可伴有肾盏扩张、梗阻或侵蚀性病变。但逆行肾盂造影无法反映肾实质侵犯,这限制了其对尿路上皮癌的诊断价值(图 13.12)。静脉排泄性尿路造影被用于诊断尿路上皮癌已有数十年的历史,但其影像学表现多样且缺乏特异性,包括局限性充盈缺损、肾积水导致的肾脏增大等[18],需要与 X 线阴性的尿路结石、肾细胞癌、炎症性病变和其他肾脏良性病变等多种疾病相鉴别。

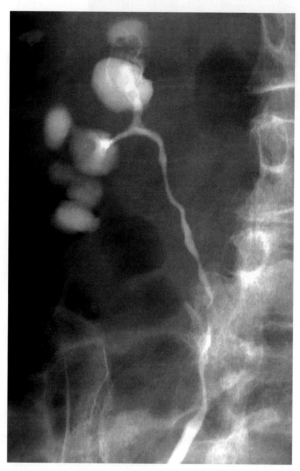

图 13.12　逆行肾盂造影示尿路上皮癌浸润导致的肾盂及上段输尿管不规则狭窄。可见肾盏明显扩张

　　超声检查最早于 1979 年被报道用于检出尿路上皮癌,其影像学表现与凝血块相似[19]。然而,超声检查难以鉴别尿路上皮细胞癌与其他肾脏肿瘤或炎症性病变,不能达到明确诊断的目的[18](图 13.13)。1981 年,一项研究纳入了 13 名平片未显示集合系统内充盈缺损的患者,以评估平扫或增强 CT 的诊断价值。结果显示,除在肿瘤分期方面具有一定优势外,CT 的诊断作用有限[20]。此后,CT 技术的不断优化使其诊断尿路上皮癌的价值显著提高,最终超过排泄性尿路造影,占据了上风(图 13.14)。在 21 世纪初,一项研究比较了排泄性尿路造影和 CT 尿路成像对 128 名疑诊尿路上皮癌的血尿患者的诊断价值,结果显示 CT 尿路成像的诊断准确度高达 94%,排泄性尿路造影则为 81%[21]。此外,CT 尿路成像可以用于评估尿路上皮癌的肿瘤分期(图 13.15 和图 13.16)。

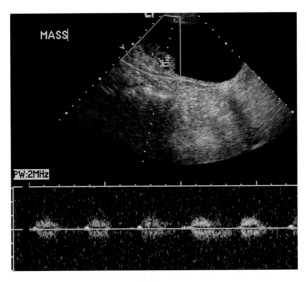

图 13. 13　超声检查示右侧输尿管开口附近尿路上皮癌内可见血流信号

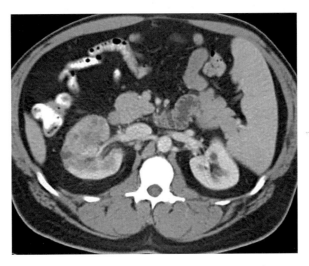

图 13. 14　增强 CT 示右侧浸润性尿路上皮癌

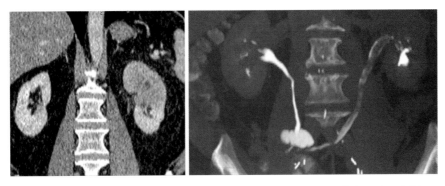

图 13. 15　CT 尿路成像示左肾上极浸润性尿路上皮癌,膀胱切除术后可见左侧输尿管内多发病灶

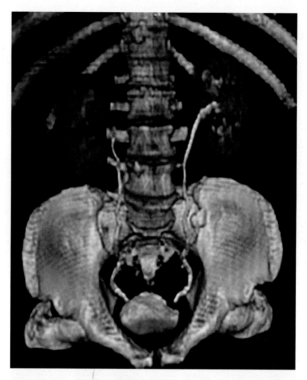

图 13.16　CT 尿路成像三维重建示左侧输尿管下段近输尿管膀胱连接处的尿路上皮癌,表现为占位样充盈缺损

　　根据目前的临床经验,对于疑诊尿路上皮癌的患者应行 CT 或 MR 尿路成像以评估上尿路形态。正如上文所提到的,MRI 检查时间长、检查费用高,应用有所受限。但 MRI 可以避免电离辐射,并且适用于含碘造影剂使用禁忌的患者。相较于 CT 检查,MR 尿路成像因其空间分辨率较低易漏诊小病灶[22]。美国放射学会建议对疑诊尿路上皮癌的血尿患者行 CT 尿路成像检查[23]。

总结

　　自 19 世纪后期发现 X 射线,此后的 120 余年中医学影像学取得了举世瞩目的进展。除传统的 X 线平片以外,直接或静脉注射造影剂使得肾脏和集合系统显像更加直观。横断面成像技术(如超声、CT 和 MRI)的进步更是大幅提升了非侵入性影像学检查对于泌尿系统疾病的诊断价值。

(孟畅　李志华 译,刘毅 审校)

参考文献

1. Elkin M. Stages in the growth of uroradiology. Radiology. 1990;175:297-306.

2. Braasch W,Carman R. The pyelographic and roentgenologic diagnosis of renal tumors. Radiology. 1925;4(6): 445-52.

3. Osborne ED,Sutherland CG,Scholl AJ,Rowntree LG. Roentgenography of the urinary tract during excretion of

sodium iodide. JAMA. 1923;80(6):368-73.

4. Evans A. Renal cancer:translumbar arteriography for its recognition. Radiology. 1957;69:657-62.

5. Seldinger S. Catheter replacement of the needle in percutaneous arteriography:a new technique. Acta Radiol. 1953;39:368-76.

6. Goldberg BB, Ostrum BJ, Isard JH. Nephrosonography:ultrasound differentiation of renal masses. Radiology. 1968;90:1113-8.

7. Bosniak MA. The current radiological approach to renal cysts. Radiology. 1986;158:1-10.

8. Bosniak MA. The Bosniak renal cyst classification:25 years later. Radiology. 2012;262(3):781-5.

9. Goldman SM, Sandler CM. Genitourinary imaging:the past 40 years. Radiology. 2000;215:313-24.

10. Choyke PL, Pollack HM. The role of MRI in diseases of the kidney. Radiol Clin North Am. 1988;26(3):617-31.

11. Thornbury JR, Parker TW. Ureteral calculi. Semin Roentgenol. 1982;17:133-9.

12. Laing FC, Jeffrey RB, Wig VW. Ultrasound versus excretory urography in evaluating acute flank pain. Radiology. 1985;154:613-6.

13. Sagel SS, Stanley RJ, Levitt RG, Geisse G. Computed tomography of the kidney. Radiology. 1977;124:359-70.

14. Federle MP, McAninch JW, Kaiser JA, Goodman PC, Roberts J, Mall JC. Computed tomography of renal calculi. Am J Roentgenol. 1981;136:255-8.

15. Moreno CC, Beland MD, Goldfarb S, Harvin HJ, Heilbrun ME, Heller MT, Nikolaidis Preminger GM, Purysko AS, Raman SS, Taffel MT, Vikram R, Want ZJ, Weinfeld RM, Yoo DC, Remer EM, Lockhart ME. Acute Onset Flank Pain-Suspicion of Stone Disease. Available at https://acsearch.acr.org/docs/69362/Narrative/. Accessed 12 Dec 2016.

16. Spek A, Strittmatter F, Graser A, Kufer P, Stief C, Staehler M. Dual energy can accurately differentiate uric acid-containing calculi from calcium stones. World J Urol. 2016;34:1297-302.

17. Smith-Bindman R, Aubin C, Bailitz RN, Bengiamin CA, et al. Ultrasonography versus com-puted tomography for suspected nephrolithiasis. N Engl J Med. 2014;371:1100-10.

18. Leder RA, Dunnick NR. Transitional cell carcinoma of the pelvicalices and ureter. Am J Roentgenol. 1990;155:713-22.

19. Arger PH, Mulhern CB, Pollack HM, Banner MP, Wein AJ. Ultrasonic evaluation of renal transitional cell carcinoma:preliminary report. Am J Roentgenol. 1979;132:407-11.

20. Pollack HM, Arger PH, Banner MP, Mulhern CB, Coleman BG. Computed tomography of renal pelvic filling defects. Radiology. 1981;138:645-51.

21. Jinzaki M, Matsumoto K, Kikuchi E, Sato K, Horiguchi Y, Nishiwaki Y, Silverman SG. Comparison of CT urography and excretory urography in the detection and localization of urothelial carcinoma of the upper urinary tract. Am J Roentgenol. 2011;196:1102-9.

22. Silverman SG, Leyendecker JR, Amis ES. What is the current role of CT urography and MR urography in the evaluation of the urinary tract. Radiology. 2009;250:309-23.

23. Shen L, Raman SS, Beland MD, et al. Hematuria. Available at https://acsearch.acr.org/docs/69490/Narrative. Accessed 12 Dec 2016.

第十四章
放疗治疗前列腺癌的发展

Michael E. Moran

前列腺癌的历史

1832 年,Benjamin Brodie 曾在论文中描述过这样一个病例[1]。"我们发现有位患者主诉全身多个部位剧烈疼痛,这种疼痛无法言表,就像正在被肿瘤折磨的患者一样痛不欲生。他无法正常排尿,必须留置导尿,通过直肠指诊我们发现患者的前列腺又大又硬。随后,我们持续随访了这例患者将近一年后,患者突然无法控制下肢肌肉活动,并于两周后去世。"

前列腺癌是一种影响人类健康的常见疾病。所以,在介绍放疗技术治疗前列腺癌的发展之前,我们要先介绍前列腺癌这个疾病的历史[2]。前列腺癌的治疗史是一个曲折的过程,Willet Whitmore,多数人认为他是泌尿肿瘤学之父,提出过"前列腺癌患者到底有没有可能被治愈? 如果可能,那有治疗的必要吗?"这样的疑问[3]。Elliot Smith 和 Warren Dawson 教授在吉萨金字塔墓葬里的骸骨上发现并描述了一个长在股骨上的巨大骨肉瘤和两个长在肱骨头端的肉瘤病例。并在 2011 年才将这具已经有 2 250 年历史的男性木乃伊诊断为转移性前列腺癌患者[4]。几乎同时期的报告中也有提到,公元前 2700 年,生活在俄罗斯古老草原的斯基亚国王也是遭受了转移性前列腺癌的痛苦折磨并最终死于该疾病(图 14.1a)。这些比较有意思的资料和数据均出自 George Johnson 的一份研究报告,他做了如下描述,

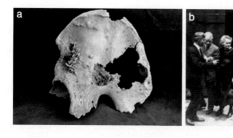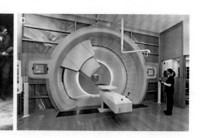

图 14.1 (a)前列腺癌骨转移的古代塞西亚人骸骨。(b)Marie Curie 访问纽约。(c)美国 M. D. 安德森癌症中心内的质子加速器

"2001 年,考古学家们挖掘了距今 2 700 年的俄罗斯图瓦共和国的古墓,这座古墓的主人是当地一名部落首领,他身着金黄色的衣服,带领着他们斯基泰人组成的骑兵队驰骋在欧亚草原上。将这个古墓地下室的两层木质天花板样结构挖开后,考古学家来到一个铺着毡毯的地下室,并发现了两具骨架依靠在垫子上。这两具骨架穿着皇室的祭服像一对恋人一

样蹲靠在一起。在男性骨架的脖子上戴着一副黄金做成的环状项链状饰品,并且这件饰品用豹子、山羊、骆驼及其他兽皮做了装饰,显得非常高贵。在骨架身旁的头枕边发现了一个由四匹金马和一只鹿构成的头饰。连这具骨架的斗篷都是用了超过2 500年历史的金黄色豹皮来装饰的。但是他的富有并没有能挽救他的生命,他死亡的时候只有40岁左右,全身骨骼已经被肿瘤组织侵犯破坏了。病理学家们通过电子显微镜近距离扫描并结合骨架上骨头被肿瘤破坏的特点发现这具骨架生前患有前列腺癌,因为骨架上疾病的扩散方式和病损特点就是典型的转移性前列腺癌患者所具备的,并且通过生化检查发现,其前列腺特异抗原(prostate-specific antigen,PSA)显著升高"[5]。

　　目前普遍认为前列腺癌在古人类中就已经存在了,当然在啮齿动物和犬科动物中也发现了前列腺癌的存在[6]。Giovanni Battista Morgagni 教授曾经报道过一个伴有良性前列腺增生的前列腺癌病例。Matthew Baillie(1761—1823 年),在他的经典著作《人体最重要部分的病理解剖》[7]也提到了相似的一个病例,他甚至还提出肿瘤是前列腺腺体常见的一类疾病。Benjamin Brodie 在他编写的泌尿生殖系统教材中提到,前列腺恶性肿瘤是一个少见病[2]。同时,在这部教材中,他描述了一名60岁男性患者,因为肿瘤转移压迫脊柱。作者想给患者做一个穿刺活检,但是可惜的是,患者没有等到穿刺便去世了。Walter Hayle Walshe(1812—1892 年),一个曾经在爱丁堡学习的爱尔兰籍医生,在巴黎工作期间与 Pierre Charles Alaxandre Louis 和 Francois L. I. Valleix 两位一起对疾病的微观研究产生了浓厚的兴趣。1836 年,他来到伦敦工作并被聘为伦敦大学解剖学教研室教授。1846 年,他发表了自己最著名的一本著作《癌症的性质和治疗》,书中包含了当时所有关于癌症的知识和作者本人在癌症相关病理学研究中的发现[8]。这本书由两部分组成:第一部分是癌症总论,包含8个章节;第二部分是癌症的分论,由12个章节组成。其中分论里的第五章是关于泌尿系统肿瘤的,我们将关注他对于前列腺癌的讨论,当时作者收集了世界范围内所有关于前列腺癌的相关数据。在这个章节的一开始拿出了 M. Tanchou 的一份由癌症导致死亡的8 289例尸体解剖报告,发现里面只有5例是因为前列腺癌死亡[8]。而且他也了解到这些病例曾经由 Benjamin Brodie、M. Mercier, M. Civiale 等报道过。Walter Hayle Walshe 在书中提道:"前列腺癌,原发于前列腺,且或多或少向外侵犯前列腺以外的组织。肿瘤的大小,生长方式都被认为是非常重要的。前列腺的3个叶都会有肿瘤发生,但往往前列腺中叶被认为和肿瘤密切相关而常被提及[8]。"接着作者也描述了前列腺肿瘤的进展和致死性,"除了 Mr. Stafford 关于前列腺的描述外,其他数据都证实前列腺癌患者在症状出现后,生存期从几个月到几年变化较大,而且相对生活质量较好[8]"。接着作者又描述了如何诊断前列腺癌,书中提到,"结合患者带着导尿管等相应症状和体征,做个直肠指诊,就可以基本确定肿块的性质了[8]"。最终作者也赞同并支持了当时的治疗前列腺癌的方法,并在书中说道:"治疗前列腺癌最好以保守治疗为主,最佳的保守治疗应该给患者提供良好的导尿处理,尿管以橡胶材质为佳,如果患者发生严重的尿潴留,给予患者行耻骨上膀胱穿刺造瘘是必要的方式[8]。"

　　1851 年,伦敦医院的外科医生、解剖学讲师 John Adams 出版了他的著作——《前列腺解剖和疾病学》[9],在这本著作里作者提到了 George Langstaff 曾经治疗过的一个前列腺肉瘤的病例,"经直肠指检可以触及前列腺上的不规则结节,质地类似于软骨组织,侵犯前列腺其中一个叶"[9]。书中还描述了两个3岁儿童前列腺肉瘤病例,很快就去世了。1853 年,John Adams 报告了一名59岁男性,因晚期前列腺癌淋巴结转移而死亡的病例。1860 年 Henry Thompson 写了一篇名为《前列腺疾病及其病理学和治疗》的论文,并获得了当时的杰克逊论文奖(Jacksonian Prize winning treatise)[10]。作为一篇比较出名的文章,作者汇报了 22 个病例,包括 16 例成人,6 例儿童,并作了详尽客观的图表(图 14.2a)。文章中,作者进一步补充了当时前列腺癌患者出现不可忍受的疼痛时,可以使用鸦片类镇痛药物。与前人认识的不一样的是,Henry Thompson 认为在前列腺癌患者中血尿是常见的症状之一。Harrison 教授在 1885 年尝试给前列腺癌患者进行手术治疗,并认为"进展期前列腺癌患者部分症状与前列腺增生相似,但其发病率远远超过当时认为的数据"[11]。Billroth、Fuller、Young 在 1867 年、1898 年和 1905 年分别尝试使用外科手术干预前列腺癌。外科手术进步的本质是减少并发症,发现新的诊疗方法,所以大家都在尝试各种可行的手术方式。然而 Harrison 却沮丧地说道:"……不管是去势手术还是输精管切除术似乎对此类患者都没有起到太大的作用。"[11]

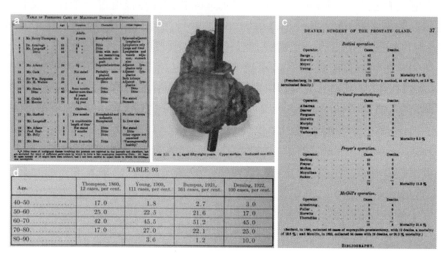

图 14.2　早期治疗失败。(a)Thompson 治疗失败的患者清单。(b)Deaver 论文中的照片。(c)Deaver 治疗失败的清单。(d)Hugh Young 的患者清单

但是他的评论为时过早,并且这个评论很不客观,也没有对一些有关键作用的因素作比较。而且一些理论或者有用的信息超出了当时作者的认知,不过很快新的理论就来了。

1891 年,Friedrich Daniel von Recklinghausen(1833—1910 年)是 Virchow 的门生之一,他报告了前列腺癌典型的成骨性骨转移[12]。Franck Sasse 在 1894 年报告了一例因转移引起的骨痛患者[13]。Octave Pasteau(1870—1957 年)报告了转移性前列腺癌的另一个特征,当时他注意到在晚期病例中,87% 的病例出现了髂淋巴结转移,而只有 36% 出现了腹股沟淋巴结转移[14]。George Blumer 在 1902 年跟踪了这份病例报告和文献回顾,从文献中摘录出 43 个类似病例,其中有 16 个案例是 Kaufmann 记录的。在这些病例中,有 22 例接受了骨活检,其中 70% 显示为转移性疾病,他说:"考虑到前列腺癌的发病率,很容易意识到过去许多骨转移的病例肯定被忽视了。如此高比例的前列腺癌发生骨转移,我们重要的是要知道这种情况是否能够在临床上得到识别。"[15]他接着讲述了这如何成为可能,"在全身症状中,最常提到的是消瘦和虚弱。疼痛是骨转移常见表现,更多地表现为背部和腿部的局部疼痛。在一些病例中发现了贫血,尽管血液检查的记录很少,而且大多数只显示为继发性贫血"[15]。他提到了 Benjamin Brodie 最初描述的一种情况,即转移病灶导致的截瘫,"23 名患者中有 8 名出现了不同程度的截瘫症状,其中 4 例是完全性截瘫,并伴有感觉异常、括约肌缺乏控制和反射过度。另 4 例为不完全性瘫痪"[2]。

　　John Hunter(1728—1793 年)报告了多种动物睾丸大小的季节性变化,并将其与前列腺进行了对比。此外,他手术切除了睾丸,观察了对前列腺的影响[16]。1893 年,费城的 W. J. White 报道了狗的去势导致前列腺腺体萎缩的情况。他主张用去势手术,治疗有症状的前列腺癌病例[17]。Clyde Deming 和耶鲁大学的研究小组对灵长类动物进行了研究,注意到被阉割的雄性,其前列腺会出现萎缩[18]。Robert Moore 和 Allister McLellan 发现雌性激素对前列腺也有作用[19]。1936 年,有报道称前列腺癌骨转移患者体内各种磷酸盐升高。Charles Brenton Huggins(1901—1997 年)生于加拿大,就读于哈佛医学院,在密歇根大学实习并接受泌尿外科专业培训。之后,他到了芝加哥大学工作,在那里他对激素诱导前列腺癌的消退产生了兴趣[20]。1940 年,他发表了前列腺分泌物的定量研究,去势和雌激素注射对狗前列腺增生的影响[21]。他接着研究了睾丸切除对男性良性前列腺增生的影响[22]。最终在 1941 年发表了他的论文《前列腺癌研究:去势、雌激素和雄激素注射对转移性前列腺癌血清磷酸酶的影响》[23],并于 1966 年获得诺贝尔生理学或医学奖。“前列腺癌受到体内雄激素活动的影响,至少就血清磷酸酶而言,转移性前列腺癌是可以通过减少雄激素,或注射雌激素中和其活性得到抑制的”[20]。在同一个决定命运的年份,Huggins 还报道了口服雌激素如己烯雌酚的病例。20 世纪 60 年代,退伍军人管理局合作泌尿系统研究小组(Veterans Administration Cooperative Urologic Research Group,VACURG)在进行的一项大规模的随机研究中指出,雄激素剥夺对晚期前列腺癌病例有益,并证实了雌激素治疗在心血管方面有重大后遗症[24]。Huggins 继续指出肾上腺也有产生雄性激素的作用,双侧肾上腺切除术确实有一定的疗效。Andrew Schally 在 1971 年发现了下丘脑激素 LHRH 的结构,并开发了控制这一系统的药物,包括 LHRH 激动剂和拮抗剂[25]。他后来获得了 1977 年的诺贝尔奖[26]。抗雄药物被发现对激素抑制有协同作用,第一代抗雄药物是氨鲁米特和抗真菌药酮康唑。单独使用类固醇和非类固醇抗雄激素类药物对晚期前列腺癌的疗效相对较差,与 LHRH 药物联合使用的效果要好得多。然而,没有一种药物或药物组合可以治愈转移性前列腺癌患者,仅能提高生存率[27]。

早期治疗失败

　　前列腺癌的手术治疗并不像其他泌尿生殖系统癌症那么引人注目,部分原因是前列腺位于骨盆深处,上下左右都存在难以解剖的器官组织——上方的膀胱,后方的直肠,以及周围遍布的大血管和血管丛。Jean Nicolas Demarquay 在 1852 年使用了结石病中常用的经会阴入路进行前列腺手术。1866 年在柏林,Küchler 因为在尸体上进行了经会阴根治性前列腺切除术而声名大噪。时间来到 1867 年,伟大的 Theodor Billroth(1824—1923 年),他试图从一名 30 岁男性患者身体上切除一个“鸭蛋”大小的肿瘤,不幸的是患者在术后 14 个月因为肿瘤复发而死亡。同年,他再次尝试,很遗憾患者术后仅存活了几天[28]。1876 年 Bernhard Rudolph Conrad von Langeneck(1810—1887 年)尝试经会阴切除癌变的前列腺,他的学生 Heinrich Wilhelm Franz Leisrink 观看了手术,并在 1883 年进行了经会阴根治性前列腺切除术,但患者在术后第 14 天死亡[29]。伟大的奥地利外科医生 Vincenz Czerny(1842—1916 年)尝试了两次根治性前列腺切除术,患者分别在术后 12 天、9 个月死亡[29]。1891 年 Georg Ferdinand von Kóster(1839—1930 年)尝试根治性膀胱切除联合经会阴前列腺切除联合乙状结肠输尿管植入,但是患者在术后 5 天死亡[29]。Hugh Hampton Young(1870—1945 年)在

1904 年设计一种全新的经会阴手术,在他的主任 William Stewart Halsted(1852—1922 年)的帮助下完成了第一例,一年后总结报道了他的前 6 例手术[30]。他强调必须要尽早发现癌症。"在会阴部皮肤做一个倒 V 形切口……通过钝性分离暴露球部尿道和会阴中心腱,然后将其分开,继而暴露直肠尿道肌,顺利到达三角韧带后的膜部尿道。在膜部尿道作长的纵行切口,放置前列腺牵引器,到达膀胱后打开……用手指在外科包膜和前列腺腺体之间钝性分离前列腺……钝性分离精囊后表面,从前列腺窝摘除前列腺。在分离精囊后表面时避免损伤邓式筋膜。在前列腺精囊交界处后方中线切开约 1cm,在牵引器牵拉下顺利分离膀胱前表面。继续用剪刀锐性分离每一侧,直至暴露三角区,在输尿管口前方约 1cm 切断缝扎血管束,穿过三角区,暴露精囊和相邻的输精管,尽可能使用手指钝性分离避免损伤,去除周围丰富的脂肪和淋巴管"[30]。第一位患者术后并发尿失禁,其他方面恢复较好,但由于使用 153 根丝线缝合患者形成了结石,并发尿外渗,约在术后 4 周死亡。尸检在左侧输精管周围发现了小的病灶或癌灶残留,除此之外没有发现其他肿瘤。Young 在 1937 年报道,经过长期随访,术后 5 年生存率约 50%(图 14.2d)。1940 年,Young 的学生 J. A. C. Colston 报道,除了尿失禁程度有所改善,术后生存方面没有进步,50%的术后 5 年生存率并不是一个让人满意的结果[31]。亟需改进影像学检查手段和诊断策略。Terence John Millin(1900—1979 年)在 1947 年发明了使泌尿科医生更容易操作的耻骨后手术入路,并把它应用到了盆腔淋巴结清扫,随后由 Deaver 在费城进一步研究[32](图 14.2b 和 c)。Patrick C. Walsh(1938—)在 1983 年发明了耻骨后根治性前列腺切除术,并掀起了根治性手术的热潮[33]。随着手术水平的提高,急需一种能够早期发现前列腺癌的肿瘤标志物,前列腺特异性抗原应运而生。接下来,就是要解决手术的并发症和副作用。最后,能够降低手术创伤的腹腔镜根治性前列腺切除术,机器人辅助根治性前列腺切除术,以及其他干预措施,都将随着技术的发展而来[34]。早期外科手术失败和放疗技术、地位提高,代表了前列腺癌诊疗的下一个重要成果。

放疗的发展

"还有什么比把射线照射到肺癌患者的肺上更简单的治疗方法呢。"托马斯·爱迪生,1896 年 2 月。

在前列腺特异性抗原(PSA)被发现前的年代,因手术治疗的效果较差,人们寄希望于放疗能提高患者的生存率。射线的存在是由 Antoine Henri Becquerel(1852—1908 年)于 1896 年发现。1895 年 Wilhelm Conrad Rontgen(1845—1923 年)发现了 X 射线,也因此 1901 年获得了他的第一个诺贝尔奖,并且 Marie Curie-Sklodowska(1867—1934 年)和她的丈夫 Pierre Curie(1859—1906 年)于 1898 年发现了镭的存在(图 14.1b)。1896 年 O. Leppin 在《手部外科》中描述了 X 射线的生物学效应。1896 年 Leopold Freund(1868—1943 年)第一次使用 X 射线治疗皮肤痣,但效果并不是很好。与此同时,1899 年 Thor Stenbeck(1864—1914 年)治疗了世界第一例皮肤癌患者,且 1904 年 Armand Imbert(1850—1922 年)治疗了第一例前列腺癌[35]。1896 年,Nikola Tesla 在纽约时报上称,"把抗癌药物或者抗癌化学物质装入 X 射线装置中,然后辐射到人体是有可能的"[36]。虽然发射 X 射线的装置在当时并不完善,但是 E. Loumeau 早期报道了 X 射线的优点。1908 年 M. Minet 和 Ernst Desnos 发明了镭射管,维也纳的 Gussenbauer 诊所和约翰霍普金斯大学的 Hugh H. Young 完善了镭疗的使用方法。但是没有任何人说得清 X 射线的作用机制,尽管 1906 年 Tribondeau 和 Bergonié 提出:"射线对于那些增殖更活跃、有丝分裂期更长,形态功能分化更低的细胞影响越显著。"[37]

　　居里夫人的好友 Robert Abbe(1851—1928 年)于 1904 年在纽约,第一次使用镭治疗恶性肿瘤[38],他也是美国外科医生中使用镭治疗癌症的先驱。1903 年他在参观居里夫妇的实验室后,带着使用镭治疗癌症的想法和居里夫妇提供的镭回到了美国,当时已知的镭会释放 α、β 和 γ 三种射线(图 14.1b)。他是一个有着丰富临床经验和能力的外科医生,曾经报道过 100 位吸烟者与患肺癌的关系,并且反对吸烟。他曾经说过:"任何冒险使用它(镭)做实验的人,都不应该在没有在自己皮肤上测试样本前这样做……而最好的选择是在自己小腿内侧做实验。"[39]此前,居里夫妇已经报道过镭会灼伤皮肤。他意识到了镭的潜在危险,但却没有很在意——"有一件事情是肯定的,在皮肤上照射 β 射线是很安全的,不会对皮肤造成损害。虽然在照射几小时后会出现红斑,但是也会让人感觉到一种舒适"[39]。他开始研究镭辐射对肿瘤生长的影响,"如果给予精确的辐射强度,过度生长的肿瘤细胞会恢复正常的生长速度,并且过度辐射肿瘤细胞,肿瘤细胞就会开始萎缩,此时再加大辐射强度肿瘤细胞就会死亡"[39]。根据自己的理论,他设计出了将镭直接植入肿瘤组织的方法,即组织内植入治疗。他第一个报道了分次小剂量放疗比单次大剂量放疗更优,提出:"如果有需要加强放疗,那么多次连续的疗程效果会更佳,且每次治疗的间隔在 1 到 2 周之间。因此,放疗需要较长且连续的过程,而不是单次大剂量的照射。"[39]

　　放疗是一把双刃剑,因为它既可以治疗癌症,也可能导致其他肿瘤。1896 年 Antoine Henri Becquerel 第一个揭示出镭元素是一种新型的致癌物质。从人类和动物开始活动以来,氡元素就在大地中,人类为了提炼蓝色颜料而开采铀元素;在 Becquerel 发现他们的放射性之前,人类对此却一无所知。居里夫妇长时期在放射性环境工作,居里夫人曾喜欢将放有镭元素的瓶子放在口袋中四处走动,仅仅是因为镭放射出很好看的光芒。居里夫人 66 岁时因再生障碍性贫血去世,人们普遍认为这与她长期接触镭和钋等放射性同位素有关。1995 年人们将居里夫妇重新合葬在 Panthéon,当时测量居里夫人棺材中的辐射仅有 9.7 微微居里(低于安全值 20 倍)。因此防辐射机构认为,居里夫人的晚年患病与镭和钋并无直接关系,而是长时间和她女儿共同暴露在 X 射线中导致的。她的女儿 Iréne Joliot-Curie(诺贝尔奖获得者)在第一次世界大战中曾做过医疗志愿者,58 岁因白血病去世[40]。

　　1945 年,美国在日本投放的原子弹造成 15 万人死亡,广岛和长崎被投放了两种不同类型的原子弹。广岛的居民 Tsutomu Yamaguchi 当时正身处原子弹爆炸的中心位置,造成了他皮肤大面积灼伤和鼓膜破裂,当晚乘坐火车回到长崎的家中时,遭受了第二次原子弹的爆炸,他也是唯一一个遭受两次原子弹爆炸的不幸之人。但他活到了 2010 年,93 岁时因胃癌去世。早在钚元素分离和提纯之前,加州大学伯克利分校的回旋加速器就进行了第一次放射性试验,Lawrence 提出了放射性元素可用于治疗疾病。事实上,她的母亲 Gunda 因患有癌症而被他送到了实验室中在回旋加速器里进行了第一次放射性治疗。加州大学旧金山分校注意到了这一点,引起了 Robert Stone 和 Joseph Hamilton 两位内科大夫的研究兴趣。他们设法给两名患有白血病的患者注射了放射性钠离子,但并没有起到作用,也未引起副作用,因此 Stone 换用回旋加速器产生的中子束照射患者。据统计,从 1932 年 12 月开始到 1941 年 9 月,他在加州大学旧金山分校共治疗了 128 例癌症患者,其中超过一半的患者未活过 6 个月。Hamilton 研究的领域是放射性碘,因为它会在甲状腺组织中聚集,他甚至对自己的甲状腺进行了试验,最终在 20 世纪 50 年代因白血病去世[41](图 14.3)。

　　最早的正规放疗开始于西方世界的中心,如巴黎的居里基金会,斯德哥尔摩、曼彻斯特

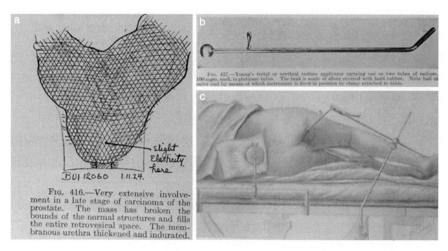

图 14.3　Hugh Young 的早期放疗。(a)第一个基于直肠指诊勾画出的局部进
展期病例靶区图(当时尚不能评估远处转移性病变)。(b)他发明的镭施源器。
(c)约翰·霍普金医院早期放疗时的患者体位

的克里斯蒂医院和研究所,以及伦敦的皇家马斯顿癌症医院。Ralston Paterson 大夫主张用
放疗代替手术治疗,因为在当时的克里斯特医院,手术往往疗效很差。以 Robert McWhirter
和 Geoffrey Keynes 为代表的外科医生开始响应这项运动,并开始进行以放疗为主的治疗方
法。但由于患者的配合欠佳、缺乏相关的辐射物理学知识和患者随访困难等,受到了重重阻
碍[42]。由于担心引起不可收拾的混乱和信息缺失的关系,他们意识到必须系统性地解决这
些问题,因此他们组成了具有开拓精神的团队,并且该团队加入了放射物理学家,这就是得
克萨斯州休斯顿 M. D. Anderson 癌症中心的由来。从一开始,在 R. Lee Clark 医师的指导下,
此癌症中心开始了包括各方面癌症治疗方法的研究,希望提高癌症的治愈率。

　　Clark 医师与其他外科医师不同的是,他曾在巴黎镭元素研究所中接受过相关培训,并
且亲自研究过关于放疗和 X 射线治疗疾病的相关报道,他曾说过:"我要找出癌症的原因,并
且建立世界上最伟大的癌症医院。"[43]1947 年 10 月,Clark 聘请 Gilbert H. Fletcher 领导新的
放疗科,并迅速将来自英国的物理学家 Leonard Grimmett 请到了这个建立不久的科室。他们
立即开始研制一种新的更安全、更高性价比、更高放射能量的放疗设备,先是使用钴-59,然
后是钴-60(图 14.4a)。利用美国橡树岭研究所的一些工作和资源,他们开发了一种装置,该
装置最终由通用电气 X 射线公司生产,作为现代 X 射线装置的原型。他们没有满足于眼前

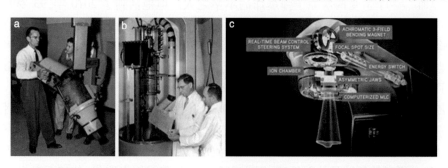

图 14.4　(a)名为"钴炮"的 M. D. 安德森钴-60 设备。(b)斯坦福医院早期的
直线加速器(兆伏级)。(c)目前采用的现代放疗技术包括调强放疗和影像引导
放疗技术

的成果,而是开始制定新的研究计划,他们着手研发新型电子回旋加速器,以产生兆伏级的高能 X 射线[43](图 14.4b)。再加上精密的成像和最终的标记物置入,使得高能光子能够更加精确地照射在前列腺上,而周围组织得到更好地保护,从而使长期副作用降至最低。目前我们处在以调强放疗(intensity modulated radiation therapy, IMRT)、图像引导放疗(image guided radiation therapy, IGRT)和 CyberKnife®等技术为代表精确放疗的时代[42](图 14.4c)。

前列腺癌和放疗技术

近距离放疗是在一个封闭系统内将辐射源植入前列腺内的技术。相反,外放疗是用放射线从体外对肿瘤进行照射。近距离放疗包括:表面照射、腔内照射、组织间照射和血管内照射。几乎在 1898 年 Marie Curie 和 Pierre Curie 发现镭的同时,就有应用表面照射来治疗皮肤癌的报道。1911 年,MacLeod 报道了一种治疗前列腺癌的特殊导管。到 1915 年,纽约纪念医院的巴林杰将镭针插入到了前列腺中(图 14.5a 和 b)。"这些针长 4~6 英寸,通常会通过会阴部插入到前列腺或进一步插入到膀胱内。一般通过直肠指诊来引导针头进入前列腺内部"[44]。艾奥瓦大学的 Rubin Flocks(1906—1975 年)在开放性前列腺手术中向前列腺内注入了胶体金(Au198),并于 1952 年报告了他最初的 20 个病例。他逐渐扩大这种治疗的适应证到巨大前列腺肿瘤病例中,并对 335 个病例进行了 5 年随访,结果显示局部复发率仅为 4.4%。相比之下,其他治疗的复发率为 21%~28%[45]。Willet F. Whitmore, Jr.(1917—1995 年)在 Sloan Kettering 纪念癌症中心担任泌尿科主任达 33 年之久,被许多人认为是泌尿肿瘤学之父。他在 1970 年引入了碘-125 近距离放疗法,虽然他不是第一个这样做的人,但他的研究是被引用最多的,图像引导粒子植入的方法改善了剂量分布曲线,并在总体上改善了结果(图 14.5c 和 d)。近年来,随着外放疗技术的进步,放疗剂量不断提高而副作用逐渐减少,这种创伤更大的近距离治疗手段的应用在逐渐减少。

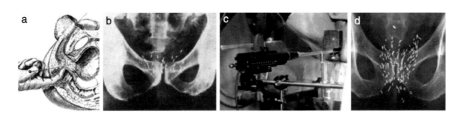

图 14.5　近距离放疗的演化。(a)第一批基于直肠指诊(DRE)引导的前列腺近距离放疗设备。(b)DRE 引导的近距离放疗后 X 射线验证平片。(c)超声引导下经会阴近距离放疗。(d)照此方法进行 X 射线验证平片(规律排布更多的放射性粒子)

20 世纪 60 年代以来,以斯坦福大学 Malcolm Bagshaw(1925—2011 年)为代表的各家体外放疗中心对体外放疗技术不断改进[46]。外放疗技术的进步,核心是提高放射线对肿瘤的靶向性,同时将正常组织的受量降至最低。其主要是依靠 20 世纪下半叶迅速发展的一系列技术来完成的。第一步是对于患者良好的体位固定,随后是准确的靶区勾画,考虑到靶区运动误差,调整射束以避开正常组织,更精确地将射束集中在靶区上,优化剂量,并根据患者的运动和解剖变异来调整治疗计划[47]。现今基于 CT 图像的适形放疗已经被调强放疗(IMRT)所取代,并且已经发展到影像引导放疗(IGRT)技术。尽管技术的发展已空前强大,但射线的本质没有发生改变，从深部 X 线到兆伏级 X 线，基本上都是应用直线加速器的。

　　离子束放疗应用的是除 X 线以外的其他基本粒子，这些粒子通常是离子，而不是中子。这些类型的研究实际上是从 Ernest Rutherford 开始的，他在 1896 年研究使用 X 线来激发气体导电[42]。Wilhelm Wien 在 1898 年发现了氢原子核是正电粒子，后来又发现了 α 粒子束[42]。在 20 世纪 20—50 年代初，放射物理学研究集中在 500kV 到 2MeV 的超高压中。Lawrence 将回旋加速器概念化，他的兄弟叫 John，是旧金山的一名医生，开始利用中子治疗癌症[48]。Kerst 研究电子束，并制造出 300MeV 的电子回旋加速器。1952 年，他还在布鲁克海文国家实验室利用宇宙加速器第一个制造出了高能质子束。前文中提及的钴外放疗设备能够产生 1.3MV 的 X 线，但是电子直线加速器在 20 世纪 60—70 年代，从 4~6MeV 迅速攀升到了 10~20MeV。这也是 IMRT 和 IGRT 技术发展和繁荣的年代。1946 年，物理学家 Robert R. Wilson 写了一篇堪称里程碑式的论文，该文指出质子是放疗恶性肿瘤的最理想的粒子（图 14.1c）。以高能带电粒子将是在医疗应用中最容易控制的粒子的想法，源自芝加哥费米实验室的研究。Cornelius Tobias 指出，加速的氦离子就如同负 π 介子、氢原子核以及更重的离子（如碳原子核）一样可能是更有效的[42]。这些技术目前要比标准的光子技术昂贵得多。

　　本章节最后一部分内容是放射性药物治疗。一旦前列腺癌患者转变为去势抵抗状态，几乎都会发生骨转移。自 1940 年代以来，我们一直使用放射性标记的化合物，如磷-32（P-32）原磷酸钠和锶-89（释放纯 β 射线）、铼-186、铼-188 乙二胺四乙酸和钐-153（释放 β 射线）来作为有症状的骨转移患者的减症治疗方法。由于严重的毒性，磷-32 很早就被淘汰了，其余药物在镇痛效果和血液毒性方面没有统计学差异[49]。在 2013 年，二氯化镭-223（释放 α 射线）药物 Xofigo 被批准用于治疗骨转移引起的疼痛[50]。其他释放 α 射线的同位素也相继被研究，如锕-225、镭-224 和钍-227，但这些研究尚不成熟。镭-223 的半衰期为 11.4 天，衰变链为：镭-223 到氡-219（释放 α 射线）到钋-211（释放 β 射线）到铋-211（释放 α 射线）到铊-207（释放 β 射线）再到铅-207，这个衰变链非常稳定。放射免疫疗法也正在研究当中，其原理是借助某些侵袭性前列腺癌生化标记物作为目标——如前列腺特异性膜抗原（prostate specific membrane antigens，PSMA）和胃泌素释放肽受体（gastrin-releasing peptide receptors，GRPr）引导射线攻击肿瘤组织。以上所有研究尚处于早期试验阶段，但是放疗的未来空前光明。

（拜合提亚·阿扎提　哈木拉提·吐送 译，李洪振 审校）

参考文献

1. Brodie BC. Lectures on the diseases of the urinary organs. Philadelphia：Lea & Blanchard；1847.

2. Breasted JH. The Edwin Smith surgical papyrus；hieroglyphic transliterations，translations and commentary. Chicago：University of Chicago Press；1930.

3. Bermejo C，Kristal AR，Zeliadt SB，Ramsey S，Thompson IM. Localized prostate cancer：qual-ity of life meets Whitmore's legacy. J Natl Cancer Inst. 2004；96(18)：1348-9.

4. Marks MK，Hamilton MD. Metastatic carcinoma：palaeopathology and differential diagnosis. Int J Osteoarchaeology. 2007；17：217-34.

5. Johnson G. The cancer chronicles：unlocking medicine deepest mystery. New York：Alfred A. Knopf；2013.

6. Schultz M，Parzinger H，Posdnjakov DV，Chikisheva TA，Schmidt-Shultz TH. Oldest known case of metastasizing

prostate carcinoma diagnosed in the skeleton of a 2,700 year-old Scythian King from Arzhan(Siberia,Russia). Int J Cancer. 2007;121:2591-5.

7. Baillie M. The morbid anatomy of some of the most important parts of the human body. London:J. Johnson;1793.

8. Walshe WH. The nature and treatment of cancer. London:Taylor & Walton;1846.

9. Adams J. The diseases of the prostate,their pathology and treatment. London:Longman,Brown,Green & Longmans;1851.

10. Thompson H. The diseases of the prostate their pathology and treatment comprising the Jacksonian Prize essay for the year 1860. 5th ed. London:J & A Churchill;1883.

11. Harrison R. Remarks on cancer of the prostate and the selection of cases for suprapubic prostatectomy. BMJ. 1903;2:1.

12. Von Recklinghausen FD. Die fibrose und deformirende Ostititis der Osteomalacie und die osteoplastichen Carcinome in ihren gegenseitigen Beziehungen. Festschr Z Virchow. 1891;1:89-93.

13. Sasse F. Ostitis carcinomatose bei Carcinom der Prostata. Arch Klin Chir. 1894;48:596-8.

14. Pasteau O. Itat du systome lymphatique dans les maladies de la vessie et de la prostate. Those de la Facult de Med de Paris 1898;107.

15. Blumer G. A report of two cases of osteoplastic carcinoma of the prostate with a review of the literature. Johns Hopkins Hosp Bull. 1909;20:200-4.

16. Hunter J. Observations on certain parts of the animal oeconomy. London:Bibliotecha Osteriana;1786. p. 28-9.

17. White WJ. The results of double castration in the hypertrophy of the prostate. Ann Surg. 1895;22:1-3.

18. Demming CL,Jenkins RH,Van Wagenen G. Further studies in the endocrinological relationship of prostatic hypertrophy. J Urol. 1935;34:678-85.

19. Moore RA,McClellan AM. Histological study of the effect of the sex hormones on the human prostate. J Urol. 1938;40:641-57.

20. Hansson N,Moll F,Schultheiss D,Krischel M. Remembering Charles B. Huggins' Nobel Prize for hormonal treatment of prostatic cancer at its 50th anniversary. Eur Urol. 2016;69(6):971-2.

21. Huggins CB,Clark PJ. Quantitative studies of prostatic secretion. II. The effect of castration and estrogen injection on the hyperplastic prostate glands of dogs. J Exp Med. 1940;72:747.

22. Huggins CB,Stevens RA. The effect of castration on benign hypertrophy of the prostate in man. J Urol. 1940;43:105.

23. Huggins CB,Hodges CV. Studies on prostate cancer. I. The effects of castration,of estrogen and androgen injection on serum phosphatases in metastatic carcinoma of the prostate. Cancer Res. 1941;1:203.

24. Veterans Administration Cooperative Urological Research Group. Treatment and survival of patients with cancer of the prostate. Surg Gynecol Obstet. 1967;124:1011-7.

25. Schally AV,Kastin AJ,Arimura A. Hypothalamic FSH and LH-regulating hormone. Structure,physiology and clinical studies. Fertil Steril. 1971;22:703-21.

26. Schally AV,Kastin AJ,Coy DHLH. Releasing hormone and its analogues. In J Fertil. 1976;1:1-5.

27. Denmeade SR,Isaacs JT. A history of prostate cancer treatment. Nat Rev Cancer. 2002;2(5):389-96.

28. Billroth T. Chirurgishce Erfahrungen in Zurich 1860-1867. Langenbecks Arch Klin Chir. 1869;10:547-54.

29. Androutsos G. Carcinoma of the prostate. A historical account. J BUON. 2005;10:135-44.

30. Young HH. The early diagnosis and radical cure of carcinoma of the prostate. Bull Johns Hopkins. 1905;16(175):315-21.

31. Colston JAC. Carcinoma of the prostate:a study of the percentage of cases suitable for the radical operation. JAMA. 1943;122(12):781-4.

32. Deaver JB. Surgery of the prostate gland. Am J Med Sci. 1904:1-39.

33. Walsh PC. The discovery of the cavernous nerves and development of nerve sparing radical retropubic prostatectomy. J Urol. 2007;177(5):1632-5.

34. Moran ME. The history of robotic surgery. In:Hemal AK,Menon M,editors. Robotics in genitourinary surgery. New York:Springer;2011.

35. Dronsfield A,Ellis P. Radium-a key element in early cancer treatment. Educ Chem. 2011;3:56-9.

36. Tesla N. An interesting feature of X-ray radiations. Elect Rev N Y. 1896;29(2):13-4.

37. Bergonié J,Tribondeau L. Interpretation de quelques resultants de la radiothérapie et essai de fixation d'unde technique rationelle. Compt Red Acad Sci. 1906;143:983-5.

38. Silverstone SM. Robert Abbe:founder of radium therapy in America. Bull N Y Acad Med. 1956;32(2):157-67.

39. Abbe R. On what lines is the treatment of malignant disease advancing? Med Rec. 1904;66:1041-3.

40. Goldsmith B. Obsessive genius:the inner world of Marie Curie. New York:W. W. Norton;2005.

41. Welsome E. The plutonium files:America's secret medical experiments in the cold war. New York:The Dial Press;1999.

42. Slater JM. From X-rays to ion beams:a short history of radiation therapy. In:Linz U,editor. Ion beam therapy, biological and medical physics,biomedical engineering. New York:Springer;2012.

43. Oslson JS. Making of cancer history:disease & discovery at the University of Texas M. D. Anderson Cancer Center. Baltimore:Johns Hopkins University Press;2009.

44. Barringer B. Radium in the treatment of carcinoma of the bladder and prostate:review of one year's work. JAMA. 1917;68:1227-30.

45. Rosevear HM,Lightfoot AJ,O'Donnell MA,Platz CE,Loening SA,Hawtrey CE,Rubin H. Flocks and colloidal gold treatments for prostate cancer. Sci World J. 2011;11:1560-7.

46. Bagshaw MA,Ray GR,Cox RS. Selecting initial therapy for prostate cancer:radiation therapy perspective. Cancer. 1987;60:521-5.

47. Van Dyk J,Battista JJ,Bauman GS. Accuracy and uncertainty considerations in modern radiation oncology. In: The modern technology of radiation oncology. Madison:Modern Physics Publishing;1999.

48. Stone RS,Lawrence JH,Aebersold PD. A preliminary report on the use of fast neutrons in the treatment of malignant disease. Radiology. 1940;37:322-7.

49. Body JJ,Casimiro S,Costa L. Targeting bone metastases in prostate cancer:improving clinical outcome. Nat Rev Urol. 2015;12:340-56.

50. Parker C,Nilsson S,Heinrich D,et al. Alpha emitter radium-223 and survival in metastatic prostate cancer. N Engl J Med. 2013;369:213-23.

第十五章
经皮肾冷冻消融术的发展

Sutchin R. Patel and Stephen Y. Nakada

介绍

影像断层成像技术的发展,使得越来越多的可疑肾癌在早期被检查发现[1]。消融技术的发展给肾脏小肿物(small renal masses,SRM)(≤4cm)的患者提供了一个新治疗手段。对于部分选择性病灶及手术高危患者,经皮肾冷冻消融术已发展成为一项微创的治疗方案。目前研究认为,肾冷冻消融具有良好的肿瘤转归,同时可以将并发症的发生率降到最低,因此在部分选择性肾脏小肿物患者的治疗中起着重要作用[2]。

冷冻消融术的发展

冷冻消融术通过连续快速的冻融循环破坏细胞,使细胞在−20℃或更低的温度下坏死[3]。冷冻消融的技术可以追溯到19世纪中叶,英国的James Arnott医生(1797—1883年)最早在局部应用极低温来破坏肿瘤组织。他使用"两份碎冰和一份氯化钠"(碎冰和盐的混合物)来治疗肿瘤,以此来减少疼痛和局部出血[4,5]。Arnott使用−24℃的温度治疗了乳腺癌、子宫癌和一些皮肤癌,同时他还建议对痤疮、神经痛和头痛进行冷冻治疗。他还指出冷冻过程的镇痛"麻木"作用,建议在手术前应用冷冻进行皮肤麻醉[6]。

制冷剂

尽管Arnott对冷冻消融领域有着巨大贡献,但盐-冰混合物不能将组织温度降低到足以充分治疗肿瘤的程度。在1900年以前,液化空气的出现使深低温在临床上的应用具备了可操作性。1877年,Louis paul Cailletet在法国科学院证实氧气和一氧化碳可以在高压下液化[7]。纽约的Campbell White在1899年最早将制冷剂应用在医学上,并成功地使用液态空气治疗了许多疾病如狼疮、带状疱疹、软下疳、疣、痈和上皮瘤[8]。同时期,芝加哥的William Pusey建议使用干冰霜(碳酸霜),因为它被广泛用在矿泉水的生产中,更容易获取。液态二氧化碳气体存储在高压钢瓶内,当气体被释放出来时,其体积快速膨胀导致温度下降(焦耳-汤姆孙效应),形成可见的霜。霜很容易被压缩成各种形态适用于不同的治疗操作[9]。James Dewar爵士在1892年发明了一种双层玻璃(两个容器,其中一个置于另一个容器内)

容器,两层之间空气抽掉形成真空(限制热量从外部传递到内部),从而解决了制冷剂的运输和储存问题。如今的低温储存瓶被称为真空瓶或 Dewar 瓶以纪念 James Dewar 爵士[7]。1950 年 Allington 首先使用液氮,它的性质与液态空气相似。冷冻剂(主要是液氮)的早期治疗应用局限于一些表浅病变,通常的使用方法包括在病变部位喷洒或倾倒。这些技术限制了冷冻治疗在临床上的应用[10]。美国神经外科医生 Irving S. Cooper 在 1913 年设计了第一根能够达到-196℃的液氮探针。这种探针通过冷冻丘脑来治疗帕金森病及应用在无法手术的脑部肿瘤。他的探索引起了人们对液氮的兴趣,液氮被越来越多地应用在医学领域[11]。1961 年,Cooper 和 Lee 成功地制造了第一台冷冻治疗仪,其更加适用临床的液氮低温探针为现代冷冻消融奠定了基础[12]。

焦耳-汤姆孙效应

我们要想了解经皮冷冻消融过程中如何达到所需的低温,就得先弄清楚焦耳-汤姆孙效应。在热力学中,焦耳-汤姆孙效应是气体或液体在不与周围环境交换热量情况下,通过多孔塞膨胀后所引起的温度变化现象。焦耳-汤姆孙膨胀产生的冷却在制冷、空调以及低温应用领域中是一道关键的工序。在室温下,除氢、氦和氖外,其他气体经过焦耳-汤姆孙过程膨胀时都会冷却。加压氩气被泵入低温探针用于冷冻,同时探针内的加压氦气可以解冻,这种快速的融冻循环被应用于冷冻消融。这在我们如今使用的低温探针中是尤为重要的[13]。

经皮冷冻消融术的发展

Uchida 等在 1995 年第一次报道了用液氮行经皮冷冻消融术治疗肾肿瘤[14]。Gill 等首先发表腹腔镜下肾冷冻消融术的病例研究[15]。影像断层成像技术的发展使得越来越多的肾脏小肿物在早期被检出。随着冷冻技术的不断改进,经皮冷冻消融术在特定病例的肾脏小肿物治疗中具有了一定的地位。

冷冻消融的病理生理

冷冻导致细胞低温应激,同时冰晶形成使得细胞受到了严重的机械损伤。虽然热梯度存在于冻结区内,但未冻结和冻结组织之间存在着明显的界限,即消融区域[16,17]。从炎症反应到细胞破坏,冷冻的强度决定了目标组织的反应。炎症反应多伴随着轻度冷冻[16,17]。如果冷冻程度重(小于-20℃),细胞内形成冰晶,使细胞完全破坏。目前冷冻消融术产生的温度远低于-20℃。肾癌细胞的组织工程学模型实验显示,使用双冻融循环技术将细胞暴露在-30 到-40℃超过 1 分钟会导致细胞的完全坏死[18]。利用焦耳-汤姆孙效应,将加压氩气泵入低温探针用于冷冻,而氦气则用于解冻[13]。冷冻消融诱导细胞死亡主要的两种机制:冷冻周期中细胞内冰晶形成造成的细胞毒效应和解冻周期中微血管收缩缺血导致的迟发微循环衰竭[19,20]。冰晶的形成使得细胞脱水,进而使细胞液溶质浓缩产生代谢紊乱。冰晶也可以通过破坏细胞膜造成细胞机械损伤。解冻后迅速出现血流淤滞也是损伤的主要机制,引起内皮损伤、血栓形成和组织缺血。快速冻融循环的重复进一步加剧组织损伤[21,22]。

消融后组织病理学出现序贯改变。中央的凝固坏死区出现胞核溶解、细胞溶解以及溶血,其周边为伴有不完全细胞损伤的薄层冻结区,其主要病理学改变为核固缩以及少量的出血及栓塞[19,20]。凝固性坏死是由于微血管内皮细胞受损,细胞通透性增加,导致水肿和炎症[2]。解冻后不久,组织沿边界出现充血,在中央区可见栓塞。冷冻的边界对治疗结果尤其重要。冷冻区边界的温度范围为 0～-20℃,细胞有残存的可能。该组织区域的细胞死亡一般是由于细胞凋亡和继发性坏死所致。解冻期间,淋巴细胞和巨噬细胞迅速出现在坏死组织中。激活的炎症细胞吞噬坏死组织。随后的几周到几个月里,坏死碎片被纤维瘢痕替代[19,20]。

经皮肾冷冻消融与 RFA 相比其优点在于冷冻消融过程中冰球的可视化和 CT 可见的消融区域。用多点热传感器监测 1.47 和 1.7mm(IceRods™、Galil 和 PERC-17 低温探针™、Endocare)低温探针对猪肾消融过程,比较肾冷冻消融治疗的体外、活体和体内等温线,发现凝胶和体外等温线并不能预测体内实际的冷冻模式[23]。此外,低温探针应超过肿瘤边界5mm,以达到适合的制冷温度。肾冷冻消融对肾动脉结构的损伤小于 180μm,较大的动脉可保持完整的解剖结构。当然必须认识到肾动脉(特别是在肾门附近)可起到"散热器"的作用,会增加冰球温度,从而减少区域内细胞杀伤能力[21,22]。在猪模型中研究多个低温探针治疗单一病灶的结果表明,3 根 1.47mm 低温探针同时产生的低温消融效果要大于 3 根的累加效应,因此同时应用多探针具有协同作用[24]。因此,了解冷冻消融的物理原理和了解肾解剖一样的重要,这样才能最大限度地提高操作效率。

适应证和禁忌证

肾冷冻消融术的最佳疗效取决于合适病灶的选择、合适病人的筛选和手术指征、禁忌证的把握。目前消融技术主要用于治疗增强扫描有强化的肾脏小肿物,尤其适用于(≤4cm)的高龄及存在多合并症的患者。对于合并肾功能不全的小肾肿瘤、希佩尔-林道病(von Hippel-Lindau disease)的多灶性肾肿瘤及有绝对手术禁忌证的患者也可考虑采用冷冻消融。冷冻消融的相对禁忌证包括肿瘤体积大(>4cm)、肾门部肿瘤、心血管循环不稳定和预期寿命短等。未经纠正的凝血障碍是唯一的绝对禁忌证[25]。美国泌尿外科协会(American Urological Association,AUA)对于临床 T1 期肾肿瘤的治疗指南指出,对于有积极治疗意愿并接受长期影像监测的手术高危患者,经皮和腹腔镜途径进行消融[冷冻消融或射频消融(radiofrequency ablation,RFA)]是一种治疗选择[26]。指南提出,治疗前应常规进行经皮肾肿瘤活检(必须为粗针活检,可同时行或不行针吸细胞学检查)以确定肿瘤的组织病理学类型。在治疗后,特别是可疑肿瘤复发的应再行活检[26]。在进行肾冷冻消融之前,重要的是向患者解释治疗方案及治疗的风险(如局部复发和肾功能损伤等风险)、多次冷冻消融可能、影像学随访监测、肿瘤进展失去手术机会可能以及当前消融有关证据的局限性[26]。2016 年欧洲泌尿外科协会(European Association of Urology,EAU)青年学术泌尿科医师会肾癌工作组对肾脏小肿物局灶性冷冻消融的现状回顾分析时指出,"对于有相对禁忌而无法接受根治性手术的患者,虽然缺乏强有力的证据,但局灶性冷冻消融是一种公认的治疗肾脏小肿物的微创技术"[2]。他们认为由于经皮肾肿瘤冷冻消融可减少患者疼痛及住院时间,且可在镇静下完成并可能更具有经济性,其应用范围在不断扩大。

技术

　　术前影像(CT 或 MRI)可作为初始手术规划的依据。在我们中心,放射科医师术前 1 天行超声穿刺活检,在消融前获取肾肿物的病理类型。经皮肾冷冻消融由介入影像医师和泌尿外科医师共同完成[27]。对美国医疗机构的调查发现,59%的单位泌尿科医生参与冷冻消融,32%的单位泌尿科医生自己放置探针进行消融。19%的单位在术前进行肾肿瘤活检,以便在消融前明确肿瘤病理[28]。全麻后留置尿管,患者取侧卧位,固定在操作台上。采用超声和 CT 断层扫描定位病灶。如果相邻脏器(结肠、小肠、胰腺)非常接近病灶或在进针路径上,使用水隔离使邻近脏器移位,以保证安全的探针放置及消融治疗[29,30](图 15.1)。如果探针无法安全置入肿瘤内,操作应及时停止并考虑其他治疗方案。根据肿瘤的大小,通常选用两个冷冻消融探针(1.7mm,Endocare)。探针放置成功后,开始 10 分钟的双冻融循环。同时应用 CT 和超声实时监测冰球的形成。拔除探针后行含分泌相(病灶为内生型或者临近肾盂的患者)的增强 CT 扫描,除外血肿、急性出血或肾集合系统损伤(图 15.2)。患者需留院观察一夜。术后复查血常规,患者可以正常饮食。几乎所有的患者在术后第一天都可以出院回家。术后 6 个月来院行增强 MRI 随访检查。

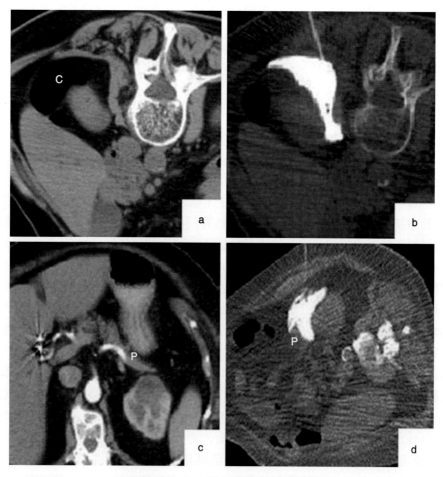

图 15.1　经皮肾冷冻消融过程中,利用碘造影剂进行水隔离,可以避免邻近器官损伤(a 和 b),结肠移位(C)使用碘造影剂水隔离(c 和 d),胰腺移位(P)[30]

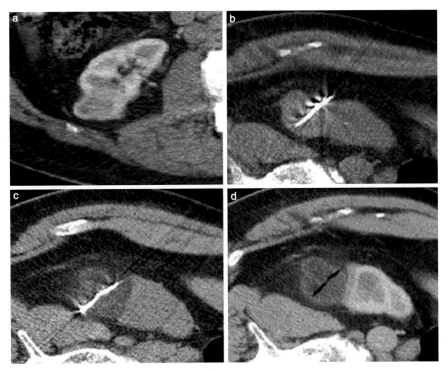

图 15.2 经皮肾冷冻消融术。(a)术前 CT 影像肾肿瘤 3.1cm。(b)在超声和 CT 引导下放置两根低温探针。(c)双冻融循环结束时的影像。(d)取出低温探针后增强影像[44]

结果

2008 年,Kunkle 等报道了冷冻消融(19 项研究,372 个病灶)与肾部分切除术、射频消融和主动监测治疗肾肿物的荟萃分析[31]。研究发现,冷冻消融患者的年龄显著大于肾部分切除的患者(平均年龄:65.7 岁 vs 60.1 岁;P<0.001)。而冷冻消融患者平均肿瘤的大小明显小于肾部分切除术患者(2.56cm vs 3.40cm;P<0.001),但与射频消融患者相比,两组肿瘤大小没有差异(2.56cm vs 2.69cm;P=0.40)。与肾部分切除患者相比,选择热消融的患者中位随访时间显著缩短(冷冻消融、RFA、肾部分切除术分别为 18.3、16.4 及 54.0 个月;P<0.001),因此需要对接受消融治疗的患者进行更长的随访。评估肿瘤局部复发时,研究发现肾部分切除术后复发率为 2.6%,冷冻消融的复发率为 4.6%,射频消融的复发率为 11.7%。在随访中疾病进展发生转移者,在接受肾部分切除手术的患者中占比 5.6%,在接受冷冻消融的患者中占比 1.2%,在接受射频消融的患者中占比 2.3%。

美国 2009 年 AUA T1 期肾肿瘤诊疗指南小组进行了一项荟萃分析,其中包括 15 份冷冻消融研究(共 644 例患者),15 份报告中与冷冻消融对照的治疗方案包括主动监测、射频消融(RFA)、开放肾部分切除术(open radical nephrectomy,OPN)、腹腔镜肾部分切除术(laparoscopic partial nephrectomy,LPN)、开放根治性肾切除术(open radical nephrectomy,ORN)和腹腔镜根治性肾切除术(laparoscopic radical nephrectomy,LRN)[26]。冷冻消融患者的平均年龄为 67.0 岁,而 RFA、OPN、LPN、ORN 和 LRN 患者的平均年龄分别为 68.5 岁、59.5 岁、60.4 岁、62.7 岁和 60.7 岁。冷冻消融患者的平均肿瘤大小为 2.6cm,而 RFA、OPN、LPN、ORN 和

LRN 患者分别为 2.7cm、3.2cm、2.6cm、4.9cm 和 4.8cm。冷冻消融患者的并发症发生率为 4.9%（95%CI：3.3%～7.4%），而 RFA、OPN、LPN 和 LRN 分别为 6.0%、6.3%、9.0%、1.3% 和 3.4%。ORN 组并发症发生率明显低于其他各组（$P<0.05$）。冷冻消融、RFA 和 OPN 的并发症发生率无显著差异（$P>0.05$）。冷冻消融和 RFA 的局部无复发生存率（分别为 90.6% 和 87.0%）明显低于 LPN、OPN、LRN 和 ORN（分别为 98.4%、98.0%、99.2%、98.1%）（$P<0.05$）。

　　Johnson 等开展的一项多中心研究分析冷冻消融（139 例）和 RFA（132 例）治疗肾脏小肿物（181 例经皮，90 例腹腔镜）的手术相关并发症[32]。冷冻消融患者的主要并发症和次要并发症发生率分别为 1.8%（$n=2$）和 9.2%（$n=17$）。主要并发症包括大量出血（$n=1$）和由于无法行腹腔镜手术而中转开放（$n=1$），其他并发症包括探针穿刺位置疼痛或感觉异常（$n=10,7.2\%$）、术后尿路感染（$n=2,1.4\%$）、术后肺炎（$n=1$）、少量出血（$n=1$）、血肌酐升高（$n=1$）、切口感染（$n=1$）、呼吸困难（$n=1$）。行冷冻消融治疗的患者未出现死亡病例，同时研究显示随着治疗经验的增加，相关并发症发生率会降低。经皮肾冷冻消融相关的其他潜在并发症包括：输尿管狭窄-消融的位置与输尿管比较接近；尿瘘-术后增强 CT 排泄期见集合系统外造影剂的外渗；肠管损伤和气胸-多发生在治疗肾上极肿瘤（术后 CT 扫描应包括下肺，并用肺窗观察以排除气胸）[33~35]。冰球破裂是一种少见的肾冷冻消融相关的并发症，与严重出血有关，需要及时干预。冰球破裂的危险因素包括使用大直径冷冻消融探针（往往用于腹腔镜冷冻消融），使用多个探针和冰球完全解冻之前较早地撤出探针[36]。

　　最近的临床系列显示腰部疼痛（消融探针穿刺部位疼痛或感觉异常）仍然是肾冷冻消融最常见的并发症（9.8%～10.8%）[37,38]。Sidana 等报道一项 162 名患者行肾冷冻消融研究认为病灶大小（$P=0.001$）、消融探针数目（$P<0.001$）和长期抗凝治疗（$P<0.05$）可增加严重出血的发生风险。

　　Vricella 等在一项 52 例经皮肾冷冻消融治疗患者的回顾性研究中发现查尔森合并症指数（$P=0.02$）和冷冻探针使用数量（$P<0.005$）与术后并发症的增加显著相关[39]。Okhunov 等报道了 190 例经皮肾冷冻消融治疗 T1a 肾肿瘤的回顾性分析结果[40]，他们观察到 Clavien Ⅰ级并发症 14 例，发生率为 8.4%（6 例肾/腹膜后巨大血肿、2% 气胸、1% 尿路感染、1% 心房颤动）。有 Clavien Ⅱ级并发症（2 例肠穿孔）。多因素分析表明，较大的肿瘤直径（$OR=2.85；P=0.006$）和更多的冷冻消融探针数（$OR=1.94，P<0.001$）是发生并发症的独立危险因素。

　　使用肾肿瘤评分系统［如 R.E.N.A.L 评分系统（肿瘤的直径、肿瘤外凸/内生情况、肿瘤的最深处与集合系统或肾窦部的距离、肿瘤位于肾腹侧/背侧、相对于肾纵轴的位置）、PADUA 评分系统］可能有助于预测肾冷冻消融的术后并发症，因为病灶的大小和肾肿瘤高评分与并发症风险升高有关[41,42]。

　　Ozkhunov 等回顾分析初次行冷冻消融治疗后经活检证实肾癌复发再次行经皮肾冷冻消融挽救治疗的经验[43]。他们的研究包括 20 例患者接受再次冷冻消融治疗 21 处局部复发肿瘤病灶，肿瘤平均大小为 2.4cm。所有挽救性冷冻消融手术均顺利完成，无任何并发症，中位随访 30 个月（范围为：7～63 个月）。3 例患者（15%）分别在随访的第 6、13、35 个月出现了局部复发。因此，在初次冷冻消融失败后挽救性再次经皮冷冻消融是一种可行的选择。该治疗手段并发症低，短期肿瘤预后良好。

术后随访

　　判断经皮肾冷冻消融治疗是否成功主要依赖消融后轴位影像学检查结果。增强 CT 或 MRI 均可用于消融后随访[44]。冰球解冻后所产生的炎症反应将促使坏死细胞碎片吸收,所以消融后病灶会缩小[45]。增强扫描见病灶强化以及消融后病灶变大是局部复发的信号,但需要注意的是,治疗后病灶部位的增强强化可持续到术后 9 个月。消融后短期内,肿瘤可能会出现轻微的增大,可能是由于炎症反应,往往随着时间推移慢慢缩小[46]。Gill 等回顾研究了 56 例经冷冻消融治疗后患者的 MRI 影像表现,发现 3 年后消融区体积最多可减少约 75%[47]。Stein 等在一项关于 30 例患者(32 病灶)经腹腔镜冷冻消融治疗的研究发现,在治疗后 3 个月影像检查时,84% 消融后病灶部位增强扫描未见强化[48]。但是 16% 病灶术后 3 个月随访中增强后有强化表现,其中 3 例(9%)在术后 6 个月随访检查时仍有强化,9 个月时仅 1 例增强扫描检查仍可见强化。该例持续增强的患者进行了肾部分切除手术,术后病理未见肿瘤复发。Porter 等研究了经皮肾冷冻消融治后患者的 MRI 影像学特征,研究发现 23 例病灶中的 8 例在消融后 6~36 小时后增强 MRI 检查中可见强化信号[49]。随后 6 个月的随访中,8 个病灶中有 7 个在增强 MRI 影像中没有强化。作者最后认为在肾冷冻消融完成后 6 个月随访时行增强 MRI 扫描检查更为合理。肿瘤消融后,消融区持续强化的确切原因尚不清楚。消融后即刻肿瘤强化表现可能是由于延迟凝固性坏死导致,而后消融区持续增强可能是冷冻消融后病灶内稍大血管仍有血供所致[49]。Bolte 等研究消融后肾消融区的 MRI 影像表现,注意到在 3 个月随访时常见消融区周围边缘有强化(7/18 例患者)[46]。虽然 7 例患者中有 4 例在后期随访时边缘未见强化,但周围边缘强化伴病灶增大或伴有结节样强化的患者均被发现有局部复发(图 15.3)。这些病灶的边缘强化可能是由于冰球边缘尚有残留的组织(因为消融区的边缘温度只达到 0℃)[46]。周围边缘强化伴病灶增大或伴有结节样强化的病例应该考虑行消融区活检。对于证实为消融后局部复发者行再次冷冻消融或者手术治疗[43,50]。

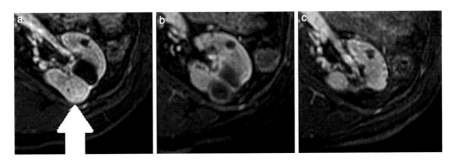

图 15.3　经皮肾冷冻消融后肾肿瘤复发。(a)希佩尔-林道病患者肾背侧见 2.6cm 肿瘤。(b)经皮冷冻消融 6 个月见病灶周围边缘强化和中央结节。(c)再次经皮冷冻消融后 1 年的病灶影像[44]

结论

　　自从 James Arnott 使用碎冰和盐混合物进行第一次冷冻消融治疗以来,我们已经取得了很大的进展。冷冻治疗技术创新、更精细低温探针的研发以及对低温生物学更深的理解促进了经皮肾冷冻消融术的发展。经皮肾冷冻消融具有创伤小、可重复、患者恢复快等优点，对于一些患者的肾脏小肿物来说，经皮肾冷冻消融可作为肾部分切除术外的另一保留肾单位的选择。尽管短期、中期结果很好，但是仍需要更多相关研究与更长的随访来评估其长期疗效。

（孙永明　陈仁宗 译，李德润 审校）

参考文献

1. Hollingsworth JM, Miller DC, Daignault S, Hollenbeck BK. Rising incidence of small renal masses: a need to re-assess treatment effect. J Natl Cancer Inst. 2006;98:1331-4.

2. Rodriguez Faba O, Akdogan B, Marszalek M, Langenhuijsen JF, Brookman-May S, Stewart GD, Capitanio U, San-guedolce F. Renal cancer working group of the Young Academic Urologists(YAU), working party of the Europe-an Association of Urology(EAU). Current status of focal cryoablation for small renal masses. Urology. 2016;90: 9-15.

3. Chosy SG, Nakada SY, Lee FT, et al. Monitoring kidney cryosurgery: predictors of tissue necrosis in swine. J Urol. 1998;159:1370-4.

4. Arnott J. On the treatment of cancer by the regulated application of an anaesthetic temperature. London: Church-ill; 1851.

5. Arnott J. Practical illustrations of the remedial efficacy of a very low or anesthetic temperature I: in cancer. Lan-cet. 1950;2:257-9.

6. Bird H, James Arnott MD. (Aberdeen)1797-1883. A pioneer in refrigeration. Anaesthesia. 1949;4:10-7.

7. Cooper SM, Dawber RPR. The history of cryosurgery. J R Soc Med. 2001;94:196-201.

8. White AC. Possibilities of liquid air to the physician. JAMA. 1907;49:371-7.

9. Pusey W. The use of carbon dioxide snow in the treatment of naevi and other lesions of the skin. JAMA. 1935; 49:1354-9.

10. Gage AA. Progress in cryosurgery. Cryobiology. 1992;29:300-4.

11. Das K, Benzil DL, Rovit RL, Irving S. Cooper(1922—1985): a pioneer in functional neurosurgery. J Neurosur-gery. 1988;89:865-73.

12. Cooper IS, Lee A. Cryostatic congelation: a system for producing a limited controlled region of cooling or freez-ing of biologic tissues. J Nerv Ment Dis. 1961;133:259-63.

13. Wen CC, Nakada SY. Energy ablative techniques for treatment of small renal tumors. Curr Opin Urol. 2006;16: 321-6.

14. Uchida M, Imaide Y, Sugimoto K, et al. Percutaneous cryosurgery for renal tumors. Br J Urol. 1995;75:132-6.

15. Gill IS, Novick AC, Soble JJ, et al. Laparoscopic renal cryoablation: initial clinical series. Urology. 1998;52: 543-51.

16. Matin SF, Sharma P, Gill IS, Tannenbaum C, Hobart MG, Novick AC, Finke JH. Immunological response to re-nal cryoablation in an in vivo orthotopic renal cell carcinoma murine model. J Urol. 2010;183:333-8.

17. Nakada SY, Jerde TJ, Warner TF, Lee FT. Comparison of radiofrequency ablation, cryoablation, and nephrecto-my in treating implanted vx-2 carcinoma in rabbit kidneys. J Endourol. 2004;18:501-6.

18. Baust JG, Gage AA, Bjerlund Johansen TE, Baust JM. Mechanisms of cryoablation: clinical consequences on malignant tumors. Cryobiology. 2014;68:1-11.

19. Hoffmann NE, Bischof JC. The cryobiology of cryosurgical injury. Urology. 2002;60:40-9.

20. Baust JG, Gage AA. The molecular basis of cryosurgery. BJU Int. 2005;95:1187-91.

21. Lagerveld BW,van Horssen P,Laguna Pes MP,van den Wijngaard JP,Streekstra GJ,de la Rosette JJ,Wijkstra H,Spaan JA. Immediate effect of kidney cryoablation on renal arterial structure in a porcine model studied by imaging cryomicrotome. J Urol. 2010;183:1221-6.

22. Lagerveld BW,van Horssen P,Laguna MP,can den Wijngaard JP,Wijkstra MS,de la Rosette JJ,Spaan JA. Gradient changes in porcine renal arterial vascular anatomy and blood flow after cryoablation. J Urol. 2011;186:681-6.

23. Young JL,Kolla SB,Pick DL,Sountoulides P,Kaufmann OG,Ortiz-Vanderdys CG,Huynh VB,Kaplan AG,Andrade LA,Osann KE,Louie MK,McDougall EM,Clayman RV. In vitro,ex vivo and in vivo isotherms for renal cryotherapy. J Urol. 2010;183:752-8.

24. Young JL,McCormick DW,Kolla SB,Sountoulides PG,Kaufmann OG,Ortiz-Vanderdys CG,Huynh VB,Kaplan AG,Jain NS,Pick DL,Andrade LA,Osann KE,McDougall EM,Clayman RV. Are multiple cryoprobes additive or synergistic in renal cryotherapy? Urology. 2012;79(484):e1-6.

25. Raman JD,Hall DW,Cadeddu JA. Renal ablative therapy:radiofrequency ablation and cryoablation. J Surg Oncol. 2009;100:639-44.

26. Campbell SC,Novick AC,Belldegrun A,Blute ML,Chow GK,Derweesh IH,Faraday MM,Kaouk JH,Leveillee RJ,Matin SF,Russo P,Uzzo RG. Guideline for management of the clinical T1 renal mass. J Urol. 2009;182:1271-9.

27. Hinshaw JL,Shadid AM,Nakada SY,Hedican SP,Winter TC,Lee FT. Comparison of percutaneous and laparoscopic cryoablation for the treatment of solid renal masses. AJR Am J Roentgenol. 2008;191:1159-68.

28. Patel SR,Abel EJ,Hedican SP,Nakada SY. Ablation of small renal masses:practice patterns at academic institutions in the United States. J Endourol. 2013;27:158-61.

29. Bodily KD,Atwell TD,Mandrekar JN,Farrell MA,Callstrom MR,Schmit GD,Charboneau JW. Hydrodisplacement in the percutaneous cryoablation of 50 renal tumors. AJR Am J Roentgenol. 2010;194:779-83.

30. Patel SR,Hinshaw JL,Lubner MG,Lee FT Jr,Nakada SY,Hedican SP. Hydrodissection using an iodinated contrast medium during percutaneous renal cryoablation. J Endourol. 2012;26:463-6.

31. Kunkle DA,Egleston BL,Uzzo RG. Excise,ablate or observe. The small renal mass dilemma—a meta-analysis and review. J Urol. 2008;179:1227-34.

32. Johnson DB,Solomon SB,Matsumoto ED,Kavoussi LR,Nakada SY,Moon TD,Shingleton WB,Cadeddu JA. Defining the complications of cryoablation and radiofrequency ablation of small renal tumors:a multi-institutional review. J Urol. 2004;172:874-7.

33. Wile GE,Leyendecker JR,Krehbiel KA,Dyer RB,Zagoria RJ. CT and MR imaging after image-guided thermal ablation of renal neoplasms. Radiographics. 2007;27:325-41.

34. Warlick CA,Lima GC,Allaf ME,et al. Clinical sequelae of radiographic iceball involvement of collecting system during computed tomography-guided percutaneous renal tumor cryoablation. Urology. 2006;67:918-22.

35. Brashears JH,Raj GV,Crisci A,et al. Renal cryoablation and radiofrequency ablation:an evaluation of worst case scenarios in a porcine model. J Urol. 2005;173:2160-5.

36. Schmitt GD,Atwell TD,Callstrom MR,Kurup AN,Fleming CJ,Andrews JC,Charboneau JW. Ice ball fractures during percutaneous renal cryoablation:risk factors and potential implications. J Vasc Interv Radiol. 2010;21:1309-12.

37. Sidana A,Aggarwal P,Feng Z,Georgiades CS,Trock BJ,Rodriguez R. Complications of renal cryoablation:a single center experience. J Urol. 2010;184:42-7.

38. Tsivian M,Chen VH,Kim CY,Zilberman DE,Mouraview V,Nelson RC,Albala DM,Polascik TJ. Complications of laparoscopic and percutaneous renal cryoablation in a single tertiary referral center. Eur Urol. 2010;58:142-8.

39. Vricella GJ,Haaga JR,Adler BL,Nakamoto D,Cherullo EE,Flick S,Ponsky LE. Percutaneous cryoablation of

renal masses：impact of patient selection and treatment parameters on outcomes. Urology. 2011；77：649-54.

40. Okhunov Z，Moreira DM，Del Junco M，Abedi G，Lobko II，Kaler KS，Nguyen ND，Youseff R，Uchio E，Kavoussi LR，Landman J. Predictors of complications after percutaneous image-guided renal cryoablation for T1a renal cortical neoplasms. J Endourol. 2017；31：7-13.

41. Schmidt GD，Schenck LA，Thompson RH，et al. Prediting renal cryoablation complications：new risk score based on tumor size and location and patient history. Radiology. 2014；272：903-10.

42. Sisul DM，Liss MA，Palazzi KL，et al. RENAL nephrometry score is associated with complications after renal cryoablation：a multicenter analysis. Urology. 2013；81：775-80.

43. Okhunov Z，Chamberlin J，Moreira DM，George A，Babaian K，Shah P，youseff R，Kaler KS，Lobko II，Kavoussi L，Landman J. Salvage percutaneous cryoablation for locally recurrent renal-cell carcinoma after primary cryoablation. J Endourol. 2016；30：632-7.

44. Patel SR，Nakada SY. Percutaneous renal cryoablation. J Endourol（Japanese）. 2011；24：164-9.

45. Kawamoto S，Solomon SB，Bluemke DA，Fishman EK. CT and MR imaging appearance of renal neoplasms after radiofrequency ablation and cryoablation. Semin Ultrasound CT MR. 2009；30：67-77.

46. Bolte SL，Ankem MK，Moon TD，Hedican SP，Lee FT，Sadowski EA，Nakada SY. Magnetic resonance imaging findings after laparoscopic renal cryoablation. Urology. 2006；67：485-9.

47. Gill IS，Remer EM，Hasan WA，Strzempkowski B，Spaliviero M，Steinberg AP，et al. Renal cryoablation：outcome at 3 years. J Urol. 2005；173：1903-7.

48. Stein AJ，Mayes JM，Mouraviev V，Chen VH，Nelson RC，Polascik TJ. Persistent contrast enhancement several months after laparoscopic cryoablation of the small renal mass may not indicate recurrent tumor. J Endourol. 2008；22：2433-9.

49. Porter CA，Woodrum DA，Callstrom MR，Schmit GD，Misra S，Charoneau JW，Atwell TD. MRI after technically successful renal cryoablation：early contrast enhancement as a common finding. AJR Am J Roentgenol. 2010；194：790-3.

50. Long L，Park S. Differences in patterns of care：reablation and nephrectomy rates after needle ablative therapy for renal masses stratified by medical specialty. J Endourol. 2009；23：421-6.

第十六章
射频消融治疗肾肿瘤的发展

Emily F. Kelly and Raymond J. Leveillee

背景

随着腹部成像设备的普及,无症状肾脏小肿物(small renal masses,SRM)的诊断率逐渐升高。这类偶发肿瘤占肾细胞癌(renal cell carcinoma,RCC)的60%,且多为早期、低级别肿瘤[1-3]。肾细胞癌的发病率每年以大约2%的速度增长[4]。总体而言,RCC排在世界最常见癌症第十三位及西方最常见癌症的第十位。据估计,2016年仅美国就有62 700例肾癌新增病例和14 240例肾癌死亡病例[5]。全世界每年有27万人罹患肾癌且有11.6万例死于肾癌[4]。在这些患者中,20%~30%的患者有远处转移。肾细胞癌的发病率在北美、欧洲和澳大利亚最高,而在印度、非洲、中国和日本较低。肾癌的危险因素包括吸烟、腰臀比增加、种系突变、职业接触三氯乙烯和氯乙烯[4]。2%~3%的肾细胞癌为家族性肾癌,最常见类型为常染色体显性希佩尔-林道(von Hippel-Lindau,VHL)病。家族性肾癌通常为双侧多灶性,因此正确诊断对指导治疗至关重要[4]。

射频消融术的早期历史

射频消融术(radiofrequency ablation,RFA)最早应用于心脏异常电传导通路的消融治疗。随着应用于不可切除肝肿瘤,该技术的研究发展取得了重大进步,并得以确立新的治疗标准[6]。在既往的二十几年里,RFA的应用范围进一步扩大。目前乳腺、前列腺、胰腺、肾脏和妇科肿瘤常用射频消融技术进行治疗[7]。近年来,长期研究结果显示射频消融术在治疗SRM方面取得满意效果且已被泌尿外科学界接受。本章将重点介绍不同射频消融治疗的历史和发展。

保留肾单位手术

既往肾细胞癌的治疗以根治性肾切除术(radical nephrectomy,RN)为主。近年来随着对低分期/低级别肿瘤诊断率的提高,保留肾单位手术(Nephron Sparing Surgery,NSS)因能保护肿瘤周围未受影响的肾实质和肾单位而受到青睐[2]。保留肾单位手术方式包括肾部分切除术(partial nephrectomy,PN)、热消融(thermal ablation,TA)和非热效应消融。TA治疗包括射频消融(RFA)、冷冻消融(cryoablation,CRY)、微波消融(microwave ablation,MWA)、高强度超声聚焦(high-intensity focused ultrasound,HIFU)和激光间质热疗法[3]。非热消融采用不可逆电穿孔消融,但临床较少应用[3,8,9]。在热消融治疗中,冷冻消融和射频消融应用最广泛。保留肾单位手术,特别是肾部分切除术是目前未累及集合系统肾肿瘤的标准治疗方式[3]。

　　近年来,Olweny 等研究显示射频消融术与肾部分切除术治疗 T1a 期肾癌的 5 年肿瘤学结果相似,肿瘤特异性生存率均大于 95%[10]。然而,因射频消融术缺乏长期疗效的研究证据,肾部分切除术仍然是目前的标准治疗方式。随着技术的发展及长期研究结果的补充,射频消融术有望成为肾脏实性小肿物的首选治疗方法[1,8]。

热消融适应证及应用指南

　　2009 年,美国泌尿外科协会(American Urologic Association,AUA)发布的新版指南指出热消融(TA)可作为所有 SRM 及 T1b 期肿瘤的治疗选择。肾脏小肿物指直径<4cm 或临床分期为 T1a 的肿瘤,而 T1b 指直径>4cm、<7cm 的肿瘤[11,12]。在指南更新之前,热消融仅被推荐应用于存在合并症的 T1a 肿瘤患者,其中包括高龄、孤立肾、肾功能不全、双侧肿瘤、既往肾部分切除术后局部复发、多发性遗传性肾癌(VHL 综合征),以及无法接受手术的患者[2,8]。如今,热消融的适应证已扩展到所有 T1a/b 患者,包括健康患者及存在合并症的患者[7,11,13,14]。

射频消融工作原理

　　射频消融的工作机制基于热力学的 3 个原理:传导、对流和辐射[15]。传导指能量或热能通过固体介质的运动。该理论为"热沉"提供了基础,此内容将在本章后部分讨论。射频消融的终点是由热损伤诱导的细胞死亡和蛋白质变性引起组织凝固性坏死[7,16]。

　　射频消融时热量以 380~500kHz 交流电的形式从针电极到皮肤表面的接地垫进行传导[8]。治疗的成功与否取决于时间与温度的反比关系。当温度升高时,完全烧蚀所需的时间将缩短[7,8]。当烧蚀区温度达到 60~100℃时,瞬间即可实现完全烧灼[7]。我们推荐探针的设计应当满足能使组织温度达到至少 60℃的要求,以获得足够的离子扰动从而实现细胞死亡和成功消融。推荐消融范围达到肿瘤外至少 5mm 的边缘以确保治疗效果。因热效应无法用影像学进行监测,故组织温度和靶点的监测一直是限制射频消融作为主要的热消融技术被推广的重大挑战[7]。

射频消融的局限性

　　Lorber 等及 Ferakis 等已研究证实了肿瘤大小、位置与消融成功率的关系[17,18]。这种关系可以用"热沉"进行解释。热传导通过梯度运动的方式从高温向低温,或者从探针向组织进行传导。此机制使大肿瘤和富血供肿瘤中温度梯度增加,继而热量散失,引起消融部位温度降低,从而导致组织消融不完全的可能性增大[3,7,8,19]。Ferakis 等对 31 名患者共 39 个直径 1.3~7.5cm 的肾肿瘤行射频消融治疗,其成功率为 90%。在复发患者中,肿瘤直径大小>4cm 是最重要的预测因子($P<0.01$,RR=3.31)。此外,有一半的中央型肿瘤术后出现复发,而外周型肿瘤的复发率仅为 5.9%[18]。"热沉"现象的评估及治疗终点的判定可通过实时温度监控来解决。

传统射频消融术的技术改进：实时温度监测

实时温度监测能帮助临床医生实现目标区域的彻底、精确消融，减小二次消融的概率，并防止过度治疗导致的周围组织损伤[20]。操作时在距离病灶边缘5mm处安置200μm的非导电温度监测光纤探头（Lumassense，Santa Clara，CA），对病灶进行消融直到所有探针读数>60℃（图16.1）。如果消融的终点未能确定，肿瘤内及肿瘤周围血管分布情况会影响射频消融的效果，因此肾细胞癌的位置和组织学特征非常重要[21]。Wingo和Leveillee等研究认为使用温度监测探针的"强化疗法"，可成功治疗内生型或中央型肾肿瘤，并可将适应证由原先推荐的<4cm扩展到中等大小肿瘤（<5cm）的治疗。在这项研究中，对39例患者共41处肿瘤进行了温度监测探头引导下的消融治疗，并进行了平均29个月的随访，其中92.7%的患者通过单次射频消融获得了成功治疗[7]。此外，Lorber等也报道了相似的结果，他们对活检证实为肾

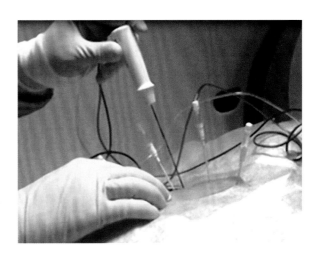

图16.1　将3~4个温度监测光纤探针（Lumasense，Santa Clara，CA）放置在距肿瘤外周边界及基底边界5mm处进行烧灼，直到所有探头读数>60℃。带手持件的Cool tip®（Covidien，Valley Lab，Boulder，CO，USA）探头位于温度监测探头中央

细胞癌的50例患者共53处肿瘤行实时温度监测的射频消融治疗，并进行超过48个月的随访，结果显示5年总生存率为98%，肿瘤特异性生存率为100%，无复发生存率为92.5%[17]。Carey等介绍了96例3~5cm肿瘤患者使用非导电温度探头的情况，实时温度监测射频消融在治疗起始即实现了100%的组织坏死，随后的治疗成功率达95%。与此相比，Gervais及同事们对39例同一类型肿瘤患者行无温度监测的射频消融治疗，结果显示完全消融率仅为93.3%[20]。这些研究结果证实了射频消融时使用温度监测探头来扩大肿瘤消融范围的重要性。在实时温度监测的帮助下，直径达5cm的肿瘤以及中央型、肾门处肿瘤均能实现成功地治疗，降低重复治疗率[3]。然而，这项技术的缺点包括精准安置温度探针所需的耗时、操作区域空间不足以及探针获取困难。

射频消融探针发展史

将未绝缘的针头放入组织中使用射频能量，会使金属/组织界面处的电流显著增加（电流密度），并产生超过100℃的高温。由此产生的"烧灼"会导致探头本身几毫米内的汽化和炭化（如同传统的"Bovie"电烙器）。最初用于射频消融（心脏消融）的单电极探针只不过是一根裸金属线，不能适应电阻抗的快速上升而限制了消融范围。对传统探针的改进包括双极性（双电极）、湿电极（盐水灌注）、内部冷却（冷却电极）和电容扩大（多个可扩展电极），更满足更多的消融范围[16]。

目前美国有3种射频消融术系统，它们采用基于电阻抗或基于温度的工作模式。基于

电阻抗的系统包括 Cool-tip®（Convidien，Boulder，CO，USA）和 LeVeen® RF system 3000®（Boston Scientific，Natick，MA，USA）。Cool-tip®采用 480kHz 射频发生器，其中能量输出可个性化调整，可通过单电极，也可至多通过 3 个电极工作，即单电极或簇式 3 电极系统（图 16.2）。系统泵对每个电极进行内部灌注和冷却从而防止了目标组织的炭化；将组织/探针表面的温度限制在 25℃以下的同时允许电流扩散到周围组织中，从而产生组织内离子扰动和二次产热[16,22]（图 16.3）。3 电极系统的优点是增加了表面积从而减少了组织炭化[16]。LeVeen® RF system 3000® 消融系统采用了一种倒置的干伞设计，在直径为 4cm 的区域内放置了 12 个电极针[8,23]。这种自动调节系统将电流分散在数个针尖上，并随着组织阻抗的升高（温度指标）限制功率输出，逐渐增加被称之为"滚降"技术的能量输出。

　　基于温度的 Angiodynamics RITA®（Radiofrequency Interstitial Tissue Ablation）系统（Angiodynamics®，Queensbury，NY，NY，USA）利用可展开的多针阵列（最多 9 个）方式，使组织消

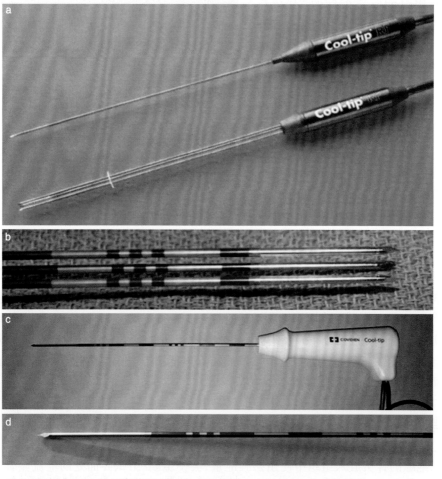

图 16.2　（a）1996 年的 Circa 单针头和簇状 3 电极直针，带手持件的 Cool-tip®（Covidien，Valley Lab，Boulder，CO，USA）探头。空心探头可使冷却水循环。（b）1996 年 Circa Cool-tip® 3 电极的特写镜头，带未绝缘尖针（支架）的手柄、针轴上 10~25 处间隔的厘米标记。该探针的消融范围为 2.5cm。（c）新一代 Cool-tip™（Covidien，Medtronic，Minneapolis，MN）单直针采用 17 轨距的直套管设计，可精确进行靶组织定位。（d）Cool-tip™ 的特写镜头（Covidien，Medtronic，Minneapolis，MN），未绝缘的尖针（支架）及针轴上 10~25 处间隔的厘米标记

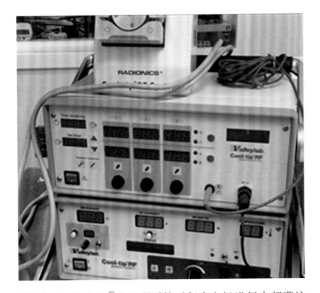

图 16.3　Cool-tip®发生器系统对每个电极进行内部灌注和冷却从而防止了目标组织的炭化;将温度限制在 25℃以下

融深度可达 5cm(图 16.4)。射频能量由 1 500 或 1 500X 的发生器产生。RITA® 系统的优势在于 9 个尖针中有 5 个能够通过热电偶头在操作过程中进行温度记录[23]。由于针尖从针轴展开时可能会呈现一些不规则形状,因此在使用可膨胀装置时,必须小心避免因"跳跃式"坏死导致的病灶遗漏。Starburst 系统与湿电极、盐水灌注电极及传统的干电极均兼容。干电极因受到电流密度的限制,需要更长的治疗时间、增大电极表面积,甚至需要多针电极或多次烧蚀[24]。湿电极系统能使电流密度通过导电盐水进行传导,从而实现烧蚀范围的扩大[25]。实验研究发现,使用高渗盐水(14%)可使消融范围更

大、消融更高效,但这一理念尚未被商业化应用推广[26]。

应用高渗盐水灌注探针的动物实验结果显示,无论即刻效果还是远期效果,该方法的消融区域范围可重复、可预测[27]。3 种系统均可使用,但具体的选择取决于医生的偏好[8]。Denys 等研究比较了上述系统在猪肝消融中的应用,结果显示:与其他系统相比,RITA® 系统消融范围最大,Cool tip® 系统产生卵圆形消融区[25]。Lobik 等在蛋清模型中对 Cool tip 和 RITA 进行了实验性评估,发现前者产生了"桶形"消融区,而可膨胀的锡制探针产生了"圣诞树"状的消融区[28]。由于有许多不同的探头设计,且所有射频探头的制造并非按统一共识规范进行,故衍生出描述探头设计和消融区几何形态的概念[16]。

为了尝试利用磁共振成像指导探头安置,基于磁共振信号可通过靶区温度的改变而发生变化的理论,人们研发了 RFA 专用的 MR 兼容设备。MR 机与 RFA 发生器之间接口研发的问题可以靠这些特殊的 MRI 兼容设备解决。该设备有两个磁共振兼容电极。首先钛合金 Cool-tip RF system®(Covidien, Boulder,CO,USA)采用循环水冷却的方式减少目标组织中可观量的组织炭化,从而提高疗效[2]。第二个电极是 nitinol StarBust Semi-Flex®(Angiodynamic®,Queensbury,NY,NY,USA),它在 MR 有限的机架尺寸下,能够提供更多用于导航到目标组织的柔性轴,以及通过使用多个尖针[2,8]实现更大范围的消融(图 16.5)。

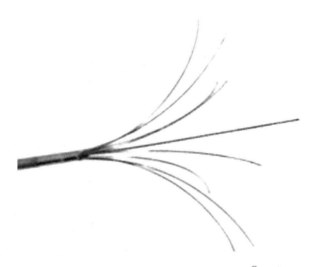

图 16.4　基于温度的 Angiodynamics RITA® 系统(Angiodynamics®,Queensbury,NY,NY,USA)利用可展开的多针阵列(最多 9 个)方式,使组织消融深度可达 5cm

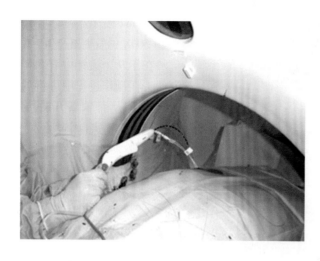

图 16.5　MR 兼容的 StarBust Semi-Flex® (Angiodynamic®, Queensbury, NY,NY,USA)在 MR 有限的机架尺寸下提供了更多用于导航到目标组织的柔性轴,且通过使用多个尖针实现更大范围的消融

射频消融术(RFA)的扩展和延伸:主要能量传导机制

腹腔镜射频消融术

　　Sterrett 等[3]报道腹腔镜超声引导下射频消融可用于治疗肾脏前唇距离肠管 1cm 范围内的肿瘤。应用腹腔镜技术行射频消融时,可精准的实现仅针对预期靶点的 RFA 治疗,从而降低对周围正常组织的热损伤风险,进一步减少因热损伤引起的术后并发症[3,7]。

　　首先,患者取健侧卧位,做一小切口并建立气腹。由于超声成像缺乏热量探测的能力,我们建议放置温度监测器,以协助射频消融成功实施。如果不使用温度监测器,可根据所用系统和直接可视化,通过预先设置的阻抗或 RFA 探头的目标温度来监控治疗终点。消融循环中产生的气泡会干扰超声信号,从而使超声在监测治疗过程变为一种不可靠的方式。将 3~4 个光纤温度探头(LumaSense,Santa Clara,CA)放置在肿瘤外周和深部边缘,离肿瘤与正常肾实质交界处 5mm 的位置(图 16.6)。在超声引导下,温度探头的放置是可视的,并且可以使用包裹在不透光鞘中的 5Fr 同轴导针进行辅助(Huey,Cook Vascular,Inc. ,Vandergrift,

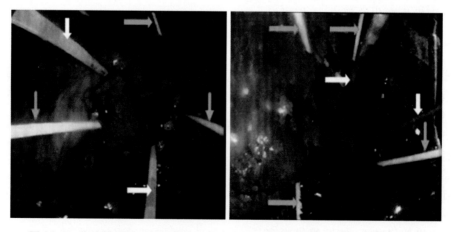

图 16.6　腹腔镜引导下射频消融运用于肾前唇部位肿瘤,术中可对周围重要器官进行操作,避免消融损伤。绿色箭头代表光纤温度探头(LumaSense,Santa Clara,CA),放置于肿瘤外周和深部边缘,距肿瘤与正常肾实质交界处 5mm 的位置。白色箭头表示射频消融探头指向靶组织

PA,USA)[7,29]。接下来,在超声引导下,RFA 探针对准目标组织。在所有温度探头达到 60℃的治疗目标或阻抗/温度目标后,在超声引导下撤除 RFA 探头[3,29]。

Hui 以及 Castle 等将腹腔镜 RFA 的优点描述为"目标性治疗"。外科医生和介入科医师均能完成经皮射频消融术,而腹腔镜手术只能由外科医生完成。经皮穿刺的单次成功率为 87%(95%CI,82%~91%),而腹腔镜手术的成功率则为 94%(95%CI,92%~96%)。这种差异表明,与介入科医生相比,外科医生可能更倾向于使用侵入性的方法[30]。

经皮 RFA

与腹腔镜 RFA 相比,经皮消融术是治疗肾脏背侧肿瘤的最佳方法[7]。主要的术中引导方式包括 CT、MRI、锥束 CT 和图像融合方式。其中,CT 引导的 RFA 是大多数医生的首选[31]。

CT-RFA

CT-RFA 最适用于肾脏背侧肿瘤。先将患者置于俯卧位或侧卧位。侧卧位能减少肾脏随呼吸运动的移位,从而降低了治疗肾上极肿块时胸膜损伤和气胸的风险[2,7]。在 SRM 的 CT-RFA 中,俯卧位是最常用的体位。这种体位展开了肋缘和髂嵴之间的区域,从而产生更大的操作空间。然而,这也增加了肾脏靠近肺的程度,从而限制了 RFA 对肾上极病变的应用[2]。CT-RFA 最好在全身麻醉下进行,这将有利于在探头放置过程中主动控制呼吸运动[1,7,19]。

CT-RFA 在很多情况下均可应用,这也将大幅降低手术成本[31]。CT-RFA 手术可以在门诊条件下进行,减少住院费用及相关并发症。与腹腔镜相比,因 CT-RFA 无需腹腔镜穿刺和注入气体,从而减少了相关的并发症。其缺点包括机架尺寸有限,增加了电离辐射暴露以及无法通过实时温度监测确定治疗终点[19,31]。

MR-RFA

1995 年,Anzai 等首次将 MR-RFA 用于脑肿瘤的治疗[32]。2003 年,Gervais 和 Mayo-Smith 等报道了 MR-RFA 成功用于肾肿瘤的案例[32]。在最近的文献中,Lewin 等于 1998 年率先提出了应用于肾脏的 MR-RFA 专业理念[2,7]。与 CT 引导治疗相比,MRI-RFA 有以下几个优点:最明显的是对患者没有辐射[2,33],MRI 可提高空间分辨率和放大软组织成分[2]。MRI 可用于消融那些难以到达的、位于重要组织器官附近尤其是在膈肌附近的肿瘤。因三角定位受限,或由于气胸发生率提高导致空气伪影,使这些肿瘤不易通过 CT 引导进行 RFA[2]。此外,增强扫描观察发现残留的肿瘤细胞需要较长的时间,CT 引导下的射频消融难以实现多次消融。一旦注射造影剂,由于造影剂残留产生的干扰也将影响消融的效果。据报道,CT-RFA 可进行 4 次循环消融治疗。相比之下,MR 允许通过 T2 加权等信号或高信号即可检测出消融后的残留肿瘤。如果观察到残留肿瘤,操作者可以在同一疗程内进行进一步的循环消融。避免进行让患者暴露于造影剂的额外消融[2,33,34]。据报道,MR-RFA 在一个疗程的成功率可达 92%~100%[34]。

使用快速梯度回波序列的 MR 透视还可以实现实时监控。实时监测更易识别治疗靶点,并在手术过程中易于操纵热消融区。然而,MRI 扫描仪的接口对连续成像提出了挑战,而这一缺点可通过在消融间歇期使用不间断的 MR 扫描来克服[2]。MR-RFA 的缺点包括有限的机架尺寸、扫描时长、机器的可获得性、设备成本以及需要与 MRI 兼容的传感器(如前所述)[1,31]。

锥束 CT

该系统采用大型旋转 C 形臂和数字透视。在透视下操纵 C 形臂可以创建一个 3D 模型目标,以便精确消融(图16.7)。然后将轨迹投射到患者身上,借助获得的影像放置消融针,在几秒钟内通过旋转血管造影获得进一步的成像。这便于确定消融针的位置,并找到进一步的操纵轨迹[1](图16.8)。一项由Cheng等进行的研究,比较了锥束CT和传统CT技术在射频消融治疗中的暴露情况。与传统技术相比,接受锥束CT消融技术的患者的辐射剂量较低(P<0.5),而治疗成功率相同[35]。该系统会受到呼吸运动的影响,因为在呼吸循环中获取图像的点必须与针放置的点相同。这可通过让患者保持呼气末或使用全身麻醉来克服[1]。

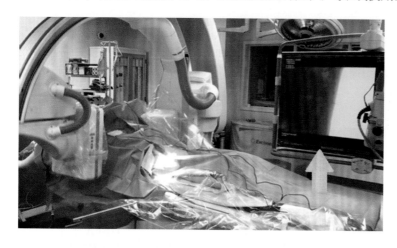

图16.7　锥形束CT RFA室设置。请注意,大号机架允许放置针。在透视下操纵大C形臂可以创建一个3D模型目标(箭头),以便精确消融

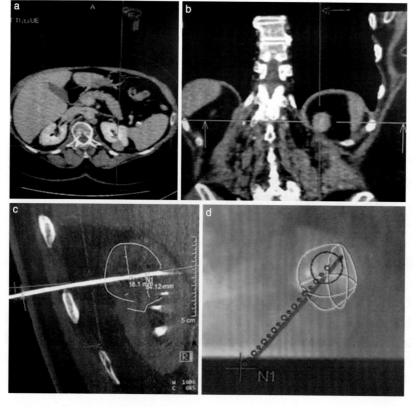

图16.8　带有荧光透视精确靶向I-guide软件的锥束CT。(a)轴向预规划视图。(b)冠状预规划视图。(c)针与针对齐放置后重新成像。(d)投影目标的荧光透视确认

多模态融合

Amalou 和 Wood 描述了一个患有 3.0cm 大小的 VHL 患者的临床试验,该患者接受了由超声、CT、EM 和 MRI 的多模态融合的射频消融。这种融合系统是肾功能不全和肌酐升高患者的理想选择。患者不能接受 CT 引导下的射频消融,因为没有增强 CT 不能充分显示目标。该患者综合应用 EM 跟踪系统(Northern Digital Inc. , Waterloo, ON, USA)、MR(Philips 3.0 T Achieva scanner, Philips Medical Systems, Best, The Netherlands)、CT 扫描(MX 8000, Philips Medical Systems, Cleveland, OH, USA)和超声造影剂(Definity, Bristol Myers Squibb, N. Billerica, MA, USA)。应用预先完成的术前增强 CT 引导基准标记物的 EM 定位。引导针沿着 MR-CT 融合图像的轨迹前进,在增强 US 的辅助引导下,目标误差为 1.5mm。US 传感器线圈让图像与融合的 CT/MR 和针头对齐。然后在磁共振和 US 引导下进行消融。消融的成功通过增强超声造影来证实。术前患者的肌酐为 2.0mg/dl,消融术后为 1.8mg/dl[36]。

RFA 培训

最近,Leveillee 等与美国泌尿外科协会联合发布了一种针对既往没有接受过 RFA 培训或没有接触过介入放射专业的泌尿科医生的培训方法。该训练方法利用浸泡在 Isovuc(Bracco Diagnostics, Inc. , New York, New York)和水管工油灰中的无核橄榄作为靶点,放置在新鲜冰冻人体尸体(Anatomic Gifts Registry, Hanover, Maryland)中。参与培训的泌尿科医生能够进行 CT 引导下经皮穿刺针的放置以及在实物模型上的预治疗。培训方案的结果表明,所有参与培训者在完成培训后均增强了信心[37](图 16.9)。

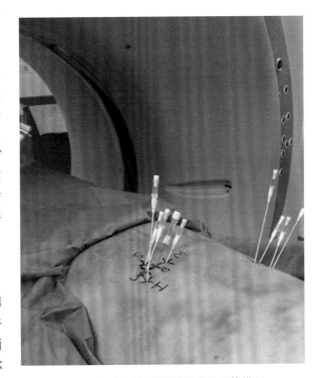

图 16.9　用于射频消融教学的尸体模型

并发症

NSS 的目标是获得至少与 PN 和 RN 相同的结果,同时尽量减少并发症[3]。与外科技术相比,射频消融没有死亡率,且转移率较低;被称为"创可贴手术"(图 16.10)。据报道,PN 和 RN 的并发症发生率为 14% ~ 26%,而 RFA 的并发症发生率为 0% ~ 11%。仅不到 1% 的消融患者出现感染。介入放射学学会(Society of Interventional Radiology, SIR)已经出版了一个分类系统,根据各种并发症的长期预后和所需治疗措施进行分类。该系统的基础是将并发症分为次要(A 类和 B 类)和主要(C ~ F 类)亚组;在主要并发症中,只有 C 类并发症被报道在消融后出现。轻微的并发症,具有自限性,对患者没有影响不需要治疗。相比之下,主要并发症需要至少 48 小时的

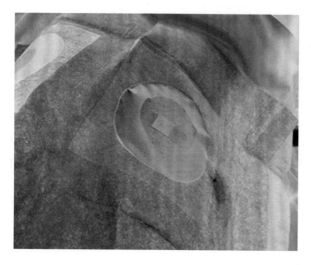

图 16.10 "创可贴手术"——
CT-RFA 肾肿瘤消融术后的外观

住院观察和治疗[38]。

次要并发症

消融术后最常见的轻微并发症可归类为神经肌肉性并发症,发生率为 46%。经皮穿刺探头的放置和随后的操作会导致患者穿刺部位的短暂不适。通常情况下,通过使用非处方止痛药,即可得到缓解[33,38]。大约 10%~20% 的患者发生血尿,而且最常发生在中央型肿瘤患者。血肿的发生率为 6%~8%,但如果血肿小于 1cm,则无临床意义[8,33]。据报道,消融过程中气胸发生率为 2%~4%[38]。有文献报道了一例在影像学随访时发现的针道肿瘤种植[33,34,38]。

主要并发症

最常见的主要并发症是腹膜后血肿,发生率为 1%~8%,而其中只有 1%~2% 需要输血。邻近组织的热损伤可导致输尿管损伤(4%)、肠穿孔、肾周脓肿和生殖股神经的损伤(图 16.11)。热损伤在中央型和前唇肿瘤的消融过程中最易发生[33,34,38]。尽管文献中从未报

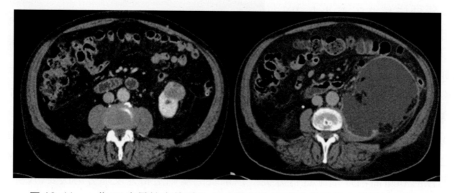

图 16.11　一位 84 岁男性在接受 3.5cm 肾细胞癌消融术后发生的尿性囊肿。
所使用的四个温度探头的温度均大于 90 ℉

道,但对于肾上极肿瘤进行治疗时,继发于肾上腺热损伤的高血压危象的发生风险增加。对于高风险患者,可考虑选择腹腔镜消融术。无论采用何种技术,这些患者术前均应使用 α 和 β 受体阻滞剂进行治疗,特别注意先使用 α 受体拮抗剂,以避免恶性高血压的发生[33,39]。

降低热损伤发生率的方法

如前所述,消融的热损伤可通过传导扩散到周围组织。位于烧蚀区 1~2cm 范围内的结构可受热损伤影响[31]。因此,当重要器官,如输尿管和肠管靠近治疗区时,应采取一些措施如术前定位、MR 实时监测、窄电极、水分离、球囊置换,以及使用 RFA 探头作为杠杆等,以减少热损伤并发症的发生,而其中以水分离最为常用[31,33,34]。水分离包括通过经皮穿刺针注入 5% 的葡萄糖,将重要组织与消融区隔离。与冷冻消融相比,RFA 更应避免将离子溶液作为传导介质使用。水分离的并发症包括癫痫、昏迷以及继发于电解质异常的心律失常[31,33,34,40]。

消融术后随访

与 PN 和 RN 相比,RFA 不切除肿瘤细胞,因此术后应积极进行随访。对连续性影像随访的具体方案尚存争议,需结合临床情况决定[33,34]。本领域的大多数专家建议首次消融术后 1~3 个月内、术后 6 个月、此后每年进行一次影像学评估[33,34,38,39]。据报道,术后复发时间最晚为 31 个月,因此需要延长监测时间。截至目前,关于监测时间长短仍无统一标准。评估方法可采用 CT 或 MRI 成像方式。一些专家建议采用与辅助消融相同的方式进行随访[31]。造影剂诱导的肾毒性可能发生在 20%~30% 的患者中,这可能与许多接受 RFA 的患者术前即存在肾功能不全有关。MRI 序列成像可避免患者暴露于电离辐射[2,31,34]。在 CT 和 T2 加权磁共振成像上,一个成功的 RFA 凝固性坏死区应增强<10~20HU 或<15%,而在 T1W 磁共振成像上明显强化[3,33,34]。在消融后 6 个月内,由于纤维蛋白或残余出血,在消融区常出现轻度的强化。然而,此后病变的大小和强化程度会减小。如果在随访过程中观察到局部增强或病灶增大,则应考虑复发的可能性,并积极进行其他治疗[33,38]。

疗效对比

Pierorazio 等对 1997 年至 2016 年间的文献进行了荟萃分析,并比较了 RN、PN 和 TA 的结果。在 20 829 篇引文中,110 篇文章报道的 107 项研究被纳入。平均随访时间为 48.6 个月。PN 与 TA、RN 与 TA 的比较分析显示,无转移生存率(RN 94.8% vs TA 95.3% 和 PN 99% vs TA 97.6%)及肿瘤特异性生存率(RN 99% vs TA 96% 和 PN 100% vs TA 95.4%)均无显著差异。无局部复发生存率(local recurrence free-survival,LRFS)在 PN 和 RN 之间差异不显著,但在首次治疗的 RN 与 TA 和 PN 与 TA 之间有显著差异(RN 98.7% vs TA 87%,PN 99.4% vs TA 89.3%)。然而,在重复消融时,各组间的 LRFS 无统计学意义。与 RN 和 PN 相比,TA 的总生存率较低(RN>97% vs TA 70.5%,PN 97.6% vs TA 88%)。然而,与 PN 和 RN 相比,存在合并症的患者更多的接受了 TA 治疗[12]。

此外,PN 的泌尿系统并发症发生率最高。TA 的并发症发生率较 PN 低;PN 和 TA 次要并发症的发生率分别为 11.0% 和 6.9%，主要并发症的发生率则分别为 6.9% 和 3.0%[12]。这一结果由 Raman 等证实，他们描述了一项回顾性研究的结果，98 例肾肿瘤采用开放式 PN 或 RFA 治疗。结果表明，RFA 组患者美国麻醉学会评分高于 DN 组，分别为 3.0 和 2.0（$P=0.01$）[41]。Raman 等对射频消融术后 12 个月以上的患者，进行再次活检，活检前的增强扫描在消融区未见强化，活检结果显示消融区没有活细胞残留[42]。

肾功能的保护

保留肾单位手术的目的是保护周围未受影响的肾实质和肾单位，仅切除目标肿瘤组织（图 16.12 和图 16.13）。同样的，Pierorazioet 等证实了这一结论，RN 对 eGFR 的影响最大，提示 RN 术后慢性肾脏疾病的发病率最高[12]。此外，Salas 等对 2003 年至 2009 年肾功能相关研究的文献进行了回顾，将肾功能定义为血清肌酐、肌酐清除率或 RFA 术后 GFR 的变化，发现 RFA 单次治疗平均成功率为 97.2%，而 RFA 组平均肌酐升高最小，为+0.14mg/dl，肌酐清除率平均下降 8ml/min[43]。

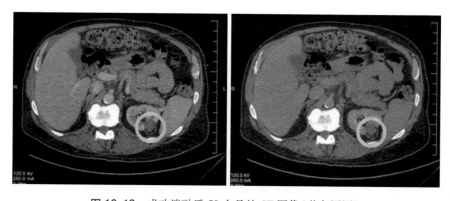

图 16.12 成功消融后 50 个月的 CT 图像（黄色圆圈）

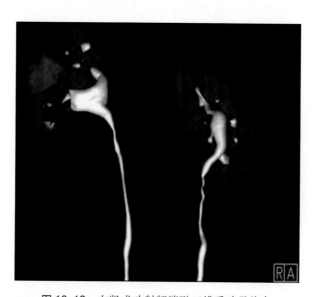

图 16.13 右肾成功射频消融三维重建及染色

费用比较

RFA 和外科治疗的远期成功率几乎相当,这使得费用成为指导治疗选择的一个重要因素。据报道,与手术切除术相比,CT 引导下射频消融治疗为每位患者平均节约 3 625 美元至 5 155 美元[1]。Castle 等比较了 3 年期间 173 例 cT1a 肿瘤患者治疗 NSS 6 个月的费用,52 名接受了开放性肾部分切除术的患者平均花费为 17 018 美元,而 48 名接受机器人辅助肾部分切除术的患者平均花费为 20 314 美元,44 例腹腔镜射频消融术的平均花费为 13 965 美元,而接受了 CT 引导下射频消融治疗的 29 例患者的平均花费为 6 475 美元($P<0.001$)[13]。研究者使用多因素线性回归($R^2=0.966$)评估了影响成本的变量,具有统计学意义的变量为手术入路($P=0.007$)、住院时间($P<0.001$)和手术室时间($P<0.001$)。而不具有统计学意义的因素则是肿瘤大小($P=0.175$)和查尔森共同发病指数($P=0.078$)[13]。

结论

影像引导热消融是治疗 SRM 的一个很好的选择。与手术切除术相比,其具有相似的长期疗效,而并发症发生率低,且无死亡率。作为一种经济、安全、易于应用、可重复使用、保留肾单位的治疗方法,RFA 在治疗肾脏恶性肿瘤方面具有广阔的前景。随着热消融技术的快速发展,RFA 治疗特殊部位较大肾肿瘤成为可能,但可能会增加治疗费用。

（拜合提亚·阿扎提　哈木拉提·吐送 译,李德润 审校）

参考文献

1. Glamore M,Leveillee R. CT-guided renal ablation. In:Liao JC,Su L,editors. Advances in image-guided urologic surgery. New York:Springer;2015. p. 175-84.
2. Ordon M,Findeiss L,Landman J. MR-guided renal ablation. In:Liao JC,Su L,editors. Advances in image-guided urologic surgery. New York:Springer;2015. p. 185-99.
3. Sterrett SP,Nakada SY,Wingo MS,Williams SK,Leveillee RJ. Renal thermal ablative therapy. Urol Clin North Am. 2008;35(3):397-414. viii
4. Ljungberg B,Campbell SC,Choi HY,et al. The epidemiology of renal cell carcinoma. Eur Urol. 2011;60(4):615-21.
5. Siegel RL,Miller KD,Jemal A. Cancer statistics,2016. CA Cancer J Clin. 2016;66(1):7-30.
6. Zagoria RJ,Traver MA,Werle DM,Perini M,Hayasaka S,Clark PE. Oncologic efficacy of CT-guided percutaneous radiofrequency ablation of renal cell carcinomas. AJR Am J Roentgenol. 2007;189(2):429-36.
7. Wingo MS,Leveillee RJ. Central and deep renal tumors can be effectively ablated:radiofrequency ablation outcomes with fiberoptic peripheral temperature monitoring. J Endourol. 2008;22(6):1261-7.
8. Castro A Jr,Jenkins LC,Salas N,Lorber G,Leveillee RJ. Ablative therapies for small renal tumours. Nat Rev Urol. 2013;10(5):284-91.
9. Lorber G,Jorda M,Leveillee R. Factors associated with diagnostic accuracy when performing a preablation renal biopsy. J Endourol. 2014;28(12):1444-7.
10. Olweny EO,Park SK,Tan YK,Best SL,Trimmer C,Cadeddu JA. Radiofrequency ablation versus partial nephrectomy in patients with solitary clinical T1a renal cell carcinoma:comparable oncologic outcomes at a minimum of 5 years of follow-up. Eur Urol. 2012;61(6):1156-61.

11. Campbell SC, Novick AC, Belldegrun A, et al. Guideline for management of the clinical T1 renal mass. J Urol. 2009;182(4):1271-9.

12. Pierorazio PM, Johnson MH, Patel HD, et al. Management of renal masses and localized renal cancer: systematic review and meta-analysis. J Urol. 2016;196(4):989-99.

13. Castle SM, Gorbatiy V, Avallone MA, Eldefrawy A, Caulton DE, Leveillee RJ. Cost comparison of nephron-sparing treatments for cT1a renal masses. Urol Oncol. 2013;31(7):1327-32.

14. Gorin MA, Gahan J, Antebi E, Carey RI, Bird VG. Laparoscopic-guided radiofrequency ablation is safe for the treatment of enhancing renal masses among patients prescribed antithrombotic agents. Clin Appl Thromb Hemost. 2012;18(1):35-9.

15. Leveillee RJ, Pease K, Salas N. Emerging needle ablation technology in urology. Curr Opin Urol. 2014;24(1):98-103.

16. Mulier S, Miao Y, Mulier P, et al. Electrodes and multiple electrode systems for radio frequency ablation: a proposal for updated terminology. Adv Exp Med Biol. 2006;574:57-73.

17. Lorber G, Glamore M, Doshi M, Jorda M, Morillo-Burgos G, Leveillee RJ. Long-term oncologic outcomes following radiofrequency ablation with real-time temperature monitoring for T1a renal cell cancer. Urol Oncol. 2014;32(7):1017-23.

18. Ferakis N, Bouropoulos C, Granitsas T, Mylona S, Poulias I. Long-term results after computed-tomography-guided percutaneous radiofrequency ablation for small renal tumors. J Endourol. 2010;24(12):1909-13.

19. Salas N, Castle SM, Leveillee RJ. Radiofrequency ablation for treatment of renal tumors: technological principles and outcomes. Expert Rev Med Devices. 2011;8(6):695-707.

20. Carey RI, Leveillee RJ. First prize: direct real-time temperature monitoring for laparoscopic and CT-guided radiofrequency ablation of renal tumors between 3 and 5cm. J Endourol. 2007;21(8):807-13.

21. Leveillee RJ, Castle SM, Gorbatiy V, et al. Oncologic outcomes using real-time peripheral thermometry-guided radiofrequency ablation of small renal masses. J Endourol. 2013;27(4):480-9.

22. Goldberg SN, Grassi CJ, Cardella JF, et al. Image-guided tumor ablation: standardization of terminology and reporting criteria. J Vasc Interv Radiol. 2005;16(6):765-78.

23. Pereira PL, Trubenbach J, Schenk M, et al. Radiofrequency ablation: in vivo comparison of four commercially available devices in pig livers. Radiology. 2004;232(2):482-90.

24. Leveillee RJ, Hoey MF. Radiofrequency interstitial tissue ablation: wet electrode. J Endourol. 2003;17(8):563-77.

25. Denys AL, De Baere T, Kuoch V, et al. Radiofrequency tissue ablation of the liver: in vivo and ex vivo experiments with four different systems. Eur Radiol. 2003;13(10):2346-52.

26. Hoey MF, Mulier PM, Leveillee RJ, Hulbert JC. Transurethral prostate ablation with saline electrode allows controlled production of larger lesions than conventional methods. J Endourol. 1997;11(4):279-84.

27. Patel VR, Leveillee RJ, Hoey MF, Herron AJ, Zaias J, Hulbert JC. Radiofrequency ablation of rabbit kidney using liquid electrode: acute and chronic observations. J Endourol. 2000;14(2):155-9.

28. Lobik L, Leveillee RJ, Hoey MF. Geometry and temperature distribution during radiofrequency tissue ablation: an experimental ex vivo model. J Endourol. 2005;19(2):234-9.

29. Castle SM, Gorin MA, Gorbatiy V, Leveillee RJ. Preoperative patient counseling for diag-nostic renal biopsy and complications with renal radiofrequency ablation. World J Urol. 2013;31(5):1105-10.

30. Castle SM, Gorbatiy V, Ekwenna O, Leveillee RJ. Laparoscopic and image-guided radiofrequency ablation of renal tumors: patient selection and outcomes. Curr Urol Rep. 2011;12(2):100-6.

31. Uppot RN, Silverman SG, Zagoria RJ, Tuncali K, Childs DD, Gervais DA. Imaging-guided percutaneous ablation of renal cell carcinoma: a primer of how we do it. AJR Am J Roentgenol. 2009;192(6):1558-70.

32. Boss A, Clasen S, Kuczyk M, et al. Magnetic resonance-guided percutaneous radiofrequency ablation of renal cell carcinomas: a pilot clinical study. Investig Radiol. 2005;40(9):583-90.

33. Venkatesan AM, Wood BJ, Gervais DA. Percutaneous ablation in the kidney. Radiology. 2011;261(2):375-91.

34. Boss A, Clasen S, Kuczyk M, Schick F, Pereira PL. Image-guided radiofrequency ablation of renal cell carcinoma. Eur Radiol. 2007;17(3):725-33.

35. Cheng EY, Naranje SM, Ritenour ER. Radiation dosimetry of intraoperative cone-beam compared with conventional CT for radiofrequency ablation of osteoid osteoma. J Bone Joint Surg Am. 2014;96(9):735-42.

36. Amalou H, Wood BJ. Multimodality fusion with MRI, CT, and ultrasound contrast for ablation of renal cell carcinoma. Case Rep Urol. 2012;2012:390912.

37. Castle SM, Gorbatiy V, Salas N, Gorin MA, Landman J, Leveillee RJ. Development and evaluation of a novel cadaveric model for performance of image-guided percutaneous renal tumor ablation. J Surg Educ. 2012;69(1):30-3.

38. De Filippo M, Bozzetti F, Martora R, et al. Radiofrequency thermal ablation of renal tumors. Radiol Med. 2014;119(7):499-511.

39. Georgiades C, Rodriguez R. Renal tumor ablation. Tech Vasc Interv Radiol. 2013;16(4):230-8.

40. Farrell MA, Charboneau JW, Callstrom MR, Reading CC, Engen DE, Blute ML. Paranephric water instillation: a technique to prevent bowel injury during percutaneous renal radiofrequency ablation. AJR Am J Roentgenol. 2003;181(5):1315-7.

41. Raman JD, Raj GV, Lucas SM, Williams SK, Lauer EM, Ahrar K, Matin SF, Leveillee RJ, Cadeddu JA. Renal functional outcomes for Tumours in a solitary kidney managed by ablative or extirpative techniques. BJU Int. 2009;105(4):496-500.

42. Raman JD, Sern JM, Zeltser I, et al. J Urol. 2008;179:2142-5.

43. Salas N, Ramanathan R, Dummett S, Leveillee RJ. Results of radiofrequency kidney tumor ablation: renal function preservation and oncologic efficacy. World J Urol. 2010;28(5):583-91.

第十七章
前列腺冷冻消融术的发展

R. Joseph Babaian

冷冻消融的病理生理学研究进展

冷冻消融是一种导致组织破坏的介入治疗,在良性和恶性疾病的治疗方面均有效,其科学性已得到证实[1-3]。冷冻消融的机制是从目标组织中吸取热量,从而诱发一系列的组织坏死。冷冻过程中组织会出现轻度的炎症再到组织完全破坏的由轻到重的过程。组织学上,冷冻中心会形成凝固性坏死,而在其周围区域仅有部分细胞坏死[4,5]。冷冻消融的组织破坏符合两个科学原则;首先是细胞对自身冷冻的反应,其次是手术过程因素。冷冻组织通过引发一系列冷冻破裂、坏死和凋亡的连锁反应来诱导细胞死亡。冰晶在目标组织中形成时,细胞外液开始结晶,未结晶部分的细胞外液渗透压升高,细胞外高渗状态使细胞内液外移从而导致渗透休克。细胞脱水后盐度增加造成了蛋白质变性,导致细胞收缩和细胞内基质的损伤。在细胞内,尖锐的冰晶能破坏靶器官细胞和毛细血管内皮细胞,后者则破坏了目标组织的滋养血管[6]。除了靶向组织的细胞内冰晶形成过程中产生的机械剪切力破坏作用外,低温损伤还可诱发细胞凋亡[7]。Hollister 等发现冷冻诱发的细胞凋亡主要发生在周围的低温损伤区,而不是在冷冻中心的坏死区内,低温损伤区并不能杀死所有的细胞[8]。诱导凋亡可能与线粒体介导的机制有关,其特征是细胞促凋亡蛋白 Bax 的表达上调[9]。近期有报道称,前列腺癌细胞凋亡诱导是通过肿瘤坏死因子相关凋亡诱导配体与其在质膜中配体相互作用的外源性途径来促进的[10]。

良恶性组织的破坏作用都依赖于冷冻过程中产生的机械剪切力。冷冻过程中的冷冻速度、达到的最低温度、解冻速度和冻融循环的重复次数决定了组织破坏的效果和程度。冷冻的前列腺内,靠近中央坏死区和其相邻区域的癌细胞大多由细胞内冰晶杀死,其余存活的癌细胞会因凋亡或坏死诱导的细胞死亡而被破坏,破坏程度取决于冷冻消融的施行力度和细胞所处的细胞周期阶段[11]。快速冷冻比缓慢冷冻具有更高的细胞杀伤率。缓慢冷冻时细胞内的水可转移至细胞外间隙,细胞内的冰晶形成减少,从而限制其细胞杀伤作用。−40℃是人类细胞致死温度,所以也是冷冻消融的目标温度[4,8]。前列腺癌细胞对温度变化更敏感,致死温度在−20℃左右[4,12]。在体外模型研究证实,缓慢复温比应用探针加热的迅速复温,更能增强前列腺癌组织的消融效果[1]。体内和体外研究以及临床经验清楚地证明了重复冻融-复温循环可增强消融效果[1,13,14]。此外,对肿瘤血管的初始损伤也减少了第二次冷冻的循环时间,并安全地扩大了中央坏死区域。

冷冻术的历史回顾

　　"冷"是一种历史悠久的治疗手段。公元前 2500 年,埃及人就懂得使用冷敷来缓解疼痛[15]。1840 年,Arnott 发明了使用管路输注冰盐水的方式来治疗肿瘤的冷冻疗法[16]。1899 年,White 在−180℃的温度下对口腔和皮肤病损进行了液化气体治疗[17]。1938 年,神经外科医师 Fay 使用了第一台封闭式冷冻外科设备来治疗脑瘤[18]。二战后,液氮被用于治疗多种疾病,如皮肤和神经肌肉疾病、帕金森病以及脑瘤。1961 年,Cooper 和 Lee 建造了第一台利用金属管循环−190℃液氮的封闭冷冻探针设备,并用该探针进行冷冻术[19]。

　　前列腺冷冻术的应用始于 1964 年,Gonder 在犬前列腺模型中证明了冷冻会导致前列腺组织破坏[20]。基于相关实验,前列腺冷冻消融于 1966 年首次应用于人体。1974 年,Flocks 对经尿道途径进行了改进,将冷冻疗法改为开放经会阴途径[21]。Gonder 报道,通过开放的经会阴途径将 1 到 2 个可复温探针直接插入前列腺,并直视监测结冰情况,以此确定终止治疗的时机[22]。1974 年,Megali 提出并实施了通过会阴使用一个大型探头,对冰球的形成进行数字监测[23]。前列腺冷冻消融可能会出现尿道狭窄、直肠尿瘘形成、尿失禁等严重并发症,因此并未广泛应用。Merry 和 Smidebach 在 1990 年报告了对多探针系统的探索,Rubinsky 和他的同事随后在 1994 年提出了多探针系统的概念[24,25]。

　　一种新技术的推广通常须等待其他技术领域的进步才能重新激发人们的兴趣,前列腺冷冻消融术亦是如此。影响前列腺冷冻消融术使用的两个主要限制因素是:球状冰冻区的可视化监测,以及球状冰冻区对邻近结构损伤的监控。1982 年出现了第一份详细描述如何在组织系统中进行冷冻监测的重大进展报告[26]。Onik 和他的同事几年后报道了利用经直肠超声监测下在前列腺内放置冷冻探针及监测中心冰冻区形成的具体应用,完善并发展了前列腺冷冻消融术[27]。

前列腺冷冻术的历史沿革

　　冷冻消融术能成为挽救性和初发局限性前列腺癌的治疗方式,主要基于两点:第一,具有显著的治疗效果;第二,较少发生影响生活质量的相关并发症。冷冻术成功的判定标准仍存在争议。冷冻术常用于接受根治性手术或者放射治疗后生化复发的患者,但是否采用 PSA 值≤0.4ng/ml,或者 ASTRO 新提出的 Phoenix 定义来判定冷冻治疗效果,目前仍无统一意见[28,29]。PSA 生化复发可能与尿道周围前列腺组织残留相关,因为尿道周围存在产生 PSA 的组织。研究表明,PSA 谷值越低,治疗后活检阴性和 PSA 稳定的可能性越大[30-32]。一份 5 年内多中心数据登记报告显示,使用 Phoenix 定义初次冷冻术后无生化复发,在低、中、高风险的患者中,前列腺冷冻消融术无生化复发率(biochemiacal disease free survival,bDFS)分别为 91%、78% 和 62%[33]。相比之下,第一个基于证据的无生化复发定义(PSA<0.4ng/ml)显示低、中、高风险患者的 5 年结果分别为 90.4%、81.1% 和 73.6%[28]。目前还没有前瞻性随机试验将手术和冷冻治疗作为局限性前列腺癌的主要治疗方法进行对比。两项比较冷冻术和放射治疗结果的前瞻性随机试验中,对 cT2 和 cT3 患者的纳入标准不同,报告的关于两种治疗方法各自劣势的结论截然相反[34,35]。表 17.1 和表 17.2 分别总结了一系列接受原发性和挽救性冷冻消融术患者的无生化复发率[14,33,36-43]。

表 17.1　初次冷冻术的结果

参考文献	患者数量	中位随访月数（范围）	技术	PSA 阈值	无生化复发率/%			雄激素阻断治疗/%
					低风险	中风险	高风险	
Bahn et al.[37]（7 年数据）	590	68	液氮/氩	<0.5 <1.0	61 87	68 79	61 71	91 0
Cohen et al.[39]（10 年数据）	204	12.6(9.7~15.0)	液氮	ASTRO	56(所有的)			0
Han et al.[38]（1 年数据）	122	12	氩	<0.4	78	NA	71	37
Jones et al.[36]（5 年数据）	1 198	24(SD±26)	液氮/氩	ASTRO	85	73	75	NA
Long et al.[35]（5 年数据）	975	24(SD±16.5)	液氮/氩	<0.5 <1.0	60 76	61 71	36 45	33

Modiffed from Langenhuijsen JF Eur. Urol 2009;55:76-86;*LN* Liquid nitrogen,*Ar* Argon

表 17.2　挽救性冷冻术的结果

参考文献	患者数量	中位随访月数（范围）	技术	PSA 阈值	无生化复发率/%			雄激素阻断治疗/%
					低风险	中风险	高风险	
Bahn et al.[43]（7 年数据）	59	82	氩	<0.5	59(所有的)			NA
Chin et al.[40]（5 年数据）	118	19(3~54)	氩	<0.5	NA	NA	34	60
Ismail et al.[41]（5 年数据）	100	33(均数)(12~79)	氩	<0.5	73	45	11	46
Ng et al.[42]（8 年数据）	187	39(均数)(NA)	氩	Houston	56	NA	14	71
Pisters et al.[14]（5 年数据）	279	22(SD±25)	液氮/氩	ASTRO Phoenix	59(所有的) 55(所有的)			NA

Modiffed from Langenhuijsen JF Eur. Urol 2009;55:76-86;*LN* Liquid nitrogen,*Ar* Argon

20 世纪 60 至 80 年代,前列腺癌冷冻术早期常见的主要并发症在初次和挽救性治疗中都已显著减少。目前的初次冷冻消融报告显示,当使用尿道加热装置时,直肠瘘形成的并发症发生率<0.5%[44],永久性尿失禁的发生率<8%[45],尿道损伤发生率<15%[46]。在接受全腺体消融治疗的男性患者中,冰球延伸到两侧叶的神经血管束,导致的勃起功能障碍仍然是一个严重的问题。据报道,术后 1 年和 4 年的性功能恢复率分别为 41.4% 和 51.3%[47]。挽救性冷冻消融的并发症多,包括约 10% 的尿失禁、10% 的尿道损伤、17% 的会阴疼痛和 3% 的直肠瘘。表 17.3 和表 17.4 分别显示了初次冷冻和挽救性冷冻治疗的患者并发症发生率[14,31,35-42,48-50]。

表 17.3　初次冷冻术术后并发症

参考文献	患者数量	技术	瘘管/%	尿潴留/%	尿失禁/%	阳痿/%	会阴疼痛/%
Badalament et al.[49]	290	低温护理	0.4	NA	4.3	85	12
Bahn et al.[37]	590	液氮/氩	0.004	5.5	4.3	95	NA
Cohen et al.[39]	239	低温护理	2.2	3	0.4	4	0.4
Han et al.[38]	122	氩	0	NA	3	87	6
Jones et al.[36]	1 198	液氮/氩	0.4	NA	2.9	91	NA
Long et al.[35]	975	液氮/氩	0.4	10	7.5	93	NA
Shinohara et al.[31]	102	NA	1	23	15	86	3
Wake et al.[48]	106	低温护理	0	22	8	NA	AN

Modiffed from Langenhuijsen JF Eur. Urol 2009;55:76-86;*LN* Liquid nitrogen,*Ar* Argon

表 17.4　挽救性冷冻术术后并发症

参考文献	患者数量	技术	瘘管/%	尿潴留/%	尿失禁/%	阳痿/%	会阴疼痛/%
Chin et al.[40]	118	氩	3.3	8.5	6.7	NA	NA
Ismail et al.[41]	100	氩	1	2	13	86	NA
Katz et al.[50]	157	低温护理	0	5.8/1.9	9.7	NA	12.8
Ng et al.[42]	187	氩	2	21	3	NA	14
Pisters et al.[14]	279	液氮/氩	1.2	NA	4.4	NA	NA

Modiffed from Langenhuijsen JF Eur. Urol 2009;55:76-86;*LN* Liquid nitrogen,*Ar* Argon

前列腺冷冻术的技术进展

现代前列腺癌冷冻消融术在大约 25 年前开始复苏,Onik 及其同事在 1993 年首次详细描述了使用经直肠超声监测前列腺内冷冻探针的放置和冰冻区域的形成情况[27]。受限于技术,冷冻消融术早期常作为放射治疗失败后的替代治疗,随着技术的进展,这项技术逐渐发展成为初始治疗的方法。早期,低温是通过 Cryotech 或 AccuProbe(CMS)所生产的大型机器输送的液氮实现的。这两台机器最多只能选择五个探头,所有探头都可以通过经会阴途径经皮穿刺置入前列腺。前者的探头尖端直径为 2.6mm,轴直径为 3.2mm,而后者的探头尖端和轴直径分别为 3.2mm 和 4.9mm。CMS 探头需要单独的皮肤切口才能插入。尿道复温装置的引入使前列腺冷冻消融得到了进一步发展。尿道复温导管可使水的循环维持在 +43℃,从而显著降低尿道损伤和尿潴留的发生率。但尿道复温装置可能会影响前列腺组织冷冻消融的破坏效果。

然而,尿道复温装置后来被 FDA 从市场上撤下,医生被迫使用效果较差的自制替代装置,导致尿道损伤的发生率大幅提高,人们这才意识到尿道复温装置的重要性,因而尿道复温装置最终被 FDA 批准上市,并一直使用到今天。

　　20世纪90年代中后期,前列腺冷冻术领域出现了许多技术进步,极大地改善了这种治疗方式的声誉,不仅并发症发生率显著降低,而且患者选择标准也随着经验的积累变得更合适。业界普遍认为冷冻消融区的前列腺细胞致死温度约为-40℃[51]。监测过程仅限于对冰层形成的目测评估,如何确定冰冻区域内的准确温度成为难题[52]。超声波观察到组织和冰层交界处的温度是0℃。通过引入热偶计,它可以在超声引导下经皮插入前列腺,提供了有价值的温控信息,可以使整个靶区均匀地达到细胞致死温度[53,54]。原始的热电偶只有一个终端传感器与低温探头,仅能提供有限的反馈数据。通过引入可重复使用的多点传感装置,采用一次性的17G保护套,可以分别记录间隔10mm或5mm的4个点或个8个点的温度,解决了信息反馈的难题[52]。随着氩气冷冻设备的引入,冷冻消融技术再一次革新。这种冷冻系统利用焦耳-汤姆孙原理,使加压的氩气通过小口径的管子,从而使气体在自由膨胀后迅速降温。与原来的液氮设备相比,这种新系能提供更快的冷冻速度,更高的冷冻杀伤力,并且提高了安全性,因为其可以快速终止冻结,从而更好地控制组织消融,减少了与关闭主动冷冻后响应时间延迟相关的意外组织损伤的发生。

　　这种较新的输送系统通常被称为第三代冷冻治疗系统。冷冻系统的革新使冷冻探针得到了发展。探头的口径从4.9mm降至2.4mm或更小(17G超细探针约1.47mm)。超细探针能够轻易经皮插入前列腺,穿过近距离放射治疗引起的变硬变厚的会阴组织,同时可以放置更多的探针。第三代冷冻装置的一个附加功能是能够使用加热到67℃的氦气进行主动解冻。Lee和他的同事报告称,与最初的液氮设备施加的5个探头的限制相比,放置6~8个探头的冷冻效果更有优势[53]。技术革新使冷冻消融术在整个前列腺中实现更均匀的冷冻。增加探针数量使前列腺冷冻后组织残余更少,更确切地降低了术后PSA[54]。各种冰冻探针产生的冰晶特性,对组织破坏的效果是至关重要的。2000年另一项手术进展详细介绍了使用生理盐水将直肠与Denonvillier筋膜分离的过程[55]。该方法被认为可以减少对直肠的损伤,增强冰冻区域的消融效果,使包括前列腺包膜内的所有前列腺后方组织更快地冻结,并对接受过放射治疗的患者亦有效[55]。

　　软件开发领域的不断发展,使得治疗计划程序更加标准化,冷冻消融软件能够提供冷冻探头目标数量及最佳位置的放置指导。此外,部分软件还具有自动控制低温探头以及勾画冰冻区域形状的功能。这项新技术可能有助于标准化这项传统上高度依赖操作者的手术,并可能降低冷冻治疗的并发症发生率。

发展前景

　　随着提倡多模式或联合治疗来提高疗效的微创时代到来,冷冻消融术作为微创不可或缺的治疗方法,我们有大量的机会对其进行探索。具体来说,应探索冷冻消融与化疗、免疫治疗以及冷冻增强或保护剂的联合应用。继续探索局部冷冻消融如何使冰冻区域更有效地清除病灶组织,并最大限度减少邻近组织损伤,是冷冻消融术的未来研究方向之一。

(黄炳伟 译,王宇 审校)

参考文献

1. Baust JG, Gage AA, Klossner D, Clark D, Miller R, Cohen J, et al. Issues critical to the successful application of cryosurgical ablation of the prostate. Technol Cancer Res Treat. 2007;6:97-109.

2. Gage AA,Baust JG. Cryosurgery of tumors. J Am Coll Surg. 2007;201:342-56.

3. Hoffmann NE,Bischof JC. The cryobiology of cryosurgical injury. Urology. 2002;60:40-9.

4. Gage AA,Baust J. Mechanism if tissue injury in cryosurgery. Cryobiology. 1998;37:171-86.

5. Larson TR,Robertson DW,Corcia A,Bostwich DG. In vivo interstitial temperature mapping of human prostate during cryosurgery with correlation to histopathologic outcomes. Urology. 2000;55(4):547-52.

6. Ayala AG,Ro JY,Babaian RJ,Troncoso P,Grignon D. The prostate capsule:does it exist? Its importance in staging and treatment of prostatic carcinoma. Am J Surg Pathol. 1989;13(1):21-7.

7. Baust JG,Gage AA,Clarke D,Baust JM,Van Buskirk R. Cryosurgery-a putative approach to molecular-based optimization. Cryobiology. 2004;48:190-204.

8. Hollister WR,Mathew AJ,Baust JG,Van Buskirk RG. Effects of freezing on cell viability and mechanism of cell death in a human prostate cancer cell line. Mol Urol. 1998;2:13-8.

9. Clark K,Baust JM,Van Buskirk RG,Baust JG. Addition of anti-cancer agents enhancing freezing-induced prostate cancer cell death:implication of mitochondrial involvement. Cryobiology. 2004;49:45-61.

10. Clark DM,Rubilitto AT,Van Buskirk RG,Baust JG,Gage AA,Baust JM. Targeted induction of apoptosis via TRAIL and cryoablation:a novel strategy for the treatment of prostate cancer. Prostate Cancer Prostatic Dis. 2007;10(2):175-845.

11. Baust JG,Gage AA. The molecular basis of cryosurgery. BJU Int. 2005;95:1187-91.

12. Klossner DP,Baust JM,Van Buskirk RG,Gage AA,Baust JG. Cryoablative response of prostate cancer cells is influenced by androgen receptor expression. BJU Int. 2008;101:1310-6.

13. Shinohara K,Connolly JA,Presti JC,Carroll PR. Cryosurgical treatment of prostate cancer(stages T1 to T4): preliminary results. J Urol. 1996;156:115-20.

14. Pisters LL v,Eschenbach AC,Scott SM,Swanson DA,Dinney CP,Pettaway CA,et al. The efficacy and complications of salvage cryotherapy of the prostate. J Urol. 1997;157:921-5.

15. Schmidt JD,Doyle J,Larison S. Prostate cryoablation:update 1998. CA Cancer J Clin. 1998;48(4):239-53.

16. Arnott J. Practical illustrations of the remedial efficacy of a very low or anesthetic temperature. Lancet. 1850;2:257-9.

17. White AC. Possibilities of liquid air to the physician. JAMA. 1901;36:426-8.

18. Neel HB 3rd. Cryosurgery for the treatment of cancer. Laryngoscope. 1980;90:1-48.

19. Cooper IS,Lee A. Cryothalamectomy-hypothermic coagulation:a technical advance in basal ganglia surgery:preliminary report. J Am Geriatr Soc. 1961;9:714-8.

20. Gonder MJ,Soanes WA,Smith V. Experimental prostate surgery. Investig Urol. 1964;1:610-9.

21. Flocks RH,Nelson CM,Boatman DL. Perineal cryosurgery for prostatic carcinoma. J Urol. 1972;108:933-5.

22. Gonder MJ,Soanes WA,Shulman S. Cryosurgical treatment of the prostate. Investig Urol. 1966;3:372-8.

23. Megali MR,Gursel EO,Veenema RJ. Closed perineal cryosurgery in prostate cancer. New probe and technique. Urology. 1974;4(2):220-2.

24. Merry M,Smidebush M. Apparatus for cryosurgery. 1990. US Patent 4,946,460.

25. Rubinsky B,Onik G,Finkelstein JJ,Neu D,Jones S. Cryosurgical system for destroying tumors by freezing. 1994. US Patent 5,334,181.

26. Ando K. Cystoprostatectomy under control of ultrasono-tomagraphy. Presented at the 14th Congress of International Urologic Society. 1982.

27. Onik GM,Cohen JK,Reyes GD,Rubinsky B,Chang Z,Baust J. Transrectal ultrasound guided percutaneous radical cryosurgical ablation of the prostate. Cancer. 1993;72:1291-9.

28. Levy DA,Ross AE,El Shafei A,Krishnan N,Hatem A,Jones JS. Definition of biochemical success following primary whole gland prostate cryoablation. J Urol. 2014;192(5):1380-4.

29. Roach M 3rd, Hank G, Thames H Jr, Shellhammer P, Shipley WU, Sokol GH, Sandler H. Defining biochemical failure following radiotherapy with or without hormonal therapy in men with clinically localized prostate cancer: recommendation of the RTOG-ASTRO Phoenix Consensus Conference. Int J Radiat Oncol Biol Phys. 2006;65 (4):965-74.

30. Ellis DS. Cryosurgery as primary treatment for localized prostate cancer: a community experience. Urology. 2002;60(2 Suppl 1):34-9.

31. Shinohara K, Rhee B, Presti JC Jr, Carroll PR. Cryosurgical ablation of prostate cancer: patterns of cancer recurrence. J Urol. 1997;158:2206-9.

32. Benoit RM, Cohen JK, Miller RJ Jr. Cryosurgery for prostate cancer: new technology and indications. Curr Urol Rep. 2000;1:41-7.

33. Jones JS, Rewcastle JC, Donnelly BJ, Lugnani FM, Pisters LL, Katz AE. Whole gland primary prostate cryoablation: initial results from Cryo-ON line data registry. J Urol. 2008;180:554-8.

34. Donnelly BJ, Saliken JC, Brasher PMA, Ernst SC, Rewcastle JC, Lau H, et al. A randomized trial of external radiotherapy versus cryoablation in patients with localized prostate cancer. Cancer. 2010;116:323-30.

35. Chin JL, Al-Zahrani AA, Autran-Gomez AM, Williams AK, Bauman G. Extended follow-up oncologic outcome of randomized trial between cryoablation and external beam therapy for locally advanced prostate cancer (T2a-T3b). J Urol. 2012;188:1170-5.

36. Long JP, Bahn D, Lee F, Shinohara K, Chinn DO, Macaluso JN Jr. Five-year retrospective, multi-institutional pooled analysis of cancer- related outcomes after cryoablation of the prostate. Urology. 2001;57:518-23.

37. Bahn DK, Lee F, Badalament R, Kumar A, Greski J, Chernick M. Targeted cryoablation of the prostate: 7-year outcomes in the primary treatment of prostate cancer. Urology. 2002;60:3-11.

38. Han KR, Cohen JK, Miller RJ, et al. Treatment of organ confined prostate cancer with third generation cryosurgery: preliminary multicenter experience. J Urol. 2003;170:1126-30.

39. Cohen JK, Miller jr RJ, Ahmed S, Lotz MJ, Baust J. Ten year biochemical disease control for patients with prostate cancer treated with cryosurgery as primary therapy. Urology. 2008;71:515-8.

40. Chin JL, Pautler SE, Mouraviev V, Touma N, Moore K, Downey DB. Results of salvage cryoablation of the prostate after radiation: identifying predictors of treatment failure and complications. J Urol. 2001;165:1937-41.

41. Ismail M, Ahmed S, Kastner C, Davies J. Salvage cryotherapy for recurrent prostate cancer after radiation failure: a prospective case series of first 100 patients. BJU Int. 2007;100:760-4.

42. Ng CK, Moussa M, Downey DB, Chin JL. Salvage cryoablation of the prostate: follow-up and analysis of predictive factors for outcome. J Urol. 2007;178:1253-7.

43. Bahn DK, Lee F, Silvermann P, et al. Salvage cryotherapy for recurrent prostate cancer after radiation therapy: a seven year follow-up. Clin Prostate Cancer. 2003;2:111-4.

44. Prepelica KL, Okeke Z, Murphy A, Katz AE. Cryosurgical ablation of the prostate: high risk patient outcomes. Cancer. 2005;103:1625-30.

45. De La Tallie A, Benson MC, Bagiella E, Burkhardt M, Shasigh A, Olsson CA, et al. Cryoablation for localized prostate cancer using an argon-based system: complication rates and biochemical recurrence. BJU Int. 2000;85:281-6.

46. Cohen JK, Miller RJ, Shuman BA. Urethral warming catheter for use during cryoablation of the prostate. Urology. 1995;45:861-4.

47. Ellis DS, Manny TB Jr, Rewcastle JC. Cryoablation as primary treatment for localized prostate cancer followed by penile rehabilitation. Urology. 2007;69:306-10.

48. Wake RW, Hollabaugh RS Jr, Bond KH. Cryoablation of the prostate for localized adenocarcinoma: a preliminary experience. J Urol. 1996;155:1663-6.

49. Badalament RA, Bahn DK, Kim H, Kumar A, Bahn JM, Lee F. Patient-reported complications after cryoablation therapy for prostate cancer. Urology. 1999;54:295-300.

50. Katz AE, Preplica KL, Masson P, Benson MC, McKierman JM. Salvage cryosurgical ablation of the prostate (TCAP) for patients failing radiation:10 year experience. J Urol. 2005;173:450. (abstract 1662)

51. Tatsutani K, Rubinsky B, Onik GM, et al. Effect of thermal variables on frozen human primary prostatic adeno-carcinoma cells. Urology. 1996;48:441-7.

52. Gowardhan B, Greene D. Cryotherapy for the prostate:in vitro and clinical study of two new developments:advanced cryoneedles and a temperature monitoring system. BJU Int. 2007;100:295-302.

53. Lee F, Bahn DK, Badalament RA, et al. Cryosurgery for prostate cancer:improved glandular ablation by use of 6-8 cryoprobes. Urology. 1999;54:135-40.

54. Moore Y, Sofer P. Successful treatment of locally confined prostate cancer with the seed net system:preliminary multi-center results. Clinical application notes Feb 2001. Available through Galil Medical, Haifa. 2001. http// Galilmedicalcom. Accessed 7 Nov 2001.

55. Onik G, Narayan P, Brunelle R, et al. Saline injection into Denonvilliers' fascia during prostate cryosurgery. J Min Ther Relat Tech. 2009;9:423-7.

第十八章
腹腔镜肾脏手术的发展

Louis R. Kavoussi

1990 年春末,在圣路易斯市的华盛顿大学开展了首台腹腔镜肾脏手术[1]。手术由 Ralph Clayman 博士构思和设计。在手术实施前的几年,他办公室的角落里一直摆放着一套腹腔镜设备。Clayman 博士认为,总有一天该设备将用来切除实体器官。同事们都礼貌地笑了,因为大多数人认为这是不可能完成的计划。

到 1990 年,腹腔镜检查已有 80 多年的历史[2]。该技术首先由妇科医生应用,用于盆腔病理诊断。在过去的 60 多年中,这种设备很少被用于手术操作。可进行的手术及使用的器械非常有限,主要包括将卵巢移开或在输卵管上放置夹子。随着腹腔镜胆囊切除术的出现和摄像技术的进步,开展更高级干预的时机已经成熟[3]。

1970 年代后期,基尔大学的妇科医生 Kurt Semm 博士开始开发手术操作的工具[4]。他拥有一些用于卵巢切除术和子宫肌瘤切除术的非常基础的设备。1982 年,他尝试了腹腔镜阑尾切除术,这在外科手术领域引发了挑战。在 20 世纪的大部分时间里,外科医生都专注于降低死亡率和发病率的技术。腹腔镜手术的出现带来了社会思维的改变和技术的进步,人们开始专注于解决患者的次要问题,例如术后不适,术后康复和创面美容。

1985 年,Erich Mühe 首次在 2 小时内完成了腹腔镜胆囊切除术[5]。这是一个重大突破。有关此案的报告迅速传播到德国和法国,并最终遍布世界各地。事实上,在 1988 年 SAGES 会议上介绍了腹腔镜胆囊切除术后的 2~3 年内,腹腔镜技术在美国已经成为胆囊切除术的首选方法。

腹腔镜胆囊切除术加快了腹腔镜手术设备的研发。仪器公司不仅将传统开放手术的设备复制到腔镜中,也专注于新设备的开发。各种各样的抓持、切割和止血工具应运而生。在一次性设备方面,公司致力于开发自动闭合器和吻合器。

与仪器开发同时改善的是摄像机技术。传统意义上,内镜检查是通过直视镜的刚性镜片进行的。外科医生需用一只手握住镜体观察,另一只手单手进行操作。视频芯片的发展彻底改变了内镜手术。摄像机允许观看图像屏幕,从而使助手可以握持镜头,解放了外科医生的双手来握持器械。腹腔镜胆囊切除术的出现既鼓舞人心,也是以患者为中心的产物。腹腔镜胆囊切除术的接受速度惊人。这项技术的开展极大地提升了全球此类疾病的临床处理能力。

在整个 1980 年代的泌尿外科领域,也发生了技术革命。在那以前,泌尿系结石大部分是通过开放式手术或盲篮进行治疗的。内镜技术和设备的进步催生了微创方法,如输尿管镜检查、经皮肾镜结石和体外冲击波碎石术。此后,微创泌尿科医师也被称为泌尿外科内镜医师。他们非常认真地对待患者的愿望,并进行了大量的研究和创新,以减轻手术负担。

腔道泌尿外科学会的年轻领袖之一是 Ralph Clayman。Ralph 在圣路易斯华盛顿大学任教。Ralph 在明尼苏达大学师从公认的腔道泌尿外科学创始人之一,Arthur Smith。他后来移居达拉斯,成为美国泌尿科协会癌症研究学者,但他也教导住院医师、研究员和职工使用经皮肾镜取石这一现代技术治疗结石疾病。研修完成后,他于 1985 年返回圣路易斯华盛顿大学任职。

Clayman 博士是一位非常喜欢创新的人。他想出了许多新颖的方法和装置来改善内镜检查和输尿管镜检查。他对腹腔镜检查在泌尿科的潜在好处非常感兴趣。他说服 Stortz 公司借给他一套腹腔镜胆囊切除设备,并将其放在办公室一角。对于任何进入他的办公室的同事,他都会向他们介绍他对腹腔镜切除肾脏的愿景。包括我在内的许多同事都把这视作幻想。

与此同时,得克萨斯州圣安东尼奥大学从欧洲招聘了 Thierry Vancaillie,他是妇科腹腔镜检查专家。他在东南浸信会医院(圣安东尼奥市外的一家小医院)里待了一段时间。有一天,当他坐在医生休息室时,遇到了泌尿科医生 William Schuessler。Schuessler 博士不是学院型泌尿科医生,而是社区泌尿科医生。他们开始交谈,并提出了一个问题,即进行盆腔淋巴结清扫术对前列腺癌患者分期是否有用。当时,近距离放射治疗是治疗前列腺癌的一种常见方式,影像学检查不足以确定患者是否患有盆腔淋巴转移。确定淋巴结状态的微创方法可用于确定哪些患者可能无法从局部治疗中受益。

该团队着手进行了一系列腹腔镜淋巴结清扫术,并在 1990 年美国泌尿外科协会年会上介绍了该技术。观众中就有 Ralph Clayman 博士,他认为开展腹腔镜肾切除术的时机已经到来。回到圣路易斯后,他召集了一个团队,在实验室进行尝试。Nathaniel Soper 博士是一位年轻的普通外科医生,一直在进行腹腔镜胆囊切除术,他熟知气腹和套管针的放置。另外,在实验室工作的还有我自己,一个刚刚结束住院医轮转,进入 Clayman 博士实验室的初级助手。一同参加研究的,还有在实验室与 Clayman 博士进行了一年研究的 Sherburne Figenshau 博士。

利用从手术室借来的腹腔镜设备和废弃的器械,我们团队在大约 4 小时内完成活猪体内的腹腔镜分离、游离和切除肾脏。但如何通过切口取出实体器官仍是遗留的问题。

Clayman 博士曾联系过印第安纳州的库克泌尿公司。工程师同意在进行动物实验的每个夜晚开车去帮助解决这个问题。第一个问题是开发一种密闭性良好的标本袋。这是防止肿瘤播散所必需的。蝴蝶网状塑料粉碎袋可商购获得。它们足以用来取出胆结石、卵巢,及胆囊,但对于在体内粉碎肾脏来说还不够结实。

研究者考虑使用多种不同的市售产品来制造取物袋。一个团队成员搜寻了当地的国民大卖场,检查三明治和其冷冻袋是否合适。一天晚上,Clayman 博士带来了一个红色的袋子,这个袋子非常结实耐用,看上去很防水。将解剖后的肾脏放到这个袋子中,随后将其撕碎但没有任何渗漏。然后,他透露这个袋子是用他的 Patagonia 跑步短裤制成的。他曾在雨中奔跑,注意到短裤上流淌着水。这种材料看起来足够坚硬,所以他将跑步短裤投入这项研究,并让他的秘书 Fran 将它们缝在袋子里以供实验室使用。库克的工程师随后采用了这种材料,并将其作为开发商业取物袋的指南。

取出肾脏的第二部分需要开发组织粉碎器。该装置必须使肾脏破裂而不破坏标本袋的完整性,同时,它还必须能够将粉碎的肾脏组织排空出来。库克公司的工程师再次参加了会议。Ed Pingleton 和同事在车库中开发了一种设备,该设备是从五金店的零件中挑选的,而且完美符合要求。

在进行了 5 次猪实验后,到了 6 月,研究小组准备对人类进行这种尝试。该患者是一名 85 岁的女性,在 CT 扫描中发现 3cm 无症状的右肾中下极肿块。经伦理委员会批准,患者在静脉镇静后接受了术前乙醇肿瘤栓塞,同时预留输尿管导管以帮助识别输尿管,并使用五个腹腔镜端口进行手术操作。手术团队由 Ralph Clayman 担任外科医生,Lou Kavoussi 担任第一助理,Sherb Figenshau 担任持镜者。因为这是团队成员所进行的第一例腹腔镜手术,所以邀请了 Nate Soper 作为一名有腹腔镜的经验的普通外科医生,协助进行了手术。

肾脏被成功切除,粉碎后取出。手术总共持续了 7 个小时,患者在术后第 6 天出院。她因为出现充血性心力衰竭而延长了住院时间。腹腔镜手术较开放手术可以明显减少非显性液体的流失,这是这名患者出现心衰的原因之一。最终,患者的病理结果是嗜酸细胞瘤。

该病例在 1991 年以通讯的形式在《新英格兰医学杂志》载入史册,引起了极大的反响[1]。当年在美国各地涉及盆腔淋巴结清扫术和肾切除术的腹腔镜手术激增。很多人仅看了华盛顿大学最初病例的录像带和初步报告,自己没有亲眼见过或做过这类手术,就开展了很多有关腹腔镜肾切除术的讲座。

对于腹腔镜技术是否可以用于治疗恶性疾病,多年来始终存在争议。长期全面的数据表明,与开放式手术相比,腹腔镜手术有着相同的的肿瘤学结果。与传统手术相比,随着时间的推移,病理结果相同,腹腔镜手术的患者死亡率更低。因此,腹腔镜肾切除术逐渐取代了开放手术。

腹腔镜肾切除术是其他泌尿外科手术的起始点。腹腔镜肾部分切除术、囊肿去顶术、肾盂切开取石术、肾盂成形术和供体肾切除术等,逐渐开展起来,并较开放手术更受欢迎。1995 年,Winfield 等人发表了一篇论文,文章描述了他们在 4 名患者中成功进行腹腔镜肾部分切除术[6]。此后不久,Kavoussi 博士进行了第一例腹腔镜活体供体肾切除术[7]。随着技术的完善,平均手术时间和住院时间都有所减少。泌尿外科医生对其他腹腔镜手术的探索也开始出现,例如腹腔镜肾输尿管切除术和腹膜后淋巴结清扫术。最初,腹腔镜肾切除术普及缓慢,可能是由于手术时间过长且学习难度较大。但是,腹腔镜手术的优点包括显著减轻术后疼痛(9 倍)和减少术中失血[8]。随着该技术的广泛开展和疗效获益,腹腔镜根治性肾切除术最终成为了不适合肾部分切除术的肾肿瘤治疗金标准。

腹腔镜肾手术远非完美。随着人口的老龄化和病态的发展,肾脏偶发瘤的发病率正在上升。肾脏手术未来的目标应该包括以经济有效的方式改善结局,降低发病率和死亡率,并缩短康复时间。

随着技术的发展,LESS 和 NOTES 的技术也将随着新设备的设计而发展。机器人技术已使更多外科医生无需大量腹腔镜技能就能为患者提供微创治疗。未来的机器人将通过减少学习曲线来减少操作者差异,以努力改善和标准化患者的治疗效果。LESS 的主要局限在对设备附近的组织解剖显露差。新一代机器人将具有更好的灵活性和单孔操作的能力。

新兴趋势是计算机辅助手术(computer-assisted surgery,CAS),它是用于术前规划和导航的计算机技术的综合,包括外科手术机器人、图像引导系统(image-guided system,IGS)和增强现实(augumented reality,AR)技术。未来的机器人设备包括图像引导机器人等,可通过使用 CT,MRI 或超声来帮助将器械或针头安全地引入肾脏[9]。这样的系统将有助于减少意外的器官损伤,例如经皮肾镜取石术。随着 LESS 和 NOTES 的持续推进,AR 技术可以帮助识别器官以及确定结构和位置[9]。这样的技术还将改善肾脏肿块的识别,以提高肿瘤完整切除率,同时最大限度地减少健康肾脏实质的切除。

　　最后,腹腔镜肾外科手术的未来发展包括改善和标准化培训,以减少不良手术事件并改善结局。GOALS(Global Operative Assessment of Laparoscopic Skills,全球腹腔镜技术手术评估)评分,是一种经过验证的腹腔镜技术全球评估量表,包括五个类别:深度知觉,双手敏捷,效率,组织处理和自主性,经观察者盲法评估[10]。多项研究试图研究新手学习腹腔镜检查的最佳方法,以及如何最好地缩短学习曲线并最大限度地减少不良事件。在最近对普通外科手术住院医师进行的三盲研究中,有 30 名住院医师分配到 3 个组。对照组采用传统的术中腹腔镜学习模型,外科医生在术中教导受训者。第二组在研究之前接受了强化的模拟训练,而第三组则是前两组之间的融合。他们的调查发现第二组的 GOALS 评分学习曲线最短,并且与其他两组相比,他们能够更快,更准确地执行手术,并且减少了不良事件[10]。在这项研究中,作者认为,尽管尚需要规模更大的研究来验证,但仿真模拟是"动手"操作经验之前的重要课程组成部分。

　　在过去的 30 年中,腹腔镜肾脏手术的技术不断发展。随着机器人技术和新仪器的引入,肾脏手术的创伤性降低,同时改善了手术效果。随着新技术的发展,泌尿外科医师将继续推动这一领域,不断提高治愈率的同时逐渐减少手术并发症。

（熊盛炜　王杰　译,范宇　审校）

参考文献

1. Clayman RV,Kavoussi LR,Soper NJ,et al. Laparoscopic nephrectomy. N Engl J Med. 1991;324;1370-1.

2. Lau WY,Leow CK,Li AK. History of endoscopic and laparoscopic surgery. World J Surg. 1997;21;444-53.

3. Himal HS. Minimally invasive(laparoscopic)surgery. Surg Endosc. 2002;16;1647-52.

4. Semm K. Endoscopic appendectomy. Endoscopy. 1983;15;59-64.

5. Blum C,Adams D. Who did the first laparoscopic cholecystectomy. J Minim Access Surg. 2011;7;165-8.

6. Winfield HN,Donovan JF,Lund GO,Kreder KJ,Stanley KE,Brown BP,et al. Laparoscopic partial nephrectomy:initial experience and comparison to the open surgical approach. J Urol. 1995;153;1409-14.

7. Ratner LE,Ciseck LJ,Moore RG,et al. Laparoscopic live donor nephrectomy. Transplantation. 1995;60;1047-9.

8. Kerbl DC,Mcdougall EM,Clayman RV,Mucksavage P. A history and evolution of laparoscopic nephrectomy:perspectives from the past and future directions in the surgical management of renal tumors. J Urol. 2011;185;1150-4.

9. Micali S,Pini G,Teber D,Sighinolfi MC,De Stefani S,Bianchi G,et al. New trends in minimally invasive urological surgery:what is beyond the robot? World J Urol. 2013;31;505-13.

10. De Win G,Van Bruwaene S,Kulkarni J,Van Calster B,Aggarwal R,Allen C,et al. An evidence-based laparoscopic simulation curriculum shortens the clinical learning curve and reduces surgical adverse events. Adv Med Educ Pract. 2016;7;357-70.

第十九章
手助式腹腔镜的发展

John Roger Bell and Stephen Y. Nakada

引言

泌尿外科手术在整个历史上经历了许多技术突破。但是,最重要的突破之一是近年来开展的腹腔镜手术。这项技术使得泌尿科医生能够通过微创方法进行根治性肾切除术。与开放式方法相比,腹腔镜手术方式使患者术后疼痛更少,恢复更快,疗效和开放手术几乎相同,这使得泌尿外科医生对良性及恶性疾病有了更多的手术选择。目前,腹腔镜手术方式已经被广泛认同,然而许多人尚未意识到手助式腹腔镜外科手术(hand-assisted laparoscopic surgery,HALS)发展过程中所面临的争议和挑战。在本章中,我们将回顾 HALS 的发展历史及其早期面临的挑战,还有其发展过程中的各种创新及技巧。

手助式技术的历史及其原理

1990 年 6 月 25 日,密苏里州圣路易斯华盛顿大学的 Ralph Clayman 及其同事首次对人体进行了腹腔镜肾切除术[1,2]。继这项创新之后,许多腹腔镜手术随之展开,不仅是继续完善最初的技术,也是追求这项技术的不断创新[3](表 19.1)。与传统的开放手术相比,腹腔镜手术具有许多优势,包括缓解患者的术后疼痛,加快患者术后恢复[4,5]。尽管腹腔镜手术有很多优势,但由于各种顾虑,泌尿科医师对于推广这项新技术的进程十分缓慢。标准的腹腔镜肾切除术显著减少了外科医生在术中的触觉反馈,并用极不敏捷的器械代替了外科医生灵巧的双手。触觉的减少对泌尿外科医师来说是一个明显的顾虑,因为他们感觉失去了手术技术的关键组成部分:不能触及组织以及组织平面的钝性解剖。腹腔镜器械不能进行关节运动,这限制了进行某些泌尿外科操作的能力。此外,与开放式手术相比,早期腹腔镜手术的手术时间更长(初始手术持续了将近 7 小时)。三维视觉的丢失是外科医生担心的另一个重大问题,他们担心这会对手术疗效产生负面影响。最后,就像任何新技术一样,许多泌尿科医师担心学习曲线过长以及患者的预后[3,5]。

一些极具创造力的泌尿科医生开始思考解决这些问题并寻找使这项技术更加得心应手的方法。最后有人想到,解决问题的方法是让外科医生用一只手配合腹腔镜器械进行手术。这项技术被称为 HALS。

表 19.1 泌尿外科应用手助式腹腔镜(HAL)时间表

1993	首次 HAL 脾切除病例报告	Boland 等[31]
1994	首次 HAL 肾切除术	Tierney 等[32]
1996	使用 PneumoSleeve 对猪进行 HAL 肾切除术	Bannenberg 等[15]
1997	使用 PneumoSleeve 进行 HAL 肾切除术	Nakada 等[17]
1997	HAL 根治性肾切除术	Keeley 等[33]
1998	HAL 供体肾切除术	Wolf 等[9]
2001	HAL 肾部分切除术	Stifelman 等[7]

HALS 允许泌尿科医生在解剖组织期间进行触诊和识别,以防止对周围组织结构(例如肝脏、脾脏、肠和肾上腺)的损伤,并提高暴露的程度。这项技术使泌尿科医生能够更自信地进行肾脏手术并减少手术时间。术中手的配合使泌尿科医师找回了在标准腹腔镜手术过程中"丢失"的触觉反馈。这样可以更好地识别解剖肾门时的组织结构,例如肾动脉;在牵拉肠管或提起肾脏以识别肾门的时候,术中手的配合也可以提供安全的牵引力。与标准腹腔镜器械相比,泌尿科医师认为这是更加安全的,因为他们可以更好地评估在组织上施加了多少牵引力。术中手的配合可以有效地分离自然平面,并且可以让泌尿科医师进行自我感觉,为改善手术深度的感知提供参考。通常,外科医生会在手术过程中将非优势手插进腹部并用优势手去控制各种腹腔镜器械(图 19.1)。

除了在术中的几个优势之外,HALS 还有助于在不切割标本的情况下完整地取出手术标

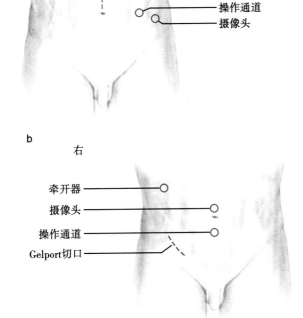

图 19.1 手助式腹腔镜肾切除术可能的端口配置。图为左侧(a)和右侧(b)的手助式腹腔镜肾切除术的配置。这些示意图是假定右利手的外科医师,以便在解剖期间将非优势手插入腹部,而优势手用于控制腹腔镜器械。[经许可引自 Sterret and Nakada. Hand-Assisted Radical laparoscopic nephrectomy. BJUI 2008 Aug;102(3):404-15]

本,因为通过已有的手助切口可以将标本完整取出(图19.2)。在疑诊或确诊的恶性肿瘤病例中,这是一个很重要的问题,因为这种时候将标本切割成几段并不是一个明智的选择[6]。HAL技术允许外科医生在术中进行高级操作,从而大大提升了微创手术的可能性。泌尿科医师现在已经能够很好地识别血栓并将其移向肾脏。手助方法可以更容易地进行腹腔镜下缝合,用优势手进行肾部分切除术,手动压迫肾脏,这与开放式手术的方法是一样的[7]。HAL也可以用于肾输尿管全长切除术,供体肾切除术,瘤栓清除以及病理性肥胖患者的手术操作[8~11]。虽然HALS在手术过程中不能创建真正的三维成像,但是相比标准腹腔镜检查,它提供了许多其他优势,这些优势可以缩短手术时间,从而吸引更多的泌尿科医师去使用HALS,这项技术在开放式手术和腹腔镜检查之间架起了一座桥梁[5]。

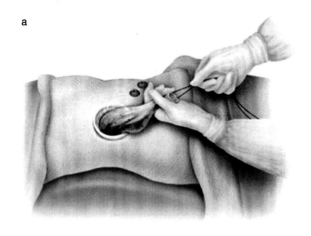

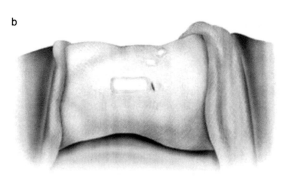

图19.2　通过手助装置完整地提取样本。(a)在外科手术过程中,使用手部辅助装置有很多好处。另一个优点是能够轻松、快速地取出完整的标本。(b)用于放置手助装置的切口因此兼作取出部位。[经许可引自Sterret and Nakada. Hand-Assisted Radical laparoscopic nephrectomy. BJUI 2008 Aug; 102(3):404-15]

手助式腹腔镜发展历史回顾

据报道,首例人工辅助的腹腔镜成功案例应归功于Edward Tiley博士、James Boland博士、Roberto Kusminsky博士和James Tierney博士。1992年5月,他们在进行腹腔镜脾切除术时遇到胃短血管出血。随即做了一个小切口,以引入外科医生的手来帮助控制出血。在解剖分离完成后,使用上述切口完整取出脾脏。这一成功的手术案例鼓舞了外科医生们在随后的手术中继续使用这种方法。该小组通过制作Pfannenstiel切口进行了另一次HAL脾切除术,然后使用产科长手套插入切口取出标本[12]。该小组将这种技术称为腹腔镜小切口[13]。此技术还包括将腹腔镜摄像头插入腹部,以直观地评估腹部情况。该小组报告显示,患者可以术后24~72小时内恢复饮食和下地活动,而据报道,开放剖腹手术的术后恢复平均时间为6.5天。

Tschada 等随后报道了他们在 1995 年的腹腔镜肾切除手术中使用"手动辅助"的情况[14]。该报告显示,人工辅助手术时间比传统腹腔镜手术时间更短(2.5~5 小时 vs 4~6 小时)。

外科医生的手参与手术有很多好处。在 Boland 和他的同事们最初的手术中,医生的手可在手术中有效和便捷地控制出血。然而,仅通过切口插入操作手的技术被证明有以下几个缺点。首先,切口的大小取决于一名特定的外科医生,如果有不同外科医生参与手术,切口大小不得不进行修改。如果最初的切口比外科医生的手大,这将导致气腹漏气。该入路的另一个局限性是不能通过这个切口放置其他器械,同样因为通过这个较大的切口插入一个较小的器械将会导致气腹漏气。此外,许多外科医生报告说,在手术期间会手部酸痛、抽搐,如果手术时间较长,中途医生不得不将手移开进行短暂休息[15]。

这些问题的解决方案是开发一种端口或袖型设备,允许外科医生在保持气腹的同时插入和退出,甚至更换操作员。虽然早期的设备并不总是能成功地完成这些任务,但它们为进一步的创新打下了基础。第一个使用的设备被称为 PnuemoSleeve(Dexterity,Atlanta,GA)。Bannenberg 等首先对猪进行了手术实验,以确定疗效[15,16]。这些实验证明,PnuemoSleeve 使得外科医生缩短了手术时间,手术过程中允许换手,甚至允许使用传统的开放式器械。在一个手术中,医生有目的地切断肾静脉,以测试术中手控制出血的能力。报告称,该设备允许拇指和示指进行压力控制,同时侧向推拉肾脏的操作很容易完成。通过这种设备,术者可以在固定出血血管后,放置夹子以结扎出血血管[15]。这些动物研究为 PnuemoSleeve 在人类身上的使用铺平了道路。

1997 年 4 月,威斯康星大学的 Stephen Nakada 博士和 Timothy Moon 博士完成了第一例手助式腹腔镜肾切除术(图 19.3)。患者是一名 60 岁的女性,患有多发性硬化症和复发性结石,最终发展为终末期肾衰竭,需要血液透析。患者有反复发作的肾盂肾炎和慢性右侧疼痛,既往有手术史,包括开放的右

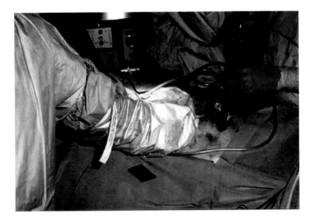

图 19.3　首次使用气垫手助式腹腔镜肾切除术的手术照片。这里展示的是 Stephen Nakada 和 Timothy Moon 博士在 1997 年使用手助设备(PnuemoSleeve)进行的第一例手助式腹腔镜肾切除术。手术持续了 4 个多小时,患者在手术后第 3 天出院。(图片由 Stephen Nakada 博士提供)

侧肾盂切开取石术和阑尾切除术,此外患者还留有一根右侧的肾造瘘管。术者是左利手,因此通过一个 7cm 的切口,将 PnuemoSleeve 放置在脐部上方的正中线上,另外设置了两个 12mm 的端口,以及一个 5mm 的端口用于肝脏牵引器。手术持续了 4 小时 18 分钟,出血量为 100ml,标本通过正中切口完整取出。患者于术后第 3 天出院,并在术后 7 天恢复正常活动。随后,同一个手术小组成功地对一位肾细胞癌(4cm)患者进行了 HAL 根治性肾切除术[17]。

手持式设备及其发展

手辅助设备(hand-assist devices,HADs)的发展对 HAL 的广泛应用至关重要,这些设备

为外科医生在手术过程中插入和收回手提供了实现的可能,从而实现了外科医生之间的交流协作。HADs 使得在不损失气腹的情况下引入和移出其他腹腔镜及传统手术器械的操作有实现的可能。PneumoSleeve 以及随后开发的其他几种产品,使外科医生能够实现上述操作。HADs 通常分为第一代和第二代设备。第一代设备包括 HandPort、IntroMit 和 PneumoSleeve。第二代设备包括 LapDisc、OmniPort 和 Gelport[18]。我们将在下一节讨论这些设备,包括它们的优点和局限性。

PneumoSleeve(Dexterity,Atlanta,GA)是第一个在美国上市的设备[17,19,20]。该装置包括附着在腹壁上的黏合板(图 19.4),以及腹壁上的袖套,以形成密封环境,此外还包括一个纸模板,两个套筒,一个保护器-牵引器,以及气动穹顶。首先放置腹腔镜端口,检查 PneumoSleeve 的位置。附着底座放置在腹部。然后将纸质模板在预先规划的切口上做记号。切口的大小取决于外科医生的手的大小。保护器-牵引器通过切口插入,内环恰好放于腹膜腔内,以起到伤口保护器的作用,并帮助收紧边缘,以便于外科医生的手通过切口插入。外科医生通常会戴深色手套,因为浅色手套往往会反射过多的光线,从而干扰视线。然后将袖子固定到腹部的附着底座上。气腹在插入过程中会丢失,但在手进入后可重新建立[20-22]。

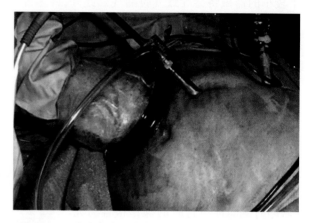

图 19.4　手助式腹腔镜肾切除术中使用的气眠器的术中照片。气动套筒由内部保护器-牵引器套筒(未显示)组成。一个塑料底座固定在患者和气囊穹顶上,同时也固定在外科医生的手上。(图片由 Stephen Nakada 医生提供)

PneumoSleeve 的主要缺点是构建的气腹经常会漏气。发生这种情况有以下几个原因,其中主要原因是装置的底座与患者皮肤连接的部位在手术过程中常常会松开,导致气腹的失压。外科医生建议使用该装置前完善皮肤准备,可以在皮肤表面放置一个塑料透明膜,再将底座放在这个塑料透明膜上。另外是该装置的长度过长,在插入器械时有孔洞过大的情况,这也将导致气腹的丧失[22]。另外,该设备的组装比较复杂,这意味着操作的过程比较费时。使用一次 PneumoSleeve 大约需要 40 分钟,成本约为 400 美元[5,17]。

Hand-Port(Smith & Nephew Endoscopy,Andover,MA)是一个两件式设备,包括一个连接到患者身上的底座和一个与底座相连由外科医生佩戴的组件,于 1999 年在美国上市使用。该系统的包装包括底板牵引器、手环部分、套筒和 HandPort 帽。这种设备不需要黏合剂就可以直接连接到患者身上。通过做一个切口将器械准确插入到手术区域。然后外科医生把一个塑料袖套套在胳膊上,并用绷紧的手环固定住。另一个深色手套放在袖套和手环上。然后将套筒固定在底板上,从而形成封闭系统。底板上有一个充气孔,通过一个球形充气器将内环密封在腹壁上。这种装置最常见的问题是底板会从手术操作界面"弹出",导致气腹丧失。这种装置通常是在气腹建立后插入的,但也可以在建立气腹前放置[21,22]。

多个机构的外科医生团队通过大量手术来评估手助装置[23],其中包括 68 例不同类型的 HAL 手术,尤其包括 7 例活体供肾切除术。在这些手术中,平均手术时间 277 分钟,无需中转开腹手术。肾部分切除术平均住院时间 4.3 天,热缺血时间小于 1 分钟。在这 68 例手术中,医生报告其中 14 例(20.6%)手部轻度疲劳,2 例(2.9%)出现严重手部痉挛,17 例(25%)表现出一定量的气腹渗漏[20,21,23]。

在一项已经接受过培训的泌尿科医生的调查中,第一代设备在所有研究类别中的得分不到 8.1 分,总体满意度为 7.7/10。最大的缺点是气腹容易漏气,需要紧贴外科医生或患者,或两者都有。在这项研究中,总体满意度方面没有一种设备优于其他设备,但是 PneumoSleeve 和 IntroMit 确实比 HandPort 更能容纳气腹[20]。在第一代设备的经验基础上,研究者开发了第二代设备,试图在以前的设计基础上进行改进。

第二代设备的特点是不需要外科医生戴双套手套、使用套管、使用黏合剂将部件附着在患者身上,也不需要将设备的部件附着在外科医生身上[18]。这种设计使得放置设备更容易、更安全,并且可以方便地插入和拔出手以及其他外科设备。第二代设备有 OmniPort、LapDisc 和 GelPort。

OmniPort(Weck Surgical,Research Triangle Park,NC)是一个整体式的设备,与 IntroMit 有一些类似的设计。这是一个透明的、可充气的一体式装置,一部用于跨越伤口,另一部分延伸到患者皮肤上方。袖子延伸到患者皮肤上方的部分用一个球形充气装置充气,在外科医生的手周围形成一个密封圈,以容纳气腹。然而,在这种设计下,每次外科医生拿出他的手,设备都需要放气,然后再充气,导致气腹泄漏。2004 年这种设备的平均成本为 440.18 美元。

LapDisc(Ethicon Endosurgical,Cincinnati,OH)由一个套筒组成,两个圆盘位于圆柱形装置的两端。将这个装置插入切口,一个圆盘抵住前腹膜,另一个从切口伸出。这个袖子上覆盖着一层薄薄的塑料材料,以便在外科医生的手周围形成密封环境。这种设备更小,直径只有 12cm,这使得它更适合瘦小的患者使用。然而,这种装置的一个缺点是袖子高度相对较短,因此很难在肥胖患者中使用。2004 年该设备的平均成本为 440.18 美元。

GelPort(Applied Medical,Rancho Santa Margarita,CA)是由一种柔软的凝胶状材料制成的,它可以膨胀以允许外科医生的手插入,然后在手抽出时密封。首先在皮肤、皮下组织、筋膜和腹膜上开一个切口,切口的大小足以容纳外科医生的手。GelPort 有一个圆柱形套筒,由柔软透明的塑料制成,两端各有一个塑料环。内环是一个可塑性塑料环,插入切口,后置于腹腔内。另一个环被卷起,使套筒紧靠切口。这使得两个环与患者的皮肤和前腹膜齐平。然后将凝胶帽夹在外环上,从而形成密封。该设备的一个缺点是外环直径为 16cm,这使得它更难用于瘦弱的患者。2004 年,该设备的平均成本为 500 美元,其中包括 GelPort、4 个套管针和一个夹子[18]。平均设置的时间为 5 分钟[24]。该设备的另一个应用是能够直接通过凝胶端口引入仪器,而不会对设备造成显著的损伤,也不会造成气腹泄漏[25]。

没有腹腔镜经验的泌尿科医生接受培训后,在猪模型上评估了第二代设备。这项研究发现,与第一代设备相比,Gelport 在所有参数类别中的表现都更好,并且比 OmniPort 或 LapDisc 更好[18]。

手助式肾腹腔镜手术的疗效观察

Nakada 等发现手助式腹腔镜与开放性肾脏手术相比,手术时间相似,但是住院时间短,恢复活动快,失血量少[4]。Shuford 等发现 LRN 和 HALRN 的住院时间相同,且两种手术方式均比开放性根治性肾切除术时间短。与开放性肾切除术相比,HALRN 的输血率较低,与 LRN 无统计学差异。在比较 3 种手术方式时,总体并发症发生率没有统计学差异[26]。Wolf 等比较标准腹腔镜肾手术与 HAL、发现在进食时间、住院时间、术后麻醉药品使用、恢复正常活动时间和术后疼痛评分方面没有差异。然而,HAL 组的平均手术时间比标准腹腔镜组短 199 分钟[5]。

手助式腹腔镜手术的并发症

几项研究报告了术后输血、伤口感染、术后肠梗阻、肠梗阻、切口疝、DVT、PE、MI、PNA 和尿潴留的发生率相似[26~28]。Pareek 等对腹腔镜与 HAL 肾手术并发症发生率进行了荟萃分析。这项研究发现两者在总体并发症发生率方面没有显著差异。不足为奇的是,腹腔镜手术的切口疝发生率实际上略高一些。HAL 的术后伤口感染率较高[29]。Nelson 和 Wolf 研究发现 HALRN 和 LRN 在并发症发生率、住院费用、住院时间、恢复活动或术后疼痛方面没有差异,他们还发现 HALRN 的手术时间更短[30]。

总结

手术方式的选择基于多种因素,包括患者和肿瘤的特征、外科医生的经验和偏好、设备的可用性和患者的偏好。当然,机器人手术是肾脏疾病的外科治疗中另一种重要的方式。然而,当前腹腔镜手术仍然有着重要的作用,因为它通常比机器人方法更快,而且成本更低。腹腔镜技术通过减少术后疼痛和缩短术后恢复期给泌尿外科手术带来了巨大的进步。然而,单纯的腹腔镜手术确实有局限性和缺点。手助式腹腔镜在不提高并发症发生率的情况下极大地扩大了手术的可能性,让泌尿科医生从开放手术向腹腔镜手术过渡,在泌尿外科史上是一个里程碑式的发展。

(张建 译,范宇 审校)

参考文献

1. Clayman RV, Kavoussi LR, Soper NJ. Laparoscopic nephrectomy. N Engl J Med. 1991;324:1370-1.

2. Clayman RV, Kavoussi LR, Soper NJ, et al. Laparoscopic nephrectomy:initial case report. J Urol. 1991;146:278-82.

3. Clayman RV, Kavoussi LR, McDougall EM, et al. Laparoscopic nephrectomy:a review of 16 cases. Surg Laparosc Endosc. 1992;2:29-34.

4. Nakada SY, Fadden P, Jarrard DF, et al. Hand-assisted laparoscopic radical nephrectomy:comparison to open radical nephrectomy. Urology. 2001;58:517-20.

5. Wolf JS, Moon TD, Nakada SY. Hand assisted laparoscopic nephrectomy:comparison to standard laparoscopic nephrectomy. J Urol. 1998;160:22-7.

6. Kusminsky RE, Boland JP, Tiley EH, et al. Hand-assisted laparoscopic splenectomy. Surg Laparosc Endosc. 1995;5:463-7.

7. Stifelman MD, Sosa RE, Nakada SY, et al. Hand-assisted laparoscopic partial nephrectomy. J Endourol. 2001;15:161-4.

8. Stifelman MD, Sosa RE, Andrade A, et al. Hand-assisted laparoscopic nephroureterectomy for the treatment of transitional cell carcinoma of the upper urinary tract. Urology. 2000;56:741-7.

9. Wolf JS, Tchetgen M-B, Merion RM. Hand-assisted laparoscopic live donor nephrectomy. Urology. 1998;52: 885-7.

10. Sundaram CP, Rehman J, Landman J, et al. Hand assisted laparoscopic radical nephrectomy for renal cell carcinoma with inferior vena caval thrombus. J Urol. 2002;168:176-9.

11. Hedican SP, Moon TD, Lowry PS, et al. Hand-assisted laparoscopic renal surgery in the morbidly and profoundly obese. J Endourol. 2004;18:241-4.

12. Boland JP, Kusminsky RE, Tiley EH, et al. Evolution of hand-assisted laparoscopic surgery. J Endourol. 2005; 19:133-5.

13. Kusminsky RE, Tiley EH, Lucente FC, et al. Laparoscopic staging laparotomy with intraabdominal manipulation. Surg Laparosc Endosc. 1994;4:103-5.

14. Tschada R, Rassweiler J, Schmeller N, et al. Laparoscopic tumor nephrectomy—the German experiences(abstract). J Urol. 1995;153(Suppl):479A.

15. Bannenberg JJG, Meijer DW, Bannenberg JH, et al. Hand-assisted laparoscopic nephrectomy in the pig: initial report. Minim Invasive Ther Allied Technol. 1996;5:483-7.

16. Bannenberg J, Meijer D, Leahy P, et al. A new method for laparoscopic nephrectomy. Min Invas Ther. 1994;3 (Suppl. 1):73.

17. Nakada SY, Moon TD, Gist M, et al. Use of the pneumo sleeve as an adjunct in laparoscopic nephrectomy. Urology. 1997;49:612-3.

18. Patel R, Stifelman MD. Hand-assisted laparoscopic devices: the second generation. J Endourol. 2004;18:649-53.

19. Lowry PS, Nakada SY. Hand-assisted laparoscopic radical nephrectomy. J Endourol. 2004;18:337-44.

20. Stifelman M, Nieder AM. Prospective comparison of hand-assisted laparoscopic devices. Urology. 2002;59:668-72.

21. Seifman BD, Wolf JS Jr. Technical advances in laparoscopy: hand assistance, retractors, and the pneumodissector. J Endourol. 2000;14:921-8.

22. McGinnis DE, Gomella LG, Strup SE. Comparison and clinical evaluation of hand-assist devices for hand-assisted laparoscopy. Tech Urol. 2001;7:57-61.

23. Litwin DE, Darzi A, Jakimowicz J, et al. Hand-assisted laparoscopic surgery(HALS)with the HandPort system: initial experience with 68 patients. Ann Surg. 2000;231:715-23.

24. Rane A, Dasgupta P. Prospective experience with a second-generation hand-assisted laparoscopic device and comparison with first-generation devices. J Endourol. 2003;17:895-7.

25. Lee DI, Landman J. Novel approach to minimizing trocar sites during challenging hand-assisted laparoscopic surgery utilizing the Gelport: trans-gel instrument insertion and utilization. J Endourol. 2003;17:69-71.

26. Shuford MD, McDougall EM, Chang SS, et al. Complications of contemporary radical nephrectomy: comparison of open vs. laparoscopic approach. Urol Oncol. 2004;22:121-6.

27. Moore NW, Nakada SY, Hedican SP, et al. Complications of hand-assisted laparoscopic renal surgery: single-center ten-year experience. Urology. 2011;77:1353-8.

28. Ono Y, Kinukawa T, Hattori R, et al. Laparoscopic radical nephrectomy for renal cell carcinoma: a five-year experience. Urology. 1999;53:280-6.

29. Pareek G, Hedican SP, Gee JR, et al. Meta-analysis of the complications of laparoscopic renal surgery: comparison of procedures and techniques. J Urol. 2006;175:1208-13.

30. Nelson CP, Wolf JS. Comparison of hand assisted versus standard laparoscopic radical nephrectomy for suspec-

ted renal cell carcinoma. J Urol. 2002;167:1989-94.

31. Boland J,Kusminsky RE,Tiley EH. Laparoscopic mini-laparotomy with manipulation;the middle path. Minim Invasive Ther. 1993;2;63-7.

32. Tierney J,Oliver S,Kusminsky R,et al. Laparoscopic radical nephrectomy with intra-abdominal manipulation. Minim Invasive Ther. 1994;3;303-5.

33. Keeley FX,Sharma NK,Tolley DA. Hand-assisted laparoscopic nephroureterectomy. BJU Int. 1999;83;504-5.

第二十章
机器人在泌尿外科中的发展

Gabriel Ogaya-Pinies, Hariharan Palayapalayam Ganapathi, Travis Rogers, and Vipul Patel

背景

第一个机器人是由列奥纳多·达·芬奇(Leonardo da Vinci)于1495年左右设计并制造的。达·芬奇机器人是人形自动机的昵称,据说是达·芬奇在《维特鲁威人》(*Vitruvian Man*)描述的 Canon of Proportions 中对人体进行解剖学研究的结果(图 20.1)。该模型的设计说明出现在 20 世纪 50 年代发现的素描本中,该模型在 2002 年进行了重建,并且能够做出一些拟人的动作,包括在坐着的同时移动其手臂、颈部和下巴[1]。

然而,直到 1923 年,Karel Capek 才创造了机器人这个单词,该词起源于捷克语"robota",意为奴役。在他的科幻小说《罗素姆万能机器人》(*Rossum's Universal Robots*)中,一位发明家创造了一种机器人作为廉价劳动力。但是,当这些机器人变得高度智能拥有感知能力,并意识到它们比人类高等的时候,人类的处境变得危险了。他们向人类宣战,并企图让人类从地球上消失[2]。

然而,直到 20 世纪 50 年代,现代工业机器人才出现,当时由 Devol 和 Engelberg 创立的 Unimation(Universal Automation)公司开发了 Unimate,是 General Motors 装配线使用的关节工业机器人手臂[3]。机器人技术在工业上的成功很大程度上归功于它们的强大和通用性。

机器人能够执行多种任务,而这些任务通常对人类来说是痛苦的或者危险的,并且这些任务有些要

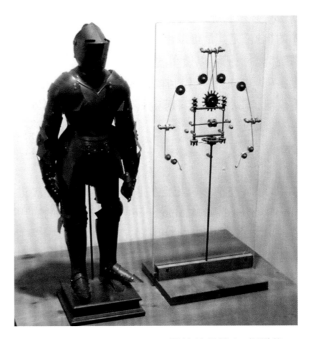

图 20.1 Leonardo da Vinci 设计的机器人,据说能够做出一些拟人的动作

求强大的力量,有些要求毫米级的精度。直到 1980 年代,机器人才成为外科领域的一部分。美国国家航空航天局艾姆斯研究中心与斯坦福研究所(Standard Research Institute,SRI)的机械工程师合作研究了虚拟现实系统。他们对机器人技术充满热忱,开发了"遥感"手术系统,以提高显微手外科手术的灵活性[4]。然后,研究的重点从镜下的显微外科转移到宏观的普通外科,这一转变来自 Perissat 及其同事在 1989 年进行的腹腔镜胆囊切除术的手术演示[5]。后来在美国国防部的资助下,遥感系统进一步改进,改进后的系统包括外科医生的控制台和远程控制的操纵器。这些研究项目最终促成了达·芬奇手术系统的诞生(表 20.1)。

表 20.1　泌尿外科机器人历史和发展事件时间表

时间	事件
1495	Leonardo da Vinci 设计了机器人,这是一个可以站立、坐下、抬起盔甲并独立操纵手臂和下颌的骑士
1923	捷克作家 Karel Capek 在其科学小说《罗素姆万能机器人》(Rossum's Universal Robots)中首次创造了机器人(Robota)一词
1985	在美国洛杉矶,PUMA 200 首次用于立体定向脑外科活检手术
1988	在英国伦敦帝国理工学院,PROBOT 机器人首次用于泌尿外科手术
1994	FDA 批准了 AESOP®,这是第一个在腹腔镜检查中用于固定摄像机的机械臂
1995	Intuitive surgical® 成立
2000	FDA 批准了达·芬奇手术系统。同年 binder 在德国法兰克福演示了第一例 RALP
2000	Guillonneau 使用 Zeus 机器人手术系统进行了人类的第一例机器人肾脏切除术

最后必须明确一下,《牛津英语词典》将机器人定义为:"一台能够自动执行一系列复杂动作的机器,尤其是可以由计算机编程的机器",这种定义确实符合今天的所谓的机器人手术系统[6]。我们可以使用的大多数设备实际上都是主从系统,在该系统中,外科医生(主)对设备(从)具有完全控制权,因此完全铰接的机械臂模仿了手的运动,所以相较于传统的腹腔镜仪器,该系统使外科医生具有更大的灵活性和掌控力。

手术机器人

1985 年,在洛杉矶纪念医院机器人系统首次进行了外科手术。Unimation PUMA(Programmable Universal Manipulation Arm,可编程的通用操作臂)200 机器人系统在立体定向脑活检术用来穿刺针导航。机器人已与计算机断层扫描(computerized tomographic,CT)扫描仪正确连接(图 20.2)。一旦在 CT 成像上识别出目标,就可以通过简单的命令将机器人移动该位置,继而引导穿刺针末端指向目标。该技术的主要优点是可以通过对机器人进行适当的校准来提高精度[7]。后来一种辅助骨科医生的机器人系统 ROBODOC(综合手术系统)相继问世(图 20.3)。

在 1988 年,ROBODOC 首次用于全髋关节置换术中在患者的股骨上钻孔[8]。在美国、欧洲和亚洲,ROBODOC 系统已辅助外科医生进行了 35 000 余次关节置换手术,在医疗技术的

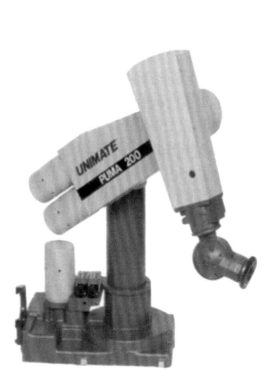

图 20.2　第一台应用于立体定向脑活检术中的机器人——Unimate PUMA 200

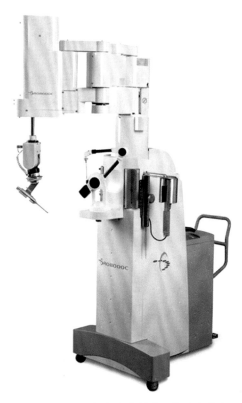

图 20.3　1988 年在全髋关节置换术中首次使用的 ROBODOC

最前沿发挥 ROBODOC 系统的作用。

机器人系统在泌尿外科的首次应用

1988 年,在英国伦敦帝国理工学院,PROBOT 进行了经尿道手术的临床试验(图 20.4)。该系统能够按照术前制定的计划进行外科手术。首先,测量从膀胱颈到精阜的距离。然后,将超声探头越过内镜以扫描前列腺,以建立腺体的三维图像。泌尿科医生设计了腔道切除的方法,并且 PROBOT 能够执行精确且重复的从精阜到膀胱颈的锥形切除[9]。外科医生在工作站上跟踪手术过程,可以随时调整切除参数或者停止机器人操作。如果系统出现故障,外科医生可以手动完成手术。

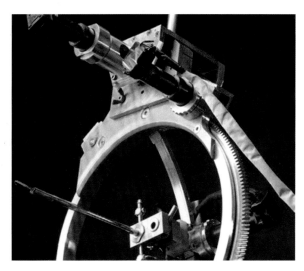

图 20.4　按照预先制订的计划,PROBOT 能够对前列腺进行精确且重复的锥形切除

机器人技术在腹腔镜检查中的应用

1993 年,Computer Motion 公司(Santa Barbara,California)发布了 AESOP®(Automated Endoscope System for Optimal Positioning,摆位最佳的自动内镜系统),这是一种机械臂,旨在协助腹腔镜外科医生控制腹腔镜摄像机(图 20.5)。这减少了手术团队对额外成员的需求,提供了更稳定的视野并且减少了器械碰撞。该系统主要包含安装在手术台上的铰接式机电臂。该机电臂具有 7 个自由度(7 degrees of freedom,7-DOF),由医生完全控制。1994 年,AESOP® 1000 成为首个获得美国食品药品管理局(Food and Drug Administration,FDA)批准的外科手术机器人[10]。开始时该系统的操作方式为脚踏控制,后来发展为声音控制。

继 AESOP® 之后,Computer Motion 公司开发了 ZEUS® 机器人手术系统(1998)(图 20.6)。在 ZEUS® 系统中,主控制台允许外科医生控制 3 个独立的机械臂。该系统将 AESOP® 机器人摄像机支架与另外两个臂相结合,提供了 6 个自由度(6-DOF)。最初该系统使用了二维成像系统,但是最终版本提供了三维成像系统。在美国克利夫兰,使用该系

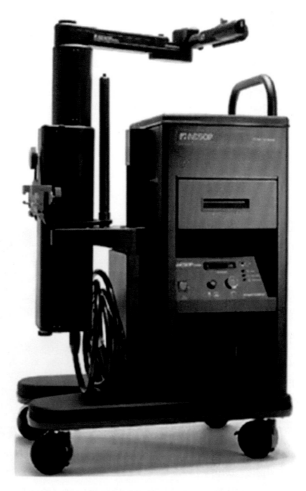

图 20.5   AESOP®(摆位最佳的自动内镜系统)是用于控制内镜的声控机器人

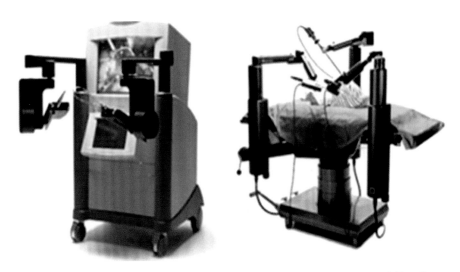

图 20.6 ZEUS 机器人手术系统(ZEUS Robotic Surgical System,ZRSS)是一款旨在辅助手术的医疗机器人,最初由美国 Computer Motion 机器人公司生产

统进行了第一台手术——输卵管再吻合术[11]。ZEUS® 机器人手术系统成为第一个用于横跨大西洋手术的机器人系统。2001 年,Marescaux 于美国纽约对法国史特拉斯堡的一名女性患者进行了胆囊切除术,该手术也被称为"Lindbergh 手术"[12]。

现代机器人系统

1995 年,来自斯坦福国际研究所(Standford Reaserch Institute International,SRI International)、麻省理工学院(Massachusetts Institute of Technology,MIT)和国际商业机器公司(International Business Machines,IBM)的一组科学家和医学企业家创立了 Intuitive Surgical®,其理念是将微创外科原理应用于机器人辅助手术[13]。因为达·芬奇的杰作《蒙娜·丽莎》,该公司将 SRI 系统改进,并以 Leonardo da Vinci 和 Mona 的名字命名该系统为 Lenny(用于动物实验)。该系统于 1997 年在比利时登德尔蒙德的 St. Blasius 医院首次用于人的胆囊切除术(Himpens 和 Cadiere)[14]。

根据最初的经验,达·芬奇机器人的市售版本比蒙娜·丽莎系统拥有更先进的控制系统和人体工程学优势,最终的测试于 1999 年开始。机器人外科手术系统基于 3 种机制:①主从软件驱动系统,可提供 7 个自由度的直观控制;②计算机化的沉浸式双眼成像系统;③安全系统,使用延迟传感器每 750 微秒核对一次器械位置。

达·芬奇平台

2000 年 7 月,FDA 批准了达·芬奇手术系统(图 20.7)。达·芬奇手术系统是迄今为止开发的最先进的主从系统。该系统包括 3 个部分:(a)外科医生控制台;(b)床旁机械臂系统;(c)成像系统。内镜的三维视图放大 10 倍后投影到控制台中。脚踏板可控制能量器械、镜头和离合。运动缩放可过滤震颤,从而实现更流畅,更精确的操作。机械臂安装在床旁机

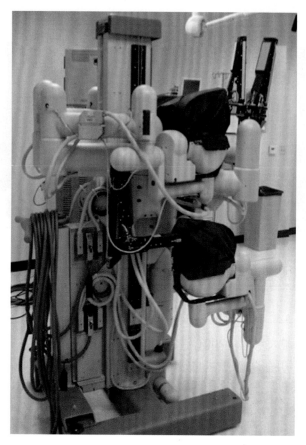

图 20.7　FDA 于 2000 年批准的达·芬奇标准系统

械臂系统,其中一臂可容纳高分辨率的三维内镜。专门的 EndoWrist®(Intuitive Surgical,California,USA)器械安装在其余的机械臂上。成像系统包括光源,用于内镜的视频/图像处理设备以及主要的电子/软件处理单元。成像系统还具有触摸屏,可查看内镜图像并调整系统设置。最新型号的外科机器人系统(da Vinci Xi)还具有用于激活能量的集成电外科单元。三维视觉、增强放大倍率、运动缩放以及最重要的 EndoWrist®技术使手术外科医生更容易完成复杂的腹腔镜手术。

　　到目前为止,Intuitive Surgical Systems 已发布了四代达·芬奇外科手术系统。2000年的"da Vinci"引入了三维(3D)视觉、EndoWrist®仪表装置和 Intuitive®动作,2003 年引入了第四臂。2006 年,"da Vinci® S"引入了高清 3D 内镜(720p)、流程化的设置、多象限访问和可视化输入(TilePro)(图 20.8)。"da Vinci® Si"于 2009 年发布,带有更符合人体工程学的外科医生控制台,改善的成像和双控制台的选择以及 Firefly 荧光成像,使用近红外技术的可实时地、图像引导地识别关键解剖标志(图 20.9)。这使两名外科医生在达·芬奇系统的外科手术过程中进行协作,交换器械臂和内镜的控制权,并易化教学。

　　da Vinci Xi 是最新的达·芬奇手术系统(图 20.10)。它针对复杂的四象限手术进行了优化,具有全新的解剖入路,清晰的 3D-HD 视觉,以及旨在无缝集成未来创新的平台。

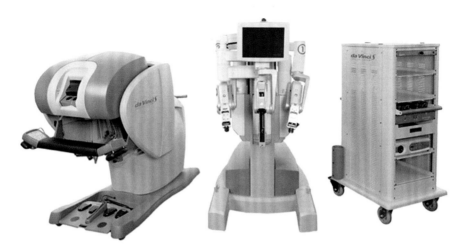

图 20.8　2006 年发布的 da Vinci® S 系统（Intuitive Surgical, Sunnyvale, California）的 3 个组成部分：外科医生控制台、床旁机械臂系统和成像系统

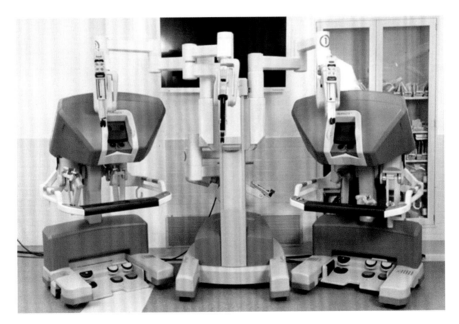

图 20.9　da Vinci® Si（Intuitive Surgical, Sunnyvale, California）双控制台允许教练与学员一起进行外科手术以便于教学

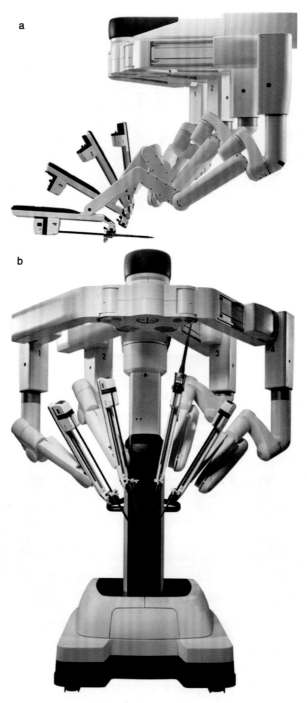

图 20.10　（a）2014 年发布的 da Vinci Xi 系统高架吊臂以及更轻的机械臂，机械臂可以成组旋转。（b）激光定位器（利于对接）和 8mm 的内镜

其中的一些新功能包括:高架吊臂,允许机械臂整体旋转;更轻的机械臂;便于对接的激光定位器;更加轻便且易于使用的 8mm 内镜,无需悬垂和校准;轻触按钮即可切换的 30° 内镜。

机器人辅助腹腔镜前列腺切除术的起始与发展

使用达·芬奇手术系统进行一段时间的技术开发和尸体培训后,2000 年 5 月,在德国法兰克福,Binder 等进行了首次机器人辅助的腹腔镜前列腺切除术(RALP,Robotic-assisted Laparoscopic Prostatectomy)[15]。10 名患者中有 9 名患者完成 RALP,中位手术时间为 9 小时。尽管手术时间很长,但结果仍可接受,并突出了达·芬奇手术系统相对于常规腹腔镜手术的优势。这些优势包括十倍放大的三维成像,EndoWrist 技术带来的更好的可操作性以及更符合人体工程学的姿势。随后 Abbou(法国巴黎)首次描述了该技术,其手术时间、留置导尿时间和住院时间均较短[16]。

同年,在大西洋彼岸的美国,瓦蒂库蒂泌尿外科研究所(美国底特律)建立了世界上第一个泌尿外科机器人手术项目。Menon 以前没有腹腔镜手术经验,但在 Guillonneau 和 Vallancien 的指导下,制定了执行 RALP 的标准化步骤,从而减少了手术时间、并发症和成本[17]。Menon 的经验是全球机器人在根治性前列腺切除术中广泛应用的起源。

机器人肾脏手术

2000 年,Guillonneau 使用 Zeus 机器人手术系统进行了人类的第一例机器人单纯肾脏切除术[18]。患者为一名 77 岁女性,由于肾盂输尿管连接处梗阻,右肾肾功能丧失。手术采用经腹入路,手术时间为 200 分钟,估计失血量为 100 毫升。2002 年 11 月,Gettman 等进行了第一例机器人辅助部分肾切除术(robotic-assisted partial nephrectomy,RAPN)[19]。后来,他们报告了 13 例 RNPN 的结果,部分经腹入路,其余经腹膜后入路,肿瘤大小从 2cm 到 6cm 不等,结果令人满意,例如 22 分钟的热缺血时间,170mL 的估计出血量(estimated blood loss,EBL)且仅有 1 例手术切缘阳性。

2002 年,Horgan 报道了使用 da Vinci 系统连续 10 例机器人辅助腹腔镜活体供肾摘除术,手术于 2001 年 1 月至 2001 年 5 月间完成,平均手术时间为 166 分钟,平均住院时间为 1.8 天。所有肾脏均成功移植[20]。

泌尿外科的其他机器人手术

机器人根治性膀胱切除术

根治性膀胱切除术是泌尿外科最复杂的手术之一。2003 年,Menon 等首次发表了 17 例机器人辅助根治性膀胱切除术(robotic-assisted radical cystoprostatectomy,RRCP)的报道[21]。在前 5 名患者中手术模仿了开放根治性膀胱切除术的步骤。对于其余的患者,是通过在"膀胱后间隙"内横向切开,分离输尿管和附件结构,打开直肠膀胱平面。RRCP 平均手术时间和失血量非常令人满意,接下来由另一个外科手术团队重建了泌尿系统。

机器人肾盂成形术

1999 年,肾盂成形术在猪模型中证明了可行性。然而,直到第二年,Guillonneau 等才首次进行了人体的机器人辅助肾盂成形术,方法采用了 1949 年 Anderson 和 Hynes 描述的应用于开放手术的离断式肾盂成形术[22]。与腹腔镜下缝合相比,机器人缝合更加简单,该手术凸显了机器人平台在重建手术中的优势。

未来

机器人手术最引人注目的是未来发展的可能。一种发展方向是长距离手术和远程医生的出现,可以想象外科医生可以为在另一个城市,国家甚至不同大陆上的病人进行手术。实际上,这意味着可以在世界的不同地方建立手术中心,而外科医生可以在手术中心并坐在控制台中,通过另一个手术中心的达·芬奇手术系统为患者手术。目前已有一个先例——Marescaux 进行的第一次跨大西洋手术[12]。

手术器械也会不断改进。尽管机器人器械设计已经取得了相当大的进步,但仍有很大的提升空间。其中一种方向是单孔手术的开发,一条蛇形机械臂通过一个机器人套管针进行手术操作。

迄今为止,我们看到的只是机器人技术在外科手术中的开始。机器人手术的安全性和可行性已经被证明,但是目前我们所做的只是将开放的手术操作转化为手术臂的操作。未来将会包括与航空工业类似的自动化,但是由于人体解剖的细微变化超出了算法的能力,仍需要人类的技能,因此目前自动化手术机器人还远未实现。尽管还有一段距离,但自动化仍可能会在短时间内解决其所面临的安全挑战并成为现实[23]。

显微外科手术和进一步的小型化将是未来发展的另一个方向。通过将大幅度动作转化为小幅度动作,机器人将能够将外科医生转变为显微外科医生,从而使外科医生能够解决特定的问题[24]。但是,我们不仅仅是在讨论较小的器械和摄像机,同时也在讨论能够进行靶向基因治疗或检测特定生物病原体的纳米机器人,微米级机器人[13]。

结论

在过去的 30 年中,机器人技术为外科手术做出了重大贡献,这一点在泌尿外科尤为明显,例如机器人手术已成为前列腺癌和肾部分切除术的标准手术。在其他的手术中有越来越多的外科医生在使用机器人手术系统,如肾盂成形术、根治性膀胱切除术和腹膜后淋巴结清扫术。机器人手术系统已经从早期协助外科医生的系统转变为目前可以增强手术技能的远程操作系统。机器人体积、触觉反馈、器械和远程手术方面会进一步改善;毫无疑问,外科手术机器人的未来一片光明。

（樊书菠　梅傲冰　译,谌诚　张中元　审校）

参考文献

1. Moran ME. The da Vinci robot. J Endourol. 2006;20:986-90.

2. Capek K. Rossum's Universal Robots. [Playfair N, Selver P, trans]. In:Landes WA, editor. New York:Dobleday;1923.

3. Devol G. U. S. Patent 2,988,237. Programmed article transfer. Filed December 10, 1954 and Issued June 13,1961.

4. Hill JW,Holst PA,et al. Telepresence interface with applications to microsurgery and surgical simulation. Stud Health Technol Inform. 1998;50:96-102.

5. Perissat J,Collet DR,Belliard R. Gallstones:laprascopic treatment,intracorporeal lithotripsy followed by chole-cystostomy or chole-cystectomy—a personal technique. Endoscopy. 1989;21:373-4.

6. Oxford English Dictionary. 2nd ed,vol. 20. Oxford:Oxford University Press;1989.

7. Kwoh YS,Hou J,Jonckheere EA,Hayati S. A robot with improved absolute positioning accuracy for CT guided stereotactic brain surgery. IEEE Trans Biomed Eng. 1988;35:153-60.

8. Cowley G. Introducing 'Robodoc'. Robot finds his calling-in the operating room. Newsweek. 1992;120:86.

9. Harris SJ,Arambula-Cosio F,Mei Q,et al. The Probot-an active robot for prostate resection. Proc Inst Mech Eng H. 1997;211:317-25.

10. Unger SW,Unger HM,Bass RT. AESOP robotic arm. Surg Endosc. 1994;8:1131.

11. Falcone T,Goldberg J,Garcia-Ruiz A,Margossian H,Stevens L. Full robotic assistance for laparoscopic tubal anastomosis:a case report. J Laparoendosc Adv Surg Tech A. 1999;9:107-13.

12. Marescaux J,Leroy J,Gagner M,et al. Transatlantic robot-assisted telesurgery. Nature. 2001;413:379-80.

13. Moran ME. The history of robotic surgery. In:Hemal AK,Menon M,editors. Robotics in genitourinary surgery. London:Springer;2011. p. 3-24.

14. Himpens J,Leman G,Cadiere GB. Telesurgical laparoscopic cholecystectomy. Surg Endosc. 1998;12:1091.

15. Binder J,Kramer W. Robotically-assisted laparoscopic radical prostatectomy. BJU Int. 2001;87:408-10.

16. Abbou CC,Hoznek A,Salomon L,Lobontiu A,Saint F,Cicco A,et al. Remote laparo-scopic radical prostatectomy carried out with a robot. Report of a case. Prog Urol. 2000;10:520-3.

17. Hoznek A. History of robotic surgery in urology. In:John H,Wiklund P,editors. Robotic urology. London:Spring;2008. p. 1-10.

18. Guillonneau B,Jayet C,Tewari A,Vallancien G. Robot assisted laparoscopic nephrectomy. J Urol. 2001;166 (1):200-1.

19. Gettman MT,Blute ML,Chow GK,Neururer R,Bartsch G,Peschel R. Robotic-assisted laparoscopic partial nephrectomy:technique and initial clinical experience with DaVinci robotic system. Urology. 2004;64(5):914-8.

20. Horgan S,Vanuno D,Benedetti E. Early experience with robotically assisted laparoscopic donor nephrectomy. Surg Laparosc Endosc Percutan Tech. 2002;12:64-70.

21. Menon M,Hemal AK,Shrivastava A,et al. Nerve-sparing robot-assisted radical cystoprostatectomy and urinary diversion. BJU Int. 2003;92:232-6.

22. Guillonneau B,Jayet B,Capelle O. Robotic-assisted laparoscopic pyeloplasty. J Urol. 2001;165:V75.

23. Wall J,Chandra V,Krummel T. Robotics in general surgery. In:Bozovic V,editor. Medical robotics. InTech;2008. pp. 491-506. ISBN:978-3-902613-18-9. http://www. intechopen. com/books/medical_robotics/robotics_

in_general_surgery.

24. Elhage O,Challacombe B,Murphy D,Khan MS,Dasgupta P. The evolution and ergonomics of robotic-assisted surgical systems. In:Kommu SS,editor. Rehabilitation robotics. InTech;2007. pp. 81-90. ISBN:978-3-902613-04-2. http://www. intechopen. com/books/rehabilitation_robotics/the_evolution_and_ergonomics_of_robotic-assisted_surgical_systems.

第二十一章
经自然腔道内镜手术及单孔腹腔镜手术的发展

Surayne Segaran and Abhay Rane

介绍

20世纪后半叶,外科领域发生了前所未有的变化,其中最重要的是以腹腔镜检查为形式微创手术的广泛应用。尽管开始时少人问津,但到了千禧年之际,腹腔镜手术已然十分成熟,越来越复杂的手术也可以常规开展腹腔镜手术,包括复杂的根治术及重建术。经证实,微创手术的优势包括更少的失血和术后疼痛,更短的住院时间和更快恢复正常活动。由于这些优点,现在可以对各类手术实施日间手术,并且住院主要流程时间逐渐减少。

腹腔镜手术的兴起和成熟,人们对寻找侵入性更小的手术方法产生了新的兴趣。与此同时,内镜技术已经成熟,由内镜医生进行常规操作也已成为惯例。因此,将自然腔道视为微创手术发展的下一阶段是大势所趋,其潜力是避免对腹壁的创伤,从而减少术后疼痛和恢复时间,且有可能消除瘢痕。

经自然腔道内镜手术

文字记载最早的通过自然腔道进行腹部手术的尝试是由俄罗斯妇科医生 Dimitri Oskarovitch Ott 进行的"肠镜检查"。1901年,他使用头灯和镜子通过阴道后切口对骨盆和腹部内脏进行检查[1]。然而,早在1813年,Langenbeck 就提出了经阴道子宫切除术,这可说是第一个通过自然腔道进行手术的例子[2]。缺乏合适的可视化和操作工具意味着这些手术从未得到广泛应用,直到21世纪初,人们才重新考虑以自然腔道作为入口。

在现代外科手术时代,第一个有记载的经自然腔道内镜手术(natural orifice translumenal endoscopic surgery,NOTES)是在2000年经胃途径进行的胰腺坏死切除术[3]。2004年曾有经胃阑尾切除术的报道,但从未发表[4]。2005年和2007年,在猪模型上进行两项动物研究中,报道了经胃腹膜镜和卵巢切除术以及通过经膀胱和经胃联合入路胆囊切除术[5,6],结果表明通过自然孔进入腹膜腔是安全可行的。经胃或阴道路径[7]的肾切除术、肾部分切除术、肾脏病变冷冻消融术和膀胱部分切除术也被证明是可行的。

事实证明,将动物模型的研究成果转化为现实世界的临床实践具有挑战性,主要表现在解剖和牵开的困难以及缺乏安全关闭切口的可靠方法[7]。同时还缺少用于操作和术中使用的专用仪器,这意味着需要对现有器械进行改造。

　　尽管面临这些挑战,但随着经阴道和经胃途径成为首选的手术入路,经自然腔道的手术范围不断扩大。肾切除术、胃切除术、胆囊切除术、阑尾切除术、脾切除术和疝气修复均通过经阴道途径进行,而经胃通路已用于胆囊切除术、阑尾切除术、部分胃镜检查和腹膜镜检查[8]。从泌尿外科的角度来看,早在1993年就有在腹腔镜肾切除术后经阴道摘除肾脏的报道,随后在2002年又有10个病例报道[9,10]。接着在2009年和2010年又有单纯NOTES经阴道肾切除术的报道[11,12]。经尿道尸体根治性前列腺切除术虽已完成,但由于无法完整取出标本,难以进行安全的膀胱尿道吻合以及无法进行淋巴结清扫,进一步阻碍了该手术的进展[13](表21.1)。

表21.1　人类经自然腔道内镜手术发展要点

年份	手术	途径	参考文献
2006	阑尾切除术	经胃	Rao & Reddy[13]
2007	胆囊切除术	经阴道	Zorron 等[14]
2008	结肠切除术	经阴道	Lacy 等[15]
2008	腹腔镜检查	经胃	Hazey 等[16]
2008	腹腔镜检查	经阴道	Zorron 等[17]
2008	阑尾切除术	经阴道	Palanivelu 等[18]
2008	胃切除术	经阴道	Ramos 等[19]
2009	胆囊切除术	经胃	Auyang 等[20]
2009	肾切除术	经阴道	Kaouk 等[12]
2009	脾切除术	经阴道	Targarona 等[21]
2010	胃束带	经阴道	Michalik 等[22]
2010	切口疝修补	经阴道	Jacobsen 等[23]
2011	胃切除术	经胃	Willingham 等[24]

　　NOTES的诞生和发展中,一个值得注意的里程碑是认识到这种新手术方法的适应必须以一种安全、结构化和仔细监测的方式进行。2005年,美国胃肠和内镜外科医师学会(Society of American Gastrointestinal and Endoscopic Surgeons,SAGES)和美国胃肠内镜检查学会(American Society for Gastrointestinal Endoscopy,ASGE)的成员共同举办了一次峰会,以确定安全、负责任地改编和评估NOTES的合适途径。这最终引出了白皮书的发布,该白皮书列出了NOTES的挑战和目标,以及解决这些挑战和目标的路线图[25]。会议同时成立了一个名为自然腔道手术评估和研究联盟(Natural Orifice Surgery Consortium for Assessment and Research,NOSCAR)的组织来领导这项工作,并管理该领域的试验和人类程序的注册。第二份白皮书于2011年发布,报告了已取得的进展[26]。对NOTES的应用在很大程度上仍处于实验阶段,许多挑战继续阻止这种手术方法的广泛采用。对于未来的发展和进步,它仍然是令人兴奋但充满挑战的领域。

单孔腹腔镜手术

尽管现代单孔腹腔镜手术(laparoendoscopic single-site surgery,LESS)概念相对较新,但腹腔镜检查的起源实际是单孔手术。1961 年,Platteborse 描述了使用 12mm 套管针和工作通道进入腹腔的方法[27],可以对肝脏和胆囊进行活检。差不多在同一时间,Steptoe 开展了妇科腹腔镜手术[28],这最终成就他与 Edwards 的合作以及体外受精的诞生。1969 年,Wheeless 在约翰霍普金斯医院[29]用他的技术进行了 25 次腹腔镜绝育手术。

随着人们对腹腔镜检查兴趣的增长,医生们意识到在更为复杂的手术操作时,为了获得必要的牵拉显露和操作空间,也为了减少器械之间可能的碰撞,显然需要置入多个穿刺器和器械。随着多孔腹腔镜检查的发展,该技术不仅可以作为传统开放手术方法的可行替代方案,而且最终成为当今许多手术的首选手术方法。但是,一些先驱者仍然对单孔手术感兴趣。值得注意的是,美国妇产科医生 Pelosi 于 1991 年进行了首例单孔根治性切除手术,即通过单个经脐孔行双侧输卵管卵巢及子宫切除术[30]。他的团队随后报道了单孔腹腔镜宫颈上子宫切除术和最早的一系列单孔腹腔镜阑尾切除术[31,32]。1997 年,Navarra 发表了他的单孔腹腔镜胆囊切除术报告[33]。在接下来的 10 年中,报告病例的适应证和复杂性增加了。急诊方案如异位妊娠输卵管切除术已实施,Ghezzi 等于 2005 年[34]将其描述为"可行和安全"[34]。2006 年,Cobellis 等报道了一系列的儿科单孔手术。Cobellis 使用了一根 10mm 的经脐穿刺通道识别梅克尔憩室,并将其带到皮肤上并切除[35]。

单孔泌尿外科手术最早于 21 世纪初被提出。Hirano 等在 2005 年报道了一系列的单孔肾上腺切除术[36]。这些手术操作使用插入腹膜后的大通道(4cm)进行,没有注入气体。然后,也有严重的并发症的报道,包括重型肝炎、肺栓塞和死亡。Rane 等在 2007 年世界泌尿外科大会上提出了首例成功腹腔镜单孔泌尿外科手术(36 岁男性的单纯肾切除术)[37]。术中通过的单孔多通道端口(R-端口,Advanced Surgical Concepts,Wicklow,Ireland)插入 5mm 内镜,另外两个 5mm 器械和一个 10mm 抓钳。随后,该团队又报告了输尿管结石术,睾丸固定术和睾丸切除术的成功案例[37]。2007 年,Raman 等报道了一系列单孔肾切除术,术中通过一个经脐切口使用多个套管针和带关节器械[38]。该手术方式对良恶性疾病均适用。2008 年 Desai 等报道了单孔根治性肾切除术和肾盂成形术,这次使用的是定制设计的可弯曲器械和 R 端口,还使用了一个 2mm 的辅助针端口[39]。

泌尿外科单孔手术的范围和复杂性迅速扩大和增长。Kaouk 等在 2008 年报道了腹腔镜下肾冷冻消融术、楔形肾活检和骶骨阴道固定术,随后并报道了 LESS 重建手术的更多经验,包括离断性肾盂成形术、腰大肌悬吊法输尿管再植术、回肠代输尿管术和输尿管膀胱造口术[40,41]。Gill 等在 2008 年报道了通过 LESS 方法进行的一系列活体肾切除术,术后无并发症,效果优异[42]。继之以通过 LESS 方法成功实施了更多高度复杂的根除手术,包括根治性前列腺切除术、根治性膀胱切除术及盆腔淋巴结清扫术[43,44](表 21.2)。

尽管 LESS 方法在许多手术中已被证明具有技术可行性和安全性,但要实现该技术的广泛应用还有很长的路要走。这可以归因于以下几方面。该方法在技术上要求很高,需要实践量的积累和对已确立的腹腔镜手术技能如交叉器械和类关节器械行为的再学习。尽管仪器和操作口有所改进,但操作角度不便及器械冲突依然很普遍。与此相伴的是,与传统腹腔镜手术相比,LESS 所增加的获益可能不足以克服上述问题。然而,机器人手术的兴起可

表 21.2　腔内泌尿科光学发展历史时间表

年	手术	途径	参考文献
1969	输卵管结扎术	经脐单孔	Wheeless[29]
1991	子宫切除术与双侧输卵管卵巢切除术	经脐单孔	Pelosi 等[30]
1992	宫颈上子宫切除术与双侧输卵管卵巢切除术	经脐单孔	Pelosi 等[31]
1992	阑尾切除术	经脐单孔	Pelosi 等[32]
1997	胆囊切除术	经脐单孔	Navarra 等[33]
2001	卵巢膀胱切除术	经脐单孔	Kosumi 等[45]
2005	异位妊娠输尿管切除术	经脐单孔	Ghezzi 等[34]
2005	腹膜后肾上腺切除术	腹膜后单孔,没有气腹	Hirano 等[36]
2006	梅克尔憩室切除术	经脐单孔	Cobellis 等[35]
2007	单纯性肾切除术,根治性肾切除术	经脐单孔,多操作口	Raman 等[38]
2007	单纯性肾切除术	经腰单孔	Rane 等[37]
2008	睾丸切除术,睾丸下降固定术,输尿管结石	经脐 R 通道	Rane 等[37]
2008	单纯性肾切除术	经脐单孔	Desai 等[39]
2008	肾盂成形术	经脐通道外加 2mm 辅助针端口	Desai 等[39]
2008	肾脏冷冻疗法,根治性肾切除术,楔形肾穿刺活检	经脐单孔	Kaouk 等[40]
2008	活体肾切除术	经脐通道外加 2mm 辅助针端口	Gill 等[42]
2008	小儿精索静脉曲张切除术	经脐单孔	Kaouk 等[46]
2008	前列腺根治术	经脐单孔	Kaouk 等[43]
2008	经膀胱前列腺切除术	经膀胱单孔	Desai 等[47]
2008	机器人经膀胱前列腺根治性切除术(尸体)	经膀胱单孔	Desai 等[48]
2008	机器人单孔手术(前列腺根治性切除术,肾盂成形术,肾根治性切除术)	经脐单孔	Kaouk 等[49]
2009	回肠输尿管,腰大肌输尿管膀胱吻合术	经脐通道外加 2mm 辅助针端口	Desai 等[41]
2009	经脐前列腺切除术	经脐单孔	Sotelo 等[50]
2009	膀胱大部切除术和肠带膀胱成形术	经脐单孔	Noguera 等[51]
2010	膀胱根治性切除术及盆腔淋巴结清扫术	经脐单孔	Kaouk 等[52]
2010	下腔静脉后输尿管修复术	经脐单孔	Autorino 等[44]

能会改变游戏规则。

机器人单孔手术(robotic single-port surgery,RSP)的初步经验已经证明是可行的,最初在尸体模型中[53],接着 Kaouk 在 2009 年报道了活体患者成功进行 RSP 根治性前列腺切除术,肾切除术和肾盂成形术[49]。机械臂碰撞的问题仍然存在,但使用新的达·芬奇手术机器人的 Xi 模型可能不存在这个问题。RSP 还允许重新映射左右工作臂,以抵消交叉器械的影响。带有关节器械的专用 RSP 系统最初在 2010 年进行了报道,并有望在不久的将来推出[44]。这预示着 LESS 在未来几年很可能获得更广泛的应用。

（夏明 译,谌诚　张中元 审校）

参考文献

1. Hatzinger M,Fesenko A,Büger L,Sohn M. Dimitrij Oscarovic Ott(1855-1929)"Die Ventroskopie":Sein Beitrag zur Entwicklung der Laparoskopie(Geschichte der Urologie). Urologe. 2013;52:1454-8.

2. Baskett TF. Hysterectomy:evolution and trends. Best Pract Res Clin Obstet Gynaecol. 2005;19:295-305.

3. Seifert H,Wehrmann T,Schmitt T,Zeuzem S,Caspary WF. Retroperitoneal endoscopic debridement for infected peripancreatic necrosis. Lancet. 2000;356:653-5.

4. Reddy N,Rao P. Per oral transgastric endoscopic appendectomy in human. Abstract presented at 45th Annual Conference of the Society of Gastrointestinal Endoscopy of India;2004. pp. 28-29.

5. Wagh MS,Merrifield BF,Thompson CC. Endoscopic transgastric abdominal exploration and organ resection:initial experience in a porcine model. Clin Gastroenterol Hepatol. 2005;3:892-6.

6. Rolanda C,Lima E,Pêgo JM,Henriques-Coelho T,Silva D,Moreira I,Macedo G,Carvalho JL,Correia-Pinto J. Third-generation cholecystectomy by natural orifices:transgastric and transvesical combined approach(with video). Gastrointest Endosc. 2007;65:111-7.

7. Autorino R,Cadeddu JA,Desai MM,Gettman M,Gill IS,Kavoussi LR,Lima E,Montorsi F,Richstone L,Stolzenburg JU,Kaouk JH. Laparoendoscopic single-site and natural orifice transluminal endoscopic surgery in urology:a critical analysis of the literature. Eur Urol. 2011;59:26-45.

8. Clark MP,Qayed ES,Kooby DA,Maithel SK,Willingham FF. Natural orifice translumenal endoscopic surgery in humans:a review. Minim Invasive Surg. 2012;2012 doi:10. 1155/2012/189296.

9. Breda G,Silvestre P,Giunta A,Xausa D,Tamai A,Gherardi L. Laparoscopic nephrectomy with vaginal delivery of the intact kidney. Eur Urol. 1992;24:116-7.

10. Gill IS,Cherullo EE,Meraney AM,Borsuk F,Murphy DP,Falcone T. Vaginal extraction of the intact specimen following laparoscopic radical nephrectomy. J Urol. 2002;167:238-41.

11. Sotelo R,de Andrade R,Fernandez G,Ramirez D,Di Grazia E,Carmona O,Moreira O,Berger A,Aron M,Desai MM,Gill IS. NOTES hybrid transvaginal radical nephrectomy for tumor:stepwise progression toward a first successful clinical case. Eur Urol. 2010;57:138-44.

12. Kaouk JH,White WM,Goel RK,Brethauer S,Crouzet S,Rackley RR,Moore C,Ingber MS,Haber GP. NOTES transvaginal nephrectomy:first human experience. Urology. 2009;74:5-8.

13. Rao GV,Reddy N. Transgastric appendectomy in humans. In:Proceedings of the American Gastrointestinal and Endoscopic Surgeons(SAGES) Conference. TX:Dallas;2006.

14. Zorrón R,Filgueiras M,Maggioni LC,Pombo L,Carvalho GL,Oliveira AL. NOTES transvaginal cholecystectomy:report of the first case. Surg Innov. 2007;14:279-83.

15. Lacy AM,Delgado S,Rojas OA,Almenara R,Blasi A,Llach J. MA-NOS radical sigmoidectomy:report of a transvaginal resection in the human. Surg Endosc. 2008;22:1717-23.

16. Hazey JW, Narula VK, Renton DB, Reavis KM, Paul CM, Hinshaw KE, Muscarella P, Ellison EC, Melvin WS. Natural-orifice transgastric endoscopic peritoneoscopy in humans: initial clinical trial. Surg Endosc. 2008;22: 16-20.

17. Zorrón R, Soldan M, Filgueiras M, Maggioni LC, Pombo L, Oliveira AL. NOTES: transvaginal for cancer diagnostic staging: preliminary clinical application. Surg Innov. 2008;15:161-5.

18. Palanivelu C, Rajan PS, Rangarajan M, Parthasarathi R, Senthilnathan P, Prasad M. Transvaginal endoscopic appendectomy in humans: a unique approach to NOTES—world's first report. Surg Endosc. 2008;22:1343-7.

19. Ramos AC, Zundel N, Neto MG, Maalouf M. Human hybrid NOTES transvaginal sleeve gastrectomy: initial experience. Surg Obes Relat Dis. 2008;4:660-3.

20. Auyang ED, Hungness ES, Vaziri K, Martin JA, Soper NJ. Human NOTES cholecystectomy: transgastric hybrid technique. J Gastrointest Surg. 2009;13:1149-50.

21. Targarona EM, Gomez C, Rovira R, Pernas JC, Balague C, Guarner-Argente C, Sainz S, Trias M. NOTES-assisted transvaginal splenectomy: the next step in the minimally invasive approach to the spleen. Surg Innov. 2009; 16:218-22.

22. Michalik M, Orlowski M, Bobowicz M, Frask A, Trybull A. The first report on hybrid NOTES adjustable gastric banding in human. Obes Surg. 2011;21:524-7.

23. Jacobsen GR, Thompson K, Spivack A, Fischer L, Wong B, Cullen J, Bosia J, Whitcomb E, Lucas E, Talamini M, Horgan S. Initial experience with transvaginal incisional hernia repair. Hernia. 2010;14:89-91.

24. Willingham FF, Garud SS, Davis SS, Lewis MM, Maithel SK, Kooby DA. Human hybrid endoscopic and laparoscopic management of mass lesions of the foregut(with video). Gastrointest Endosc. 2012;75:905-12.

25. Rattner D, Kalloo A. ASGE/SAGES working group on natural orifice translumenal endoscopic surgery. Surg Endosc. 2006;20:329-33.

26. Rattner DW, Hawes R, Schwaitzberg S, Kochman M, Swanstrom L. The second SAGES/ASGE white paper on natural orifice transluminal endoscopic surgery: 5 years of progress. Surg Endosc. 2011;25:2441-8.

27. Platteborse R. Laparoscopy, laparophotography, punch biopsy of the liver, gallbladder punch biopsy and collection of specimens of the peritoneal organs through a single trocar. Acta Gastro-Enterol Belg. 1961;24:696.

28. Litynski GS, Patrick C. Steptoe: laparoscopy, sterilization, the test-tube baby, and mass media. JSLS. 1998; 2:99.

29. Wheeless CR Jr. A rapid inexpensive and effective method of surgical sterilization by laparoscopy. J Reprod Med. 1969;3:65-9.

30. Pelosi MA, Pelosi MA 3rd. Laparoscopic hysterectomy with bilateral salpingo-oophorectomy using a single umbilical puncture. N J Med. 1991;88:721-6.

31. Pelosi MA, Pelosi MA 3rd. Laparoscopic supracervical hysterectomy using a single-umbilical puncture(minilaparoscopy). J Reprod Med. 1992;37:777-84.

32. Pelosi MA, Pelosi MA 3rd. Laparoscopic appendectomy using a single umbilical puncture(minilaparoscopy). J Reprod Med. 1992;37:588.

33. Navarra G, Pozza E, Occhionorelli S, Carcoforo P, Donini I. One-wound laparoscopic cholecystectomy. Br J Surg. 1997;84:695.

34. Ghezzi F, Cromi A, Fasola M, Bolis P. One-trocar salpingectomy for the treatment of tubal pregnancy: a 'marionette-like' technique. BJOG. 2005;112:1417-9.

35. Cobellis G, Cruccetti A, Mastroianni L, Amici G, Martino A. One-trocar transumbilical laparoscopic-assisted management of Meckel's diverticulum in children. J Laparoendosc Adv Surg Tech A. 2007;17:238-41.

36. Hirano D, Minei S, Yamaguchi K, Yoshikawa T, Hachiya T, Yoshida T, Ishida H, Takimoto Y, Saitoh T, Kiyotaki S, Okada K. Retroperitoneoscopic adrenalectomy for adrenal tumors via a single large port. J Endourol. 2005;

19:788-92.

37. Desai MM,Rao PP,Aron M,Pascal-Haber G,Desai MR,Mishra S,Kaouk JH,Gill IS. Scarless single port transumbilical nephrectomy and pyeloplasty:first clinical report. BJU Int. 2008;101:83-8.

38. Rané A,Rao P,Rao P. Single-port-access nephrectomy and other laparoscopic urologic procedures using a novel laparoscopic port(R-port). Urology. 2008;72:260-3.

39. Kaouk JH,Haber GP,Goel RK,Desai MM,Aron M,Rackley RR,Moore C,Gill IS. Single-port laparoscopic surgery in urology:initial experience. Urology. 2008;71:3-6.

40. Gill IS,Canes D,Aron M,Haber GP,Goldfarb DA,Flechner S,Desai MR,Kaouk JH,Desai MM. Single port transumbilical(E-NOTES) donor nephrectomy. J Urol. 2008;180:637-41.

41. Sotelo RJ,Astigueta JC,Desai MM,Canes D,Carmona O,De Andrade RJ,Moreira O,Lopez R,Velásquez A, Gill IS. Laparoendoscopic single-site surgery simple prostatectomy:initial report. Urology. 2009;74:626-30.

42. Kaouk JH,Palmer JS. Single-port laparoscopic surgery:initial experience in children for varicocelectomy. BJU Int. 2008;102:97-9.

43. Desai MM,Aron M,Canes D,Fareed K,Carmona O,Haber GP,Crouzet S,Astigueta JC,Lopez R,de Andrade R,Stein RJ. Single-port transvesical simple prostatectomy:initial clinical report. Urology. 2008;72:960-5.

44. Haber GP,White MA,Autorino R,Escobar PF,Kroh MD,Chalikonda S,Khanna R,Forest S,Yang B,Altunrende F,Stein RJ. Novel robotic da Vinci instruments for laparoendoscopic single-site surgery. Urology. 2010;76: 1279-82.

45. Kosumi T,Kubota A,Usui N,Yamauchi K,Yamasaki M,Oyanagi H. Laparoscopic ovarian cystectomy using a single umbilical puncture method. Surg Laparosc Endosc Percutan Tech. 2001;11:63-5.

46. Kaouk JH,Goel RK,Haber GP,Crouzet S,Desai MM,Gill IS. Single-port laparoscopic radical prostatectomy. Urology. 2008;72:1190-3.

47. Desai MM,Aron M,Berger A,Canes D,Stein RJ,Kamoi K,Crouzet S,Brandina R,Irwin BH,Goel RK,White WM. Transvesical robotic radical prostatectomy. J Urol. 2009;181(4):335.

48. Kaouk JH,Goel RK,Haber GP,Crouzet S,Stein RJ. Robotic single-port transumbilical surgery in humans:initial report. BJU Int. 2009;103:366-9.

49. Desai MM,Stein R,Rao P,Canes D,Aron M,Rao PP,Haber GP,Fergany A,Kaouk J,Gill IS. Embryonic natural orifice transumbilical endoscopic surgery(E-NOTES) for advanced reconstruction:initial experience. Urology. 2009;73:182-7.

50. Noguera RJS,Astigueta JC,Carmona O,De Andrade RJ,Luis S,Cuomo B,Manrique J,Gill IS,Desai MM. Laparoscopic augmentation enterocystoplasty through a single trocar. Urology. 2009;73:1371-4.

51. Kaouk JH,Goel RK,White MA,White WM,Autorino R,Haber GP,Campbell SC. Laparoendoscopic single-site radical cystectomy and pelvic lymph node dissection:initial experience and 2-year follow-up. Urology. 2010; 76:857-61.

52. Autorino R,Khanna R,White MA,Haber GP,Shah G,Kaouk JH,Stein RJ. Laparoendoscopic single-site repair of retrocaval ureter:first case report. Urology. 2010;76:1501-5.

53. Humphreys MR,Krambeck AE,Andrews PE,Castle EP,Lingeman JE. Natural orifice translumenal endoscopic surgical radical prostatectomy:proof of concept. J Endourol. 2009;23:669-75.

第二十二章
高强度超声聚焦疗法在泌尿外科中的发展

Albert Gelet, Sebastien Crouzet, Olivier Rouviere, Emmanuel Blanc,
and Jean-Yves Chapelon

高强度聚焦超声原理

1942 年,高强度超声聚焦(high intensity focused ultrasound,HIFU)首次被描述。1944 年首次用于组织的破坏切割[1]。HIFU 是一种非电离非手术的物理疗法,通过热和机械手段产生生物效应。热效应加热组织,使蛋白质变性并导致细胞死亡;机械效应使空化效应产生的微气泡破裂而破坏细胞。以上两种效应与组织是否正常无关。在大多数应用中,球形换能器可以将超声能量聚焦到体内深处的某个靶点上,能量集中致使组织受热凝固坏死、空泡破裂及热消融。每次超声聚焦仅加热一个小靶点,从而以极高的精准度处理病变。随后,按照一定的顺序处理不同层次和深度的病变,以消融较大量组织(图 22.1)。设备使用过程中需要关注的主要参数包括:声强、照射持续时间、开/关占空比,两个病变之间的距离,以及处理多个病变时的位移路径。

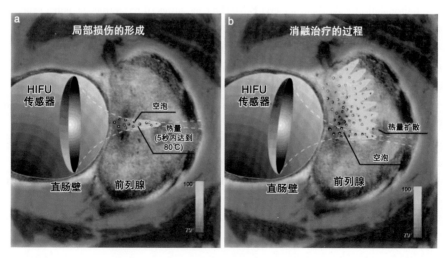

图 22.1 (a,b)HIFU 用于前列腺治疗的原理:通过反复和并置多个消融区域来进行治疗

HIFU 在动物模型中的应用

1989 年,在法国里昂成立了一个多学科"工作组",主要研究如何将 HIFU 用于泌尿科癌症的治疗。该小组由科学家、工程师、放射科医师和泌尿科医师组成。其主要目标是为泌尿外科癌症提供一种微创疗法,特别是不适合进行根治性手术的局限性前列腺癌患者。

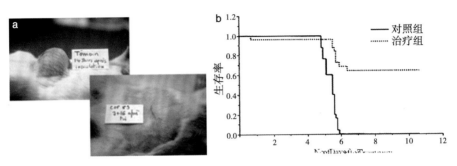

图 22.2 Dunning 肿瘤研究。(a)在接受 HIFU 治疗的动物中发生了完全的肿瘤坏死;(b)50 只具有 R 3327 AT2 Dunning 肿瘤的大鼠的生存曲线

1991 年,Chapelon 等确定了诱发动物不可逆组织损伤所需的超声参数[2]。1992 年,他们对大鼠(R 3327 AT2 Dunning 肿瘤)采取实验,证实了 HIFU 可用于肿瘤消融和癌症治疗而不会引起转移[3]。在接受 HIFU 治疗的 25 只大鼠中,有 24 只(96%)发生了完全的肿瘤坏死(图 22.2a)。在 7 只大鼠(28%)中发现了自肿瘤边缘的局部复发。HIFU 治疗后有 16 只(64%)大鼠依旧存活,未发现肿瘤的复发或转移,相比于对照组之间的生存曲线存在显著差异($P<0.000\ 1$)(图 22.2b)。对照组中的所有大鼠均死于肿瘤的进展。其中,有 7 只(28%)大鼠发生了淋巴结转移。在治疗组中,4 只(16%)大鼠在尸检时发现了淋巴结转移,但淋巴结转移只在具有肿瘤局部复发的大鼠中发生。

1993 年,Gelet 等证实了可以通过经直肠途径在犬类前列腺中诱发不可逆的凝固坏死病灶,却不会损害直肠壁[4]。实验所使用的探头安装了发射传感器(工作频率 2.25MHz)和旋转成像系统 B&K(图 22.3a)。实验中共使用了 37 只狗。中等声强($720W/cm^2$)和较长的击发时间(4s)共同导致前列腺发生坏死。换能器的焦点处温度可

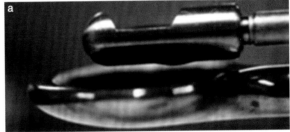

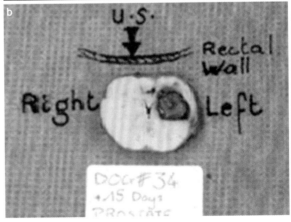

图 22.3 犬前列腺实验。(a)用于犬前列腺消融的探头原型。(b)犬前列腺病变

以达到85℃。该研究证实了经直肠途径使前列腺组织产生不可逆变性的可能性(图22.3b)。

里昂的首次人体试验

下一个目标是寻找合适的超声参数,以便能够在不损伤直肠壁的情况下,通过经直肠途径诱发人类前列腺不可逆的凝固性坏死。第一次试验于1992年进行。在人类前列腺腺瘤患者身上使用第一台原型机进行HIFU治疗[5](图22.4)。该设备由一个"发射系统"(自制的功率放大器和治疗传感器)和一个成像系统(Kretz超声扫描仪)组成。9名患者在硬膜外麻醉下行HIFU治疗,超声强度与上述的犬类实验中使用的声强度相当或更高。HIFU术后1周行开放手术切除腺瘤。所有患者的前列腺腺瘤均出现不可逆坏死病变,直肠壁却无损伤。这些病变也通过组织学检测确定发生了凝固性坏死和腺体组织的完全破坏。第二项试验是1993年用同一原型机进行的一项试验性研究,研

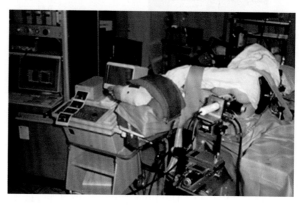

图22.4 首次用于人体前列腺消融的HIFU原型

究对象是14名不适合手术的前列腺癌患者[6]。活检结果显示治疗后的前列腺区域确有凝固性坏死,进而发展为纤维化。在这次研究中,局部控制满意的患者中穿刺结果阴性者可达50%。

欧洲的第一次试验:1995—2009年

第一个商用的HIFU原型机是Edap-TMS公司的Ablatherm®,于1995年制造完成,并被引入欧洲5个中心(里昂、巴黎、慕尼黑、雷根斯堡、奈梅根)(图22.5)。该装置整合了一个

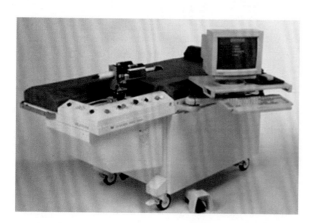

图22.5 Ablatherm的第一个用于多中心研究的原型机(1995—2000年)

2.25MHz的治疗换能器和一个7.5MHz的经直肠双平面超声扫描仪探头。研究的第一阶段是在奈梅根进行的[7]。在HIFU治疗后1周行根治性前列腺切除术,并对前列腺标本进行细致的组织病理学检查:所有病例的治疗区域均可见完全坏死。经过第一阶段的研究,在1995年至1999年间,有500名前列腺癌患者在法国和德国使用了HIFU治疗,其中绝大部分都被成功治愈。以上成果发表于1996年和1999年[8]。在这项研究之后,Edap

公司获得了 Ablatherm Maxis® 的欧盟成员国认证标识,该标识曾于 2000 年至 2005 年在欧洲范围内商业化使用。

可用于局限性 PCa 的 HIFU 设备的发展(2000—2010 年)

Edap-TMS 的首个商用设备组合了两个独立的探头:一个双平面成像探头(Kretz)和一个工作频率在 3MHz、内置单晶体压电复合换能器的治疗探头(图 22.6)。2006 年欧洲泌尿外科杂志发表了一篇使用 Ablatherm Maxis® 消融器治疗 227 名前列腺癌患者的文章[9]。组织学结果显示 81.8% 的患者活检阴性。前列腺特异性抗原(prostate-specific antigen,PSA)低值的中位数为 0.16ng/ml,其中 72.7% 的患者 PSA 低值≤0.5ng/ml。结合组织学和生化检测的结果,发现该组患者的 5 年无病生存率为 63%,其中低危组为 78%,高危组为 47%。Ablatherm Ⅱ®(集成成像)设备于 2005 年完成,该设备使用了新的直肠内探头。治疗探头(工作频率 3MHz)的焦距为 45mm,孔径为 61mm,成像探头(工作频率 7.5MHz)位于探头的中央(图 22.7)。同时,美国研发了另一种用于前列腺治疗的 HIFU 设备,即 Sonablate(Sona-Care Medical LLC,Charlotte,NC,USA)[10]。该设备使用双面和双模式换能器进行成像(6.3MHz)和治疗(4MHz)(图 22.8)。探头有两种焦距(30 至 40mm)。探头能够造成长度为 10~12mm、直径为 3mm 的坏死灶。使用 Sonablate 进行手术可以让患者在常规手术台上采取仰卧位完成。但 Sonablate 治疗模式单一,需要操作者手动调节。需要依据前列腺大小选择探头,体积大者选择焦距长的探头。

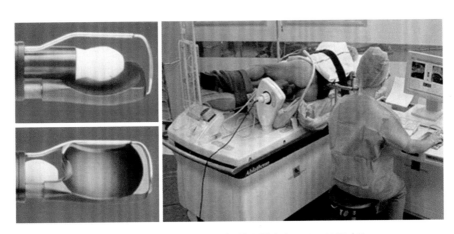

图 22.6　Ablatherm Maxis 探针和设备(2000—2005 年)

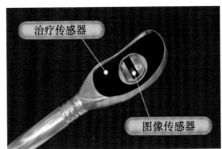
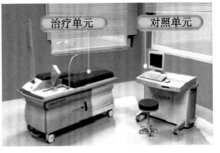

图 22.7　Ablatherm Ⅱ 探针和设备(2006—2013 年)

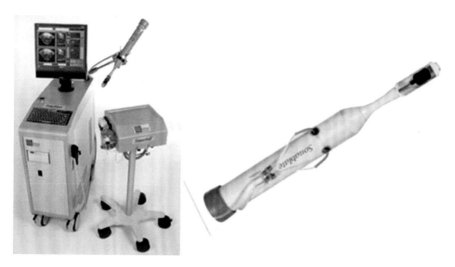

图 22.8　Sonablate 探头和设备

HIFU 全腺体消融作为局限性 PCa 初次治疗的疗效观察

对于局限性前列腺癌(临床分期为 T1-T2, NX/0 MX/0)患者,通常建议不选择根治性前列腺切除术,而将 HIFU 作为前列腺癌的主要治疗之一,指征如下:年龄>70 岁,预期寿命≤10 岁,主要合并症导致无法进行手术,或者患者拒绝接受手术。最近有 5 项研究报告了至少 500 例患者的预后情况[11~15]。欧洲 3 个泌尿外科研究机构发表的文章证实了使用 Ablatherm 设备进行 HIFU 治疗的长期疗效(平均随访 76~97 个月)[11~13]。Crouzet 等报道了 1997 年至 2009 年间 1 002 例局限性 PCa 患者的治疗结果[11]。这些前列腺癌患者的 10 年特异性生存率(PCa-specific survival rates, PCSSR)和无转移生存率(metastasis-free suvival rates, MFSR)分别为 97% 和 94%。采用的补救性治疗方法主要有外放射疗法(external beam radiation therapy, EBRT)(13.8%)、EBRT + 全雄激素阻断(androgen deprivation therapy, ADT)(9.7%)和单独 ADT(12.1%)。Thuroff 等的研究公布了 709 例原发性局限性前列腺癌患者的预后情况[12]。平均随访时间 5.3 年。癌症特异性生存率为 99%,无转移生存率为 95%,低风险患者的 10 年无补救性治疗的比例为 98%,中风险患者为 72%,高风险患者为 68%。Ganzer 等报道了一项前瞻性研究的结果,该研究针对 538 例因临床局限性 PCa 接受了 HIFU 治疗的患者[13]。平均随访 8.1 年。研究中指出,低、中和高危患者的发生转移的比例分别为 0.4%、5.7% 和 15.4%。补救性治疗比例为 18%。有 18 名(3.3%)前列腺癌患者发生了特异性死亡。最近的两篇文章证实了使用 Sonablate 设备进行全腺 HIFU 治疗的有效性。Uchida 等完成的研究共纳入 1999 年至 2012 年间用 Sonablate™ 设备进行治疗的 918 例患者[14]。10 年总生存率和肿瘤特异性生存率分别为 89.6% 和 97.4%。不同版本 Sonablate 设备治疗后的 5 年无生化复发生存率分别为 48.3%、62.3% 和 82.0%(P<0.000 1)。Dickinson 等报告了 569 例接受全腺 HIFU 治疗患者的预后[15]。其中 163 例(29%)需要行二次 HIFU 治疗,中位随访时间为 46 个月。首次 HIFU 治疗后 5 年的无病生存率为 70%,低、中和高风险组分别为 87%、63% 和 58%。该方法治疗前列腺癌的并发症发生率也较低。在使用 Ablatherm 装置治疗的大型研究中[11~13],尿道直肠瘘发生率为 0.23%~0.7%,勃起功能障碍

(erectile dysfunction,ED)发生率为35%~45%,膀胱出口梗阻发生率为24%~28%。最近研究报告的尿失禁率是:Ⅰ级为4%~5.5%,Ⅱ/Ⅲ级为1.5%~3.1%。由于技术的改进,严重尿失禁和膀胱出口梗阻(bladder outlet obstruction,BOO)发生率已分别从5.7%和10.2%降至3.1%和5.9%[11]。

全腺体消融术作为放疗后局部复发性前列腺癌补救性治疗的疗效观察

据文献报道,前列腺癌在外放射治疗(EBRT)后仍有25%~32%的组织活检阳性率。这种放疗后局部复发,但无远处转移的前列腺癌患者通常会采取全雄激素阻断治疗。自1995年开始,HIFU消融治疗就成为EBRT后局部复发但不伴有转移的患者的挽救性治疗。相关研究首次发表于2004年[16,17]。Crouzet等对290例接受了挽救性HIFU治疗的放疗后复发性前列腺癌患者的治疗结局进行了研究[18]。以Phoenix标准定义的生化复发或EBRT后仍需要接受ADT为入组标准。在接受HIFU后活检的208例患者中,有169位患者为局部活检阴性(81%)。PSA的中位数为0.14ng/ml。患者7年肿瘤特异性生存率、肿瘤无转移生存率分别为80%和79.6%。患者的无进展生存期(progression free survival rate,PFS)主要受3种因素的影响:接受HIFU前的PSA水平、Gleason评分和术前ADT。相比HIFU的标准参数,应用针对放射治疗后的参数明显减少了HIFU术后严重并发症(直肠尿道瘘0.4%,Ⅱ/Ⅲ级尿失禁19.5%,膀胱出口梗阻14%)的发生。Rouvière等[19]证实,术前通过MRI发现的前列腺癌复发于尿道前部是放疗后行挽救性HIFU失败的一个独立影响因素。因此,在行挽救性HIFI治疗前进行前列腺MRI检查是有意义的。另有两篇文章报道了应用Sonablate进行挽救性HIFU治疗的患者情况[20,21]。患者的9个月和5年的无生化复发生存率分别为71%和52%。总而言之,相比较其他技术,挽救性HIFU具有相近的肿瘤学结局和更低的并发症发生率。在这种情况下对于放疗后复发前列腺癌患者采取HIFU治疗可能是一个合适的选择。

MRI引导下靶向穿刺对前列腺癌的精确定位以及靶区破坏情况的评估:局部治疗的关键

长期以来,前列腺癌一直被认为不能通过影像学可靠地诊断。因此,即使在今天,它仍然是通过前列腺系统活检来确诊的。但是,现行的12针系统活检可漏诊多达20%的患者,同时会低估前列腺癌的体积和侵袭性,而阳性标本的定位价值也很有限[22,23]。20世纪90年代以来,学者们进行了大量的研究,以期能够开发一种准确显示腺体内不同前列腺癌病灶位置和体积的成像方法,通过加强对可疑区域的取样,这将大大改善对肿瘤体积和侵袭性的评估。它还可以通过更精确的数据选择适当的治疗方案来改善患者的预后。这也是采取局部治疗的先决条件[23]。尽管超声技术已有所改进,但目前根据超声定位的方法还不能提供精确的前列腺癌病灶定位图像[24]。长期以来,MRI T2加权像都被用作前列腺癌诊断分期,因为它能较好地显示正常外周带的高信号和癌灶低信号之间的对比。可它在定位前列腺癌病灶时的灵敏度只有25%~60%[25~27]。磁共振波谱可以提供分子信息,但其对T2加权成像的附加效果却仍不能取得令人满意的效果[28]。21世纪初,动态对比增强(dynamic contrast-enhanced,DCE)成像的使用极大地提高了 MRI 的灵敏度[27],并开始在预测活检结果方面显示出令人满意的效果[29]。几年后弥散加权成像的出现进一步提高了 MRI 的诊断性能[30],即所谓的多参数 MRI(multiparametric MRI,mpMRI),将 T2 加权成像与 DCE、弥散加权和/或波谱成像相结合[31]。mpMRI 在检测侵袭性肿瘤方面拥有出色的性能,在 Gleason 评分 7 分的前列腺癌中,病灶体积小于 0.5cm^3 和大于 0.5cm^3 的检出率分别为 56%~63% 和 88%~92%,而 Gleason 评分≥8 分的肿瘤检出率为 96%[32]。mpMRI 引导下的活检在检出侵袭性癌症方面也优于传统的 12 针系统活检[33,34]。鉴于上述良好的性能,mpMRI 目前已成为局部治疗的基石。然而,mpMRI 有两个局限性。首先,许多良性疾病在使用 mpMRI 检查时可能显示出前列腺癌相似的图像特点。因此,mpMRI 上 40%~75% 的病灶是良性的[32,35]。因此,在建议患者选择局部治疗之前,必须对所有可疑病灶进行活检。这些所谓的靶向活检首先是在认知指导下进行的,术者在经直肠超声引导下,利用解剖标志定位 mpMRI 上异常的前列腺区域。然而,由于 MRI 和超声图像不是在同一平面获得的,因此从 MRI 到经直肠超声图像的外推必然存在误差。在过去的 10 年里,先进的 US/MRI 融合技术已经被开发出来,可以帮助穿刺医生找到正确的穿刺区域[36]。一些研究人员也提出了 MRI 直接引导的穿刺[37],此技术可能更加精确,但受其成本和扫描所需时间的限制未能大规模应用。mpMRI 的使用也因为低估了组织学肿瘤体积而受到限制[38,39]。目前还不能可靠估计 mpMRI 上恶性局灶性病变的安全边界,从而完全破坏肿瘤组织。这可能是近期的研究热点。一些 US/MR 融合系统可以记录前列腺内活检的位点。可以回顾性地指出哪些病灶是阳性的,以确定局部治疗的靶区体积。这些所谓的三维活检可以通过经直肠或会阴进行。肿瘤定位的精度取决于活检的精准匹配以及活检针数。虽然目前还没有大规模地使用 3D 匹配靶向穿刺指导局部治疗方案,但除了 mpMRI 提供的肿瘤定位以外,这种方法也值得关注。

除了精确地进行术前定位外,还需要一种成像方法来评估靶区的破坏情况。消融的前列腺区域在 MRI 增强上表现为术后 1~3 个月出现的无血管区[40],但是,大部分的 MRI 复查却通常在治疗后几天进行。最近有研究表明,使用 Sonovue(Bracco,Milan,Italy)作为对比剂的超声造影(contrast-enhanced ultrasound,CEUS)显示了与术后增强 MRI 相似的结果,并且可以预测术后活检时是否存在残留活组织[41]。在 CEUS 图像上,破坏的组织在治疗后几分钟内无血流信号[41]。因此,如果结果不理想,可以立即再次治疗。

FocalOne 的开发:用于局部前列腺癌治疗的 HIFU 设备(CE Mark 2014)

FocalOne 是为了克服固定焦点传感器的设备局限性而开发的。FocalOne 是一种专门为前列腺癌病灶治疗而设计的新设备,它整合了可视化、定位、治疗和验证病灶治疗效果的必要工具(图 22.9)。通过医院的网络或 USB 设备导入磁共振图像,医生可以确定前列腺的轮廓及感兴趣区即前列腺肿瘤。在经直肠探头获取的实时超声图像上确定前列腺轮廓。软件可以创建一个"弹性融合":实时超声容积被视为参考容积,对磁共振容积进行平滑变形,因此磁共振容积上前列腺的三维轮廓与超声容积上的前列腺轮廓完美匹配。MR 图像上感兴趣区同样进行了三维弹性转换(图 22.10a,b)。因此,它们可以在实时超声图像上出现在正确位置以指导穿刺过程(图 22.10c)。FocalOne 配备了新一代 HIFU 探头,该探头能够使用 HIFU 多元件传感器沿声轴改变焦点(图 22.9a)。动态聚焦传感器由 16 个共焦环组成,

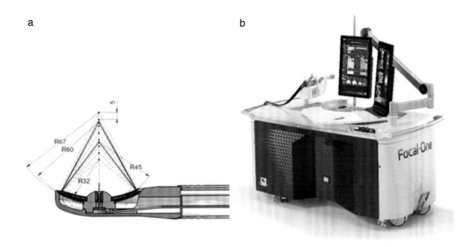

图 22.9 FocalOne 探头和设备

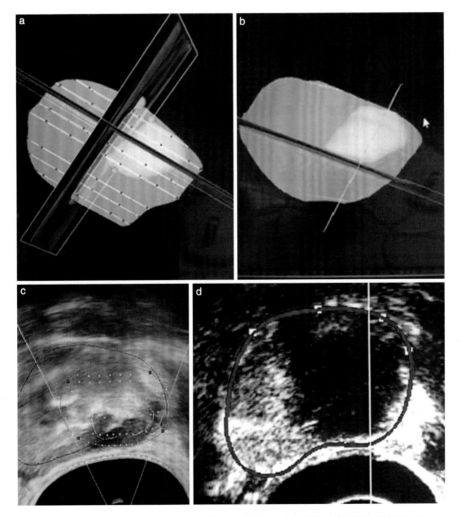

图 22.10 （a）导入的具有 ROIs 的 MR 图像。（b）弹性变换后的图像融合。（c）FocalOne 治疗计划。（d）治疗区域的超声造影（CEUS）

最多允许电脑控制超声波聚焦在距离传感器 32~67mm 范围内的 8 个焦点上。动态聚焦治疗由多个单一的 HIFU 病灶叠加而成。HIFU 的损伤范围为 5mm，叠加 2~8 个单一病灶可导致 10~40mm 范围的组织变性。发射的是一个持续 1s 的脉冲超声波，任意两个焦点之间无须关闭。与固定聚焦治疗相比，动态聚焦允许治疗更大的前列腺，最大损伤范围为 40mm，超过固定聚焦治疗仪器的 26mm。损伤范围广（10~40mm）可以获得更好的前列腺轮廓。因为治疗过程中没有脉冲间隔，理论上前列腺癌的 HIFU 治疗速度应该更快。动态 HIFU 治疗的另一个优点是能量分布更好，组织变性更均匀。在 HIFU 能量传输过程中，操作者可以看到正在治疗的超声图像。如果有必要，可以实时调整治疗。在治疗结束时，可以通过获得超声造影显示无血管区域（图 22.10d）。这个超声造影容积可以与治疗开始前的初始磁共振图像相对比，显示靶区和治疗区域的一致性。

HIFU 局灶治疗局限性前列腺癌的初步结果

随着前列腺癌检测技术准确性和可靠性的提高，人们正在探索 HIFU 局灶治疗前列腺癌的可能性。HIFU 将特别适合于局限性前列腺癌的治疗，HIFU 的治疗效果和副作用与前列腺的体积有关。

局灶治疗作为基础治疗

主动监测早已是低风险前列腺癌患者的一种选择。主动监测的优势必须与治疗延迟而错过治愈"窗口"的可能性相权衡。局灶治疗正在成为中低风险患者治疗的一种选择。Mouraviev 等在 1 184 例根治性前列腺切除术标本中发现其中 19.2% 为单侧病灶[42]。这项研究表明，在不考虑癌症侵袭性的情况下，近乎五分之一接受根治性手术的患者可以接受针对前列腺单侧的消融治疗。有证据表明，最大的肿瘤灶（即标志病灶）是疾病进展、结局和预后的主要驱动因素；较小次要病灶可能与临床结局无关[43,44]。局灶治疗目前仅用于前瞻性试验中特定的患者中[Gleason 6 或 Gleason 7(3+4)，小而孤立癌灶]。标志病灶的概念可能允许对双侧肿瘤患者使用局灶疗法。因为 HIFU 是在超声或 MRI 的实时控制下进行的，其可能是最好的局部治疗技术之一。使用造影剂（通过超声和/或磁共振成像）可以立即控制坏死区域的边界。如有必要，也可以重复 HIFU 治疗。最后，在 HIFU 治疗后进行补救性治疗（EBRT、手术或冷冻消融）也是可行的。

2008 年，Muto 等报告了 29 名使用 Sonablate™ 设备治疗的前列腺癌患者的结局[45]。经多点穿刺证实为单侧病灶的患者中，消融整个外周区和移行区的一半，17 例患者在手术后 12 个月接受了对照活检，其中 4 例（23.5%）发现了癌灶残留。术前、术后 12 个月 IPSS 评分和最大尿流率均无明显变化。

2011 年发表了第一份使用 HIFU 技术进行前列腺半消融术（20 名患者）的研究[46]。其纳入标准为低至中等风险的前列腺肿瘤（Gleason = 7，PSA = 15μg/ml），经直肠超声活检证实单侧前列腺癌，行磁共振成像和 5mm 间距经会阴模板穿刺活检以定位病灶。其中低危癌占 25%，中危癌占 75%，行 HIFU 治疗前 PSA 平均值为 7.3ng/ml，治疗后 12 个月平均 PSA 降至 1.5ng/ml±1.3。89% 的患者没有任何癌症复发的组织学证据，95% 的患者恢复了勃起功能，95% 患者无须使用尿垫。2015 年，Ahmed 等报道了 56 例多灶性局限性前列腺癌患者，对标

志病灶进行 HIFU 局灶性消融治疗的结果[47]。PSA 中位数为 7.4ng/ml,术后 12 个月时 PSA
中位数为 2.4ng/ml,80.8% 的患者存在组织学的临床无意义癌(Gleason<7,<2 针阳性;无论
分级如何,未见肿瘤核心长度>3mm),85.7% 的患者没有可测量的癌(活检和/或 mpMRI)。
在 92.3% 的患者和 92.0% 的患者中,均无尿失禁和漏尿。76.9% 的患者恢复了勃起功能。
法国泌尿外科协会(French Urological Association,AFU)开始了一项多中心研究,评估 HIFU
单侧叶消融作为部分患者[年龄>50 岁,T1C 或 T2A,PSA<10ng/ml,Gleason 6 或 7(3+4),
MRI、随机和靶向活检提示肿瘤不超过一侧叶]的主要治疗方案。仅对前列腺单侧进行治
疗。到目前为止,主要结局是在对照活检中无临床有意义的癌(clinically significant cancer,
CSC)(Gleason<7,<2 针阳性;无论分级如何,无肿瘤核心长度>3mm)。次要结局是活检时存
在任何癌症,生化反应,根治性治疗无生存期(radical treatment free survival,RTFS)无生化和
组织学复发。共有 111 名患者参与了上述研究。在对照活检中,12 例(11.9%)有临床意义
的癌(5 例同侧,7 例对侧),无其他治疗且 2 年无根治治疗的生存率为 89%,治疗 2 年后 PSA
较治疗前平均下降 62.8%。12 个月时,97.2% 和 78.4% 的患者恢复了排尿和勃起功能。
Cordeiro Feijoo 等报道了 HIFU 单侧消融的结果相符[48]。Van Velthoven 发表了 HIFU 单侧消
融治疗临床局限性前列腺癌的前瞻性临床试验的首个长期随访结果[49]。50 例活检证实为
单侧、低/中危前列腺癌的患者,病灶与磁共振所确定的前列腺癌病变完全一致,对其进行
HIFU 单侧消融治疗。中位随访时间为 39.5 个月,平均最低 PSA 值为 1.6ng/ml,较治疗前
下降 72%(P<0.001)。根据 Phoenix 定义,有 28% 的患者发生生化复发,5 年无转移生存率、
肿瘤特异性生存率和总生存率分别为 93%、100% 和 87%。在接受活检的 8 名患者中,有 6
名患者的活检结果呈阳性,分别发生在未治疗的对侧(3 例)、治疗的同侧叶(1 例)或双侧叶
(2 例)。94% 和 80% 的患者可恢复完全控尿和插入性勃起。HIFU 单侧叶消融后,临床有意
义的肿瘤复发率较低,低发病率且维持了生活质量。HIFU 单侧叶消融并不排斥后续其他疗
法。新设备(即 FocalOne)将使 HIFU 技术成为局灶治疗的更为精准的选择,初步研究结果
显示其效果优于单侧叶消融治疗[50]。

HIFU 治疗作为补救治疗(HIFU 局部补救疗法)

放射治疗失败后,可通过生化指标、MRI 检查和靶向穿刺活检早期识别局部复发。
HIFU 局部补救疗法是一种新的治疗选择。HIFU 局部补救疗法(focal salvage HIFU,FSH)旨
在以最小的副作用风险治疗复发的肿瘤。Ahmed 等研究表明,在 EBRT 术后单侧复发的患
者中,HIFU 局部疗法能够以最低的发病率实现对疾病的局部控制[51]。Baco 和 Gelet 报道了
48 例单侧复发性前列腺癌患者接受补救性 HIFU 治疗的结果[52]。中位随访时间 16.3 个月,
补救性 HIFU 治疗后前列腺特异性抗原平均最低点为 0.69ng/ml。12、18 和 24 个月的无进
展生存率分别为 83%、64% 和 52%。在 48 名患者中,8% 的患者出现严重尿失禁,17% 的患者
每天需要一个护垫,75% 的患者不需要护垫。

总结

经过 25 年的临床研究,HIFU 现在用于临床实践和治疗不同临床场景的前列腺癌。低
风险患者获得的结局似乎更接近于标准疗法获得的结果。另一方面,HIFU 治疗放疗失败后

局部复发的潜力可观。HIFU 是一项不断发展的技术,非常适合局部治疗。在过去的 10 年中,超声/磁共振成像融合的技术得到了发展,能够更好地定位靶病灶。一些关于局部治疗的早期经验表明,HIFU 提供了一个极好的机会,可以在低至中等风险前列腺癌中实现对疾病的局部控制,同时可以在 EBRT 之后早期发现局部复发。因此,局部 HIFU 可以在局限性前列腺癌的积极监测和根治性治疗方式之间发挥作用。

（乔建坤 译,刘毅 审校）

参考文献

1. Lynn JG, Putnam TJ. Histology of cerebral lesions produced by focused ultrasound. Am J Pathol. 1944;20(3): 637-49.

2. Chapelon JY, Margonari J, Theillère Y et al. Effects of high energy focused ultrasound on kidney tissue in the rate and the dog. Eur. Urol. 1992;22:147-152.

3. Chapelon JY, Margonari J, Vernier F, Gorry F, Ecochard R, Gelet A. In vivo effects of high-intensity ultrasound on prostatic adenocarcinoma Dunning R3327. Cancer Res. 1992;52(22):6353-7.

4. Gelet A, Chapelon JY, Margonari J, Theillere Y, Gorry F, Cathignol D, et al. Prostatic tissue destruction by high-intensity focused ultrasound:experimentation on canine prostate. J Endourol. 1993;7(3):249-53.

5. Gelet A, Chapelon JY, Margonari J, Theillere Y, Gorry F, Souchon R, et al. High-intensity focused ultrasound experimentation on human benign prostatic hypertrophy. Eur Urol. 1993;23(Suppl 1):44-7.

6. Gelet A, Chapelon JY, Bouvier R, Souchon R, Pangaud C, Abdelrahim AF, et al. Treatment of prostate cancer with transrectal focused ultrasound:early clinical experience. Eur Urol. 1996;29(2):174-83.

7. Beerlage HP, van Leenders GJ, Oosterhof GO, Witjes JA, Ruijter ET, van de Kaa CA, et al. High-intensity focused ultrasound(HIFU) followed after one to two weeks by radical retropubic prostatectomy:results of a prospective study. Prostate. 1999;39(1):41-6.

8. Gelet A, Chapelon JY, Bouvier R, Pangaud C, Lasne Y. Local control of prostate cancer by transrectal high intensity focused ultrasound therapy:preliminary results. J Urol. 1999;161(1):156-62.

9. Poissonnier L, Chapelon JY, Rouviere O, Curiel L, Bouvier R, Martin X, et al. Control of prostate cancer by transrectal HIFU in 227 patients. Eur Urol. 2007;51(2):381-7.

10. Koch MO, Gardner T, Cheng L, Fedewa RJ, Seip R, Sanghvi NT. Phase I/II trial of high intensity focused ultrasound for the treatment of previously untreated localized prostate cancer. J Urol. 2007;178:2366-70. discussion 70-71.

11. Crouzet S, Chapelon JY, Rouvière O, Mege-Lechevallier F, Colombel M, Tonoli-Catez H, Martin X, Gelet A. Whole-gland ablation of localized prostate cancer with high-intensity focused ultrasound:oncologic outcomes and morbidity in 1002 patients. Eur Urol. 2014;65(5):907-1464.

12. Thüroff S, Chaussy C. Evolution and outcomes of 3 MHz high intensity focused ultrasound therapy for localized prostate cancer during 15 years. J Urol. 2013;190(2):702-10.

13. Ganzer R, Fritsche HM, Brandtner A, Bründl J, Koch D, Wieland WF, Blana A. Fourteen-year oncological and functional outcomes of high-intensity focused ultrasound in localized prostate cancer. BJU Int. 2013;112(3): 322-9.

14. Uchida T, Tomonaga T, Kim H, Nakano M, Shoji S, Nagata Y, Terachi T. Improved outcomes with advancements in high intensity focused ultrasound devices for the treatment of localized prostate cancer. J Urol. 2015;193

（1）:103-10.

15. Dickinson L, Arya M, Afzal N, Cathcart P, Charman SC, Cornaby A, Hindley RG, Lewi H, McCartan N, Moore CM, Nathan S, Ogden C, Persad R, van der Meulen J, Weir S, Emberton M, Ahmed HU. Medium-term outcomes after whole-gland high-intensity focused ultrasound for the treatment of non metastatic prostate cancer from a multicentre registry cohort. Eur Urol. 2016;70(4):668-74.

16. Gelet A, Chapelon JY, Poissonnier L, Bouvier R, Rouvière O, Curiel L, Janier M, Vallancien G. Local recurrence of prostate cancer after external beam radiotherapy:early experience of salvage therapy using high-intensity focused ultrasonography. Urology. 2004;63(4):625-9.

17. Murat FJ, Poissonnier L, Rabilloud M, Belot A, Bouvier R, Rouviere O, et al. Mid-term results demonstrate salvage high-intensity focused ultrasound(HIFU) as an effective and acceptably morbid salvage treatment option for locally radiorecurrent prostate cancer. Eur Urol. 2009;55(3):640-7.

18. Crouzet S, Murat F-J, Pommier P, et al. Locally recurrent prostate cancer after initial radiation therapy:early salvage high-intensity focused ultrasound improves oncologic outcomes. Radiother Oncol. 2012; 105 (2): 198-202.

19. Rouvière O, Sbihi L, Gelet A, Chapelon JY. Salvage high-intensity focused ultrasound ablation for prostate cancer local recurrence after external-beam radiation therapy:prognostic value of prostate MRI. Clin Radiol. 2013; 68(7):661-7. doi:10.1016/j.crad.2012.12.010.

20. Zacharakis E, Ahmed HU, Ishaq A, Scott R, Illing R, Freeman A, et al. The feasibility and safety of high-intensity focused ultrasound as salvage therapy for recurrent prostate cancer following external beam radiotherapy. BJU Int. 2008;102(7):786-92.

21. Uchida T, Shoji S, Nakano M, Hongo S, Nitta M, Usui Y, et al. High-intensity focused ultrasound as salvage therapy for patients with recurrent prostate cancer after external beam radiation, brachytherapy or proton therapy. BJU Int. 2010;107(3):378-82.

22. Rouviere O, Gelet A, Crouzet S, Chapelon JY. Prostate focused ultrasound focal therapy--imaging for the future. Nat Rev Clin Oncol. 2012;9(12):721-7.

23. Scattoni V, Maccagnano C, Zanni G, et al. Is extended and saturation biopsy necessary? Int J Urol. 2010;17 (5):432-47.

24. Postema A, Mischi M, de la Rosette J, Wijkstra H. Multiparametric ultrasound in the detection of prostate cancer:a systematic review. World J Urol. 2015;33(11):1651-9.

25. Quinn SF, Franzini DA, Demlow TA, et al. MR imaging of prostate cancer with an endorectal surface coil technique:correlation with whole-mount specimens. Radiology. 1994;190(2):323-7.

26. Jager GJ, Ruijter ET, van de Kaa CA, et al. Local staging of prostate cancer with endorectal MR imaging:correlation with histopathology. AJR. 1996;166(4):845-52.

27. Girouin N, Mege-Lechevallier F, Tonina Senes A, et al. Prostate dynamic contrast-enhanced MRI with simple visual diagnostic criteria:is it reasonable? Eur Radiol. 2007;17(6):1498-509.

28. Weinreb JC, Blume JD, Coakley FV, et al. Prostate cancer:sextant localization at MR imaging and MR spectroscopic imaging before prostatectomy--results of ACRIN prospective multi-institutional clinicopathologic study. Radiology. 2009;251(1):122-33.

29. Cheikh AB, Girouin N, Colombel M, et al. Evaluation of T2-weighted and dynamic contrast enhanced MRI in localizing prostate cancer before repeat biopsy. Eur Radiol. 2009;19(3):770-8.

30. Tan CH, Wang J, Kundra V. Diffusion weighted imaging in prostate cancer. Eur Radiol. 2011;21(3):593-603.

31. Barentsz JO, Richenberg J, Clements R, et al. ESUR prostate MR guidelines 2012. Eur Radiol. 2012;22(4):

746-57.

32. Bratan F,Niaf E,Melodelima C,et al. Influence of imaging and histological factors on prostate cancer detection and localisation on multiparametric MRI:a prospective study. Eur Radiol. 2013;23(7):2019-29.

33. Schoots IG,Roobol MJ,Nieboer D,Bangma CH,Steyerberg EW,Hunink MG. Magnetic resonance imaging-targeted biopsy may enhance the diagnostic accuracy of significant prostate cancer detection compared to standard transrectal ultrasound-guided biopsy:a systematic review and meta-analysis. Eur Urol. 2015;68(3):438-50.

34. Valerio M,Donaldson I,Emberton M,et al. Detection of clinically significant prostate cancer using magnetic resonance imaging-ultrasound fusion targeted biopsy:a systematic review. Eur Urol. 2015;68(1):8-19.

35. Rouviere O,Papillard M,Girouin N,et al. Is it possible to model the risk of malignancy of focal abnormalities found at prostate multiparametric MRI? Eur Radiol. 2012;22(5):1149-57.

36. Costa DN,Pedrosa I,Donato F Jr,Roehrborn CG,Rofsky NM. MR imaging-Transrectal US fusion for targeted prostate biopsies:implications for diagnosis and clinical management. Radiographics. 2015;35(3):696-708.

37. Hambrock T,Hoeks C,Hulsbergen-van de Kaa C,et al. Prospective assessment of prostate cancer aggressiveness using 3-T diffusion-weighted magnetic resonance imaging-guided biopsies versus a systematic 10-core transrectal ultrasound prostate biopsy cohort. Eur Urol. 2012;61(1):177-84.

38. Bratan F,Melodelima C,Souchon R,et al. How accurate is multiparametric MR imaging in evaluation of prostate cancer volume? Radiology. 2015;275(1):144-54.

39. Le Nobin J,Orczyk C,Deng FM,et al. Prostate tumour volumes:evaluation of the agreement between magnetic resonance imaging and histology using novel co-registration software. BJU Int. 2014;114(6b):E105-12.

40. Rouviere O,Lyonnet D,Raudrant A,et al. MRI appearance of prostate following transrectal HIFU ablation of localized cancer. Eur Urol. 2001;40(3):265-74.

41. Rouvière O,Glas L,Girouin N,et al. Transrectal HIFU ablation of prostate cancer:assessment of tissue destruction with contrast-enhanced ultrasound. Radiology. 2011;259(2):583-91.

42. Mouraviev V,Mayes JM,Sun L,Madden JF,Moul JW,Polascik TJ. Prostate cancer laterality as a rationale of focal ablative therapy for the treatment of clinically localized prostate cancer. Cancer. 2007;110(4):906-10.

43. Wise AM,Stamey TA,McNeal JE,Clayton JL. Morphologic and clinical significance of multifocal prostate cancers in radical prostatectomy specimens. Urology. 2002;60(2):264-9.

44. Noguchi M,Stamey TA,McNeal JE,Nolley R. Prognostic factors for multifocal prostate cancer in radical prostatectomy specimens:lack of significance of secondary cancers. J Urol. 2003;170(2 Pt 1):459-63.

45. Muto S,Yoshii T,Saito K,Kamiyama Y,Ide H,Horie S. Focal therapy with high-intensity-focused ultrasound in the treatment of localized prostate cancer. Jpn J Clin Oncol. 2008;38(3):192-9.

46. Ahmed HU,Freeman A,Kirkham A,Sahu M,Scott R,Allen C,et al. Focal therapy for localized prostate cancer:a phase I/II trial. J Urol. 2011;185(4):1246-54.

47. Ahmed HU,Dickinson L,Charman S,Weir S,McCartan N,Hindley RG,Freeman A,Kirkham AP,Sahu M,Scott R,Allen C,Van der Meulen J,Emberton M. Focal ablation targeted to the index lesion in multifocal localised prostate cancer:a prospective development study. Eur Urol. 2015;68(6):927-36.

48. Feijoo ER,Sivaraman A,Barret E,Sanchez-Salas R,Galiano M,Rozet F,Prapotnich D,Cathala N,Mombet A,Cathelineau X. Focal high-intensity focused ultrasound targeted hemiablation for unilateral prostate cancer:a prospective evaluation of oncologic and functional outcomes. Eur Urol. 2016;69(2):214-20.

49. Van Velthoven R,Aoun F,Marcelis Q,Albisinni S,Zanaty M,Lemort M,Peltier A,Limani K. A prospective clinical trial of HIFU hemiablation for clinically localized prostate cancer. Prostate Cancer Prostatic Dis. 2016;19(1):79-83.

50. Gelet A,Crouzet S,Rouviere O,Bratan F,Chapelon J-Y. Focal treatment of prostate cancer using Focal One device:pilot study results. J Ther Ultrasound. 2015;3(Suppl 1):O54.

51. Ahmed HU,Cathcart P,McCartan N,Kirkham A,Allen C,Freeman A,Emberton M. Focal salvage therapy for localized prostate cancer recurrence after external beam radiotherapy:a pilot study. Cancer. 2012;118(17):4148-55.

52. Baco E,Gelet A,Crouzet S,Rud E,Rouvière O,Tonoli-Catez H,Berge V,Chapelon JY,Eggesbø HB. Hemi salvage high-intensity focused ultrasound(HIFU) in unilateral radiorecurrent prostate cancer:a prospective two-centre study. BJU Int. 2014;114(4):532-40.

第二十三章
组织毁损术的发展

William W. Roberts

科学背景

　　组织毁损术被定义为短时(<50 微秒)高强度声脉冲产生的可控性空化效应的应用。当足够的负压作用于液体或组织时,引起液体汽化和组织内溶解气体的释放,从而形成微泡[1],这种现象被称为空化效应。一旦微泡形成,它们就会谐振、汇集、内爆,释放出大量的能量,从而对局部细胞和组织结构产生机械性破坏作用[2],其低占空比(通常<1%)确保了机械效应的主导地位,避免了热损伤[3]。

　　为了评估机械性损伤的累计效应,在兔模型中经皮向肾脏激发不同数量的组织毁损脉冲[4],仅用了十个脉冲就产生了分散的出血区域和细胞碎片;随着脉冲的增加,损伤区域会增多并相互融合,最终形成大的毁损区域,区域边缘正常组织是光滑的[4,5];然而继续增加脉冲多余 1 000 次时,并未发现毁损区域的扩大,这一现象表明组织毁损过程是自限性的。

　　相较于热消融术,组织毁损术在宏观和微观上都有不同表现。为了更好地理解形成这种差异的原因,在猪的离体肾脏模型上我们进行热电偶试验,在目标点位上我们根据高强度聚焦超声和组织毁损术需求设置超声参数[6],经大体表现判断毁损特征。高振幅、短脉冲参数设置产生损伤区域(损伤腔内有液化物质溢出),但组织温度的升高小于 27℃;中等振幅、长脉冲,宽泛和更高的空占比参数设置产生焦化破坏,组织温度升高大于 40℃。这些结果均证实组织损伤声波脉冲序列,可产生最小程度热损伤蓄积的机械性空化效应[6]。这种效应还被类似的高强度聚焦超声治疗"沸腾组织毁损术"(boiling histotripsy)所证实[7,8]。

　　超声能量变化可以很好地反映出微泡可控性空化及组织破碎效应,展示实时组织毁损过程。当我们用传统的超声影像监测组织毁损过程时,微泡表现为(明亮的)强回声影[3,4]。超声影像的这种效应可以直接定位气泡云,并且可以对靶目标进行协调定位,此外,在治疗过程中组织逐渐被破坏,气泡云及组织超声信号也随之发生变化,组织结构被分离,因此分离组织呈低回声[4,9]。对超声反向散射数据的分析及横波成像的评估,被用作更加精细的跟踪声波毁损组织进程的一种评估方法[10,11]。

　　只有当组织表面的负压超过空化阈值时,才会发生精确的毁损破坏。利用组织毁损传感器的几何结构对压力范围进行严格控制,使用由红细胞和琼脂合成的模型,组织毁损术被以特定几何模式加以应用。在这个模型中利用红细胞溶解产生的颜色改变来判断组织的破坏情况(图 23.1)[12]。从破碎区域的直线和直角边界上可以明确地得出组织毁损术毫米级的精度判读。在组织毁损脉冲传递之前,可以应用特定声脉冲去除残余气泡核,减少反射和能量散射来进一步提高组织毁损的精度[13]。

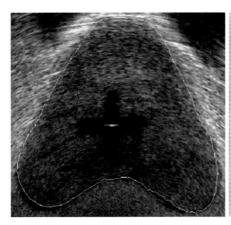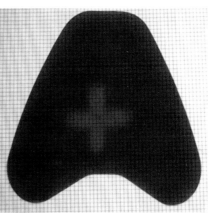

图 23.1　在含有红细胞前列腺模型中(左图),以"十"形式进行组织毁损处理的横切面影像。组织毁损效应的标志是术区出现红细胞溶解(亮区)。前列腺模型在分解前的超声影像(右图)展示了相同的组织毁损形式

　　此前,我们讨论了组织毁损术和热消融技术急性期的区别。组织毁损术的生物学表现与组织热凝固的反应也不相同。组织毁损术应用于兔肾脏模型,毁损操作 1~60 天后收集肾脏标本[14],发现破碎病灶内碎片被迅速吸收,只有最小程度的纤维组织沉积,在 45~60 天内几乎没有残留病灶[14]。在犬前列腺研究中,组织毁损处理后前列腺组织液化碎片可以通过尿道排出,在前列腺内产生一个类似电切术后的空腔[9,15,16]。

临床应用的转化

　　组织毁损术治疗前列腺增生的潜在优势包括能量的体外应用、超声影像的实时反馈、组织的快速分解以及将组织碎片成液化状态后可经尿道排出体外等。利用这些特征,在初步可行性研究基础上逐步推进,明确破坏前列腺每一部分(腺体、间质、尿道周围)所需声脉冲数量,并评估治疗的安全性。值得一提的是,研究表明组织毁损术不会引起大量出血,还可以量化疼痛指标,评估患者耐受性以及前列腺邻近组织结构非预期损伤的情况。老龄雄性犬因其与男性前列腺解剖结构最为相似,因此在研究序列中作为研究模型。犬被麻醉后取仰卧位,在耻骨上区放置一个水囊,组织毁损操作经腹入路。组织毁损传感器放置在水囊内,以其焦点协同定位前列腺(图 23.2)。10 兆赫兹的直肠超声探头可以获得高分辨率的前列腺和气泡云超声影像。按照自动或手动操控模式,气泡云在治疗区域内移动产生组织消融。

　　在急性表现研究中首次证实了组织毁损术的可行性[9]。基于对组织破坏变化的初步观察,进行了进一步的研究,证明前列腺腺体组织比尿道周围组织更容易被破坏(28 000 次脉冲/cm³ vs 270 000 次脉冲/cm³)[15]。在理想情况下,前列腺尿道部未被完全破坏,术后 14 天镜下观察为碎裂表现,以便被治疗腔道内分解的物质经尿道排出[17]。另一种保留尿道的治疗方案中,只有 1~2cm³ 体积的腺体被破坏,尿道周围组织被保留;前列腺内大量的液化碎

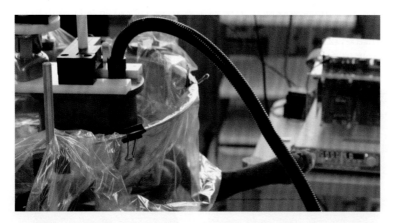

图 23.2　组织毁损传感器放置在仰卧位犬的下腹部。传感器聚焦协同定位前列腺。治疗过程中直肠超声探头提供前列腺和气泡云图像。在背景中可以看到电源和驱动电子设备

片在术后超过 8 周的时间内被吸收,残留部位含有单纯的液化物质,前列腺体积减小 12%,无脓肿形成及慢性炎症的加重[18]。

前期研究表明此技术出血并发症较少,因此我们对 9 只犬进行了进一步的探索,对比研究前列腺电切术那样对犬先用华法林抗凝(国际标准化比值 1.2~11.3),然后进行大体积的组织毁损处理[19]。评估显示没有血红蛋白浓度的降低,在治疗后 48 小时内,只发现轻度血尿,无血块。这表明,即使在抗凝受试者中,组织毁损术也表现出满意的止血效果。

为了将这项技术应用于人体,明确组织毁损术局部和系统的治疗效果。18 只犬接受组织毁损术治疗,产生至少 4cm³ 体积的治疗腔,复检时(治疗后 0~56 天)证实均有治疗腔的空洞。疼痛评分显示治疗后有轻微的不适,拔除导尿管即可解决。在一些病例中出现了直肠的意外损伤,其中一例出现了前列腺直肠瘘。在其他所有受试者中,血尿很少见,血液化验暂时异常在治疗后的几天就可得到缓解[16]。复查发现治疗腔在术后 28 天被新的尿路上皮所覆盖,只有极少的碎片残留(图 23.3)。

前列腺周围环绕着一些重要的组织结构,在治疗过程中必须避免损伤。虽然组织毁损术比较精准,但定位错误或患者的移动可能导致意外的损伤。从早期的研究中可以看出,组织毁损术的损伤阈值因组织类型而异[15,20]。通过直接对尿道括约肌、神经血管束、直肠施加 1 000 次、10 000 次或 100 000 次组织毁损脉冲,对膀胱三角区和输尿管口施加 75 万次脉冲,来建立前列腺周围

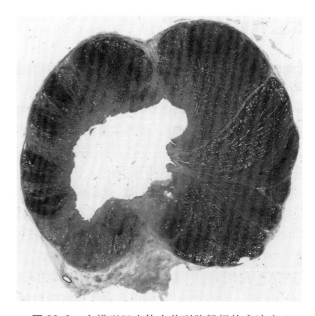

图 23.3　犬模型经皮体内前列腺毁损技术治疗 4 周后,取前列腺切片,苏木精和伊红染色。大体呈矩形的治疗空腔,包含了腺体和前列腺尿道组织成分

关键结构的损伤阈值[21,22]。在 10 000 次脉冲后,直肠出现中度胶原蛋白被破坏和局灶性黏膜被破坏,而其他结构可以迅速修复。10 万次脉冲后,尿道括约肌结构完好,并表现出最小的组织学肌纤维破坏。神经血管束内的动脉、静脉和神经完好无损,但周围的疏松结缔组织被广泛破坏[21]。膀胱镜检查显示膀胱三角区中度水肿,但输尿管开口保存完好并保持通畅[22]。

商业化努力

经过 5 年由美国国立卫生研究院和几个基金会资助成功的研究,我们的研究小组意识到需要更多的资源才能进一步将此技术转化应用于人体。评估各种选择之后,我们决定需要创建一家初创公司。HistoSonics 公司成立于 2009 年 12 月,由一个风险投资公司提供资金,随后,该公司成功地制造了治疗前列腺增生的人体原型装置(VortxRx™),2013 年 5 月,美国食品药品管理局批准了一项试验性装置进行人体试点试验。这项首次在 25 名患者身上进行的试验结果显示了良好的安全性和对下尿路症状的改善,但是在犬模型中看到的电切样组织破坏在人体内并未见到[23]。为了更有效地空化和明确组织破坏所需的声压,我们需要改进组织毁损术系统。

其他应用

组织毁损术被应用于具有犬 ACE-1 转移性肿瘤模型,以探索组织毁损术对恶性肿瘤组织的作用[24]。在 7 只犬科动物中,将组织毁损术应用于前列腺肿瘤治疗[25]。在所有受试者中急性表现为肿瘤破裂明显,慢性表现为组织坏死和出血。在 3 个对照组中出现的转移灶都很明显,而在接受组织毁损术处理的受试者中并没有出现转移病灶[25]。

在类似研究中如兔模型肾包膜下种植 VX-2 肿瘤,表现为大量均质细胞肿瘤形成,但是在组织毁损处理后的 24 小时获取肾脏标本,病理表现为急性炎症反应[26],本研究证实肾恶性肿瘤经组织毁损处理后可产生均质化细胞,并利于后续转移负荷的测量[27]。肾内肿瘤种植 13 天后行组织毁损处理,其后 1 天将肾脏切除行病理分析,组织毁损处理后 7 天行动物标本尸体剖检,肺转移总量和转移密度与对照组比较无统计学差异[27]。在机械性高强度超声聚焦刀(一种结合空化和热效应的聚焦超声疗法)治疗的小鼠模型中也报道了类似的结果[28]。这些研究,确实表明组织毁损处理可能直接或间接的阻止肿瘤转移,但需要进一步的研究去验证。

诱导和空化是组织毁损术的基本概念。尿路结石的冲击波碎石治疗也部分地依赖于空化效应。组织毁损术应用于侵蚀超硬-30 型结石,产生不大于 100 微米的碎末[29,30]。冲击波碎石术是通过渐进分解来破坏结石,而组织毁损术则是利用空化作用产生结石表面的侵蚀。认识到这一机制上的差异,我们提出了冲击波碎石联合组织毁损术协同使用以改善泌尿系结石治疗。对结石同时应用组织毁损术和冲击波声脉冲治疗比单纯应用冲击波治疗,粉碎效率更高,结石碎片更小[31]。

组织毁损术在泌尿外科的其他应用包括在体外组织模型[32]测试的输尿管囊肿的无创开窗术,以及应用在体内破坏输尿管支架和尿管表面大肠杆菌生物膜[33]。组织毁损术在非泌尿系疾病方面也有应用。经皮肝消融毁损处理在猪模型中是可行的,可以用于治疗肝细胞癌和肝转移癌的治疗[34]。在猪模型中应用组织毁损术穿刺心室间隔,这对先天性严重心脏缺损的新生儿有实用价值[35]。宫腔内的组织毁损术可用于干预胎儿的潜在疾病,在绵羊模型中成功完成了宫腔内肝脏和肾脏组织切除[36]。在猪模型中证实深静脉血栓也可以通过非侵入性组织毁损术进行消融来重建静脉血流[37]。在虚拟血管模型中,可以创建一个声栓捕获装置以防止组织毁损溶栓过程中较大的颗粒逸出[38]。

结论

　　基于声空化效应的控制,组织毁损术对组织和尿路结石的破坏是有效的。它不同于其他消融方式,组织毁损术是非热效应、可实现实时反馈图像的引导,从而加强了治疗定位和效果监测。组织毁损术是由密歇根大学率先提出的,被其他学术机构积极的研究和传播。关于人前列腺增生的临床试验已经开展和进行,其他泌尿系统疾病和非泌尿系统疾病的临床前探索也正在进行。

时间轴

- 2006 年 2 月,首次在文献中定义组织毁损术[4]。
- 2007 年 10 月,发表了首个组织毁损术临床前动物研究生存期[14]。
- 2009 年 12 月,成立 HistoSonics 公司以开发组织毁损术治疗前列腺增生人体原型。
- 2013 年 5 月,FDA 批准试验性器械豁免,允许首次人体试验。
- 2015 年 10 月,报告了首个人体组织毁损术初步研究结果[23]。

（李学超　译,张凯　孟一森　审校）

参考文献

1. Maxwell AD, Wang T, Cain CA, et al. Cavitation clouds created by shock scattering from bubbles during histotripsy. J Acoust Soc Am. 2011;130:1888-98.
2. Xu Z, Raghavan M, Hall TL, et al. Evolution of bubble clouds induced by pulsed cavitational ultrasound therapy-histotripsy. IEEE Trans Ultrason Ferroelectr Freq Control. 2008;55:1122-32.
3. Parsons JE, Cain CA, Abrams GD, Fowlkes JB. Pulsed cavitational ultrasound therapy for controlled tissue homogenization. Ultrasound Med Biol. 2006;32:115-29.
4. Roberts WW, Hall TL, Ives K, et al. Pulsed cavitational ultrasound: a noninvasive technology for controlled tissue ablation(histotripsy) in the rabbit kidney. J Urol. 2006;175:734-8.
5. Winterroth F, Xu Z, Wang T, et al. Examining and analyzing subcellular morphology of renal tissue treated by histotripsy. Ultrasound Med Biol. 2011;37:78-86.
6. Kieran K, Hall TL, Parsons JE, et al. Refining histotripsy: defining the parameter space for the creation of nonthermal lesions with high intensity pulsed ultrasound in the in vitro kidney. J Urol. 2007;178:672-6.
7. Wang Y, Khokhlova T, Bailey M, et al. Histological and biochemical analysis of mechanical and thermal bioeffects in boiling histotripsy lesions induced by high intensity focused ultrasound. Ultrasound Med Biol. 2013;39:424-38.
8. Simon JC, Sapozhnikov OA, Khokhlova VA, et al. Ultrasonic atomization of tissue and its role in tissue fractiona-

tion by high intensity focused ultrasound. Phys Med Biol. 2012;57:8061-78.

9. Lake AM, Hall TL, Kieran K, et al. Histotripsy: minimally invasive technology for prostatic tissue ablation in an in vivo canine model. Urology. 2008;72:682-6.

10. Wang T, Xu Z, Winterroth F, et al. Quantitative ultrasound backscatter for pulsed cavitational ultrasound therapy-histotripsy. IEEE Trans Ultrason Ferroelectr Freq Control. 2009;56:995-1005.

11. Wang T, Hall TL, Xu Z, et al. Imaging feedback of histotripsy treatments using ultrasound shear wave elastography. IEEE Trans Ultrason Ferroelectr Freq Control. 2012;59:1167-81.

12. Maxwell AD, Wang T, Yuan L, et al. A tissue phantom for visualization and measurement of ultrasound-induced cavitation damage. Ultrasound Med Biol. 2010;36:2132-43.

13. Wang T, Xu Z, Hall TL, et al. Active focal zone sharpening for high-precision treatment using histotripsy. IEEE Trans Ultrason Ferroelectr Freq Control. 2011;58:305-15.

14. Hall TL, Kieran K, Ives K, et al. Histotripsy of rabbit renal tissue in vivo: temporal histologic trends. J Endourol. 2007;21:1159-66.

15. Hall TL, Hempel CR, Wojno K, et al. Histotripsy of the prostate: dose effects in a chronic canine model. Urology. 2009;74:932-7.

16. Hempel CR, Hall TL, Cain CA, et al. Histotripsy fractionation of prostate tissue: local effects and systemic response in a canine model. J Urol. 2011;185:1484-9.

17. Schade GR, Styn NR, Hall TL, Roberts WW. Endoscopic assessment and prediction of prostate urethral disintegration after histotripsy treatment in a canine model. J Endourol. 2012;26:183-9.

18. Schade GR, Hall TL, Roberts WW. Urethral-sparing histotripsy of the prostate in a canine model. Urology. 2012;80:730-5.

19. Wheat JC, Hall TL, Hempel CR, et al. Prostate histotripsy in an anticoagulated model. Urology. 2010;75:207-11.

20. Lake AM, Xu Z, Cain CA, et al. Renal ablation by histotripsy: does it spare collecting system? J Urol. 2008;179:1150-4.

21. Styn N, Hall TL, Fowlkes JB, et al. Histotripsy homogenization of the prostate: thresholds for cavitation damage of periprostatic structures. J Endourol. 2011;25:1531-5.

22. Allam C, Wilkinson JE, Cheng X, et al. Histotripsy effects on the bladder trigone: functional and histologic consequences in the canine model. J Endourol. 2013;27:1267-71.

23. Wei JT, Schuster TG, Hendlin K, et al. Histotripsy for treatment of benign prostatic hyperplasia using the Vortx Rx: safety and initial efficacy results. J Endourol. 2015;29(Suppl. 1):A195.

24. Keller JM, Schade GR, Ives K, et al. A novel canine model for prostate cancer. Prostate. 2013;73(9):952.

25. Schade GR, Keller J, Ives K, et al. Histotripsy focal ablation of implanted prostate tumor in an ACE-1 canine cancer model. J Urol. 2012;188:1957-64.

26. Styn NR, Wheat JC, Hall TL, Roberts WW. Histotripsy of VX-2 tumor implanted in a renal rabbit model. J Endourol. 2010;24:1145-50.

27. Styn NR, Hall TL, Fowlkes JB, et al. Histotripsy of renal implanted VX-2 tumor in a rabbit model: investigation of metastases. Urology. 2012;80:724-9.

28. Xing Y, Lu X, Pua EC, Zhong P. The effect of high intensity focused ultrasound treatment on metastases in a murine melanoma model. Biochem Biophys Res Commun. 2008;31:645-50.

29. Duryea AP, Hall TL, Maxwell AD, et al. Histotripsy erosion of model urinary calculi. J Endourol. 2011;25:341-4.

30. Duryea A, Maxwell A, Roberts W, et al. In vitro comminution of model renal calculi using histotripsy. IEEE Trans Ultrason Ferroelectr Freq Control. 2011;58:971-80.

31. Duryea AP, Roberts WW, Cain CA, Hall TL. Controlled cavitation to augment SWL stone comminution: mecha-

nistic insights *in-vitro*. IEEE Trans Ultrason Ferroelectr Freq Control. 2013;60:301-9.

32. Maxwell AD,His RS,Bailey MR,et al. Pulsed focused ultrasound as a method for noninvasive treatment of ureteroceles. Abstract,Engineering & Urology Society Annual Meeting. 2013.

33. Bigelow TA,Northagen T,Hill TM,Sailer FC. Ultrasound histotripsy and the destruction of *Escherichia Coli* biofilms. Conf Proc IEEE Eng Med Biol Soc. 2008;2008:4467-70.

34. Vlaisavljevich E,Kim Y,Allen S,et al. Image-guided non-invasive ultrasound liver ablation using histotripsy: feasibility study in an *in vivo* porcine model. Ultrasound Med Biol. 2013;39:1398-409.

35. Owens GE,Miller RE,Owens ST,et al. Intermediate-term effects of intracardiac communications created noninvasively by therapeutic ultrasound(histotripsy) in a porcine model. Pediatr Cardiol. 2012;33:83-9.

36. Kim Y,Fifer CG,Gelehrter SK,et al. Developmental impact and lesion maturation of histotripsy-mediated noninvasive tissue ablation in a fetal sheep model. Ultrasound Med Biol. 2013;39:1047-55.

37. Maxwell AD,Owens G,Gurm HS,et al. Noninvasive treatment of deep venous thrombosis using pulsed ultrasound cavitation therapy(histotripsy) in a porcine model. J Vasc Interv Radiol. 2011;22:369-77.

38. Park S,Maxwell AD,Owens GE,et al. Non-invasive embolus trap using histotripsy-an acoustic parameter study. Ultrasound Med Biol. 2013;39:611-9.

第二十四章
纳米技术在泌尿外科中的发展

James Liu and Benjamin R. Lee

引言

1959 年,后来(1965 年)的诺贝尔奖获得者 Richard Feynman 博士在美国物理学会发表了题为"底部有足够的空间"的里程碑式演讲。他假设科学可以微型化,并向观众提出了未来科技发展的挑战:"你们能制造出多小的机械装置?"Feynman 博士的早期愿景和概念性想法,即缩小我们在物理领域内理解的标度并在微小的范围内检查各部分元素,是我们探索纳米技术领域的启蒙思想[1]。

纳米技术是东京大学 Norio Taniguichi 教授于 1974 年首次提出的一个概念,指的是在 1~1 000nm(10^{-9}m)范围内对材料进行研究、创造和操作(图 24.1)[2]。今天,它是一个迅速发展的新领域,在许多学科中都有广泛的应用。在医学领域内,纳米技术能通过独特的途径为疾病的检测、诊断和治疗提供突破性的解决方案。由于尺寸小,纳米粒具有比较高的表面积体积比和允许最大限度操作的多种结构。对泌尿外科学而言,医学科学家已经证明纳米技术具有难以置信的创新性[3,4]。脂质体等纳米粒和聚乳酸-羟基乙酸共聚物(poly lactic-co glycolic acid,PLGA)等聚合物已经成为纳米药物递送系统和基因治疗研究中主要使用的载体[3]。其他纳米粒,如碳纳米管和金纳米壳,目前正在积极探索如何将它们更精确地用于前列腺癌和肾细胞癌组织的热消融疗法[4]。最后,像磁性氧化铁这样的纳米粒可用于改进转移性癌症的成像和磁热疗的消融方式[3]。本章旨在从成像、基因治疗、药物递送、热消融和组织工程等方面总结纳米技术在泌尿外科中的发展和应用。

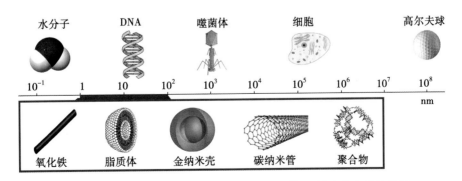

图 24.1　研究最多的纳米粒包括氧化铁、脂质体、金纳米壳和碳纳米管

成像

像 MRI 和 CT 这样的现代成像技术已经显著提高了我们发现解剖结构异常和肿瘤的能力。然而,它们仍有一定的局限性限制了灵敏度和特异度[5]。纳米粒通过利用较高的表面积提供一个有趣的解决方案:它们可以利用其广泛的空间结构来附着成像造影剂和肿瘤靶向配体。类似地,由于其特定的尺寸,纳米粒会经历一种称为高通透性和滞留效应(enhanced permeability and retention,EPR)的过程,允许它们避免经肾脏清除;同时还足够小,可以外渗并集中在肿瘤周围渗出的血管和淋巴管中[3]。

2003 年,麻省总医院的 Harinsghani 医生的团队发表了第一篇有关纳米技术在泌尿系统成像应用的论文,具有里程碑意义。该研究团队展示了超顺磁性纳米粒在诊断隐匿性转移性前列腺癌中的应用。这项包含 80 名前列腺癌患者(其中 33 名淋巴结阳性),研究发现:在 MRI 中使用超顺磁性纳米粒能够在术前 100% 地识别淋巴结阳性的患者,而标准 MRI 仅检测出 45.4%。通过渗入到间质淋巴液,这些纳米粒能够增强高分辨率 MRI,从而检测出临床隐匿性淋巴结转移[6]。Feldman 等将同样的技术应用于前列腺癌、膀胱癌、阴茎癌和睾丸癌中淋巴结转移的检测,发现与传统成像相比,其灵敏度、特异度和准确度都有显著提高[7]。

随着对纳米粒的创新度不断提高,进一步的研究已经实现了有针对性的成像增强。最近,Mirzaei 等合成了一种与治疗前列腺癌的单克隆抗体相偶联的纳米树状分子,并进一步将该纳米粒与成像造影剂"钆"进行螯合。该研究团队对复杂纳米探针的早期研究成果展示出高度敏感、特异和有针对性的增强成像[8]。

另一个纳米技术在成像方面有希望的研究方向是量子点的探索,也就是基于荧光纳米的光学探针。特点是半衰期长、冷发光强、发射范围窄,可以调准到近红外光,在穿透更厚的组织时具有无与伦比的灵敏度[9]。几项体内外实验展现了量子点的潜力。然而,关于这些纳米粒的相对毒性和低清除率依然引起了争议[3]。对此,研究人员已经提出了潜在的解决方案。Ma 等创造出一种全新的壳聚糖包裹的量子点,它提高了对锌的敏感性,而锌是一种在前列腺癌中高浓度聚集的化合物,同时壳聚糖包裹层还减少了任何潜在毒性的外漏[10]。毫无疑问,量子点在未来泌尿系统肿瘤的诊断中充满希望。

基因治疗

基因治疗一直是一个热门的研究领域,通过导入或异位表达健康基因有望攻克遗传性疾病。由于具有良好的生物相容性、无限携带 DNA 的能力和特定的细胞靶向性,纳米粒已经成为理想的非病毒载体[11]。早期的研究集中于阳离子脂质(如脂质体)在递送基因中的作用。2000 年,克利夫兰医学中心的 Larchian 和他的团队在小鼠膀胱癌模型中研发了一种结合白细胞介素-2 和 B71 基因的脂质体介导的免疫基因疗法。他们发现,与逆转录病毒相比,此疗法显著提高了无瘤生存率,并且更安全、更有效[12]。Hattori 和 Maitani 研发出添加全新叶酸连接配体的纳米粒,能更特异地定位到前列腺癌组织。他们的研究首次在体外选择性地将 DNA 传递给前列腺癌细胞,然后增强了基因表达[13]。MD Anderson 癌症中心的 Moffatt 等以及约翰·霍普金斯医院的 Mukherjee 已经能够将纳米粒与前列腺特异性膜抗原(prostate specific membrane antigen,PSMA)结合[14,15]。Moffatt 等在小鼠模型中使用靶向 DNA 分子载体,发现基因传递的效率比对照组增加了 20 倍[14]。这些早期研究说明了纳米技术能制造出有效的非病毒基因载体,同时也通过细胞表面标记和特定的配体提高细胞摄取效率。

药物递送

递送药物的载体是纳米技术研究最多的一个方向。纳米粒可以有效地包装药物,从而保护它们免受体内微环境的影响,同时还可以减少全身毒性。同样,纳米粒可以用靶向配体和标记物标记,并且利用高通透性和滞留效应增加药物半衰期和药物循环,提高了生物利用度[16]。纳米技术在药物递送最早的里程碑事件是1995年美国食品药品管理局批准使用一种基于脂质体的多柔比星制剂——Doxil。这一项获批为研究利用纳米粒封装和递送药物开了先河[17]。

1994年,Okada等成功地将亮丙瑞林装载于PLGA纳米粒,并用于前列腺癌的治疗。该团队利用PLGA纳米粒的稳定性创建了一个作用长达3个月的载体,药物可注射并在13周内呈线性持续释放[18]。其他团队发现还可以通过添加转铁蛋白结合物制备装载紫杉醇的PLGA纳米粒,靶向治疗前列腺癌。Sahoo等在小鼠前列腺模型中发现含有转铁蛋白和紫杉醇的纳米粒比单独使用药物或含有药物的纳米粒更能有效地选择性杀死肿瘤[19]。

在一项纳入34例不可切除的移行细胞癌患者的Ⅱ期临床试验中,Winquist等研究了一种可静脉注射的聚乙二醇化的多柔比星脂质体。结果显示,6名患者有部分缓解,7名患者病情稳定。同样,该团队在研究队列中没有观察到有临床意义的心脏毒性不良事件,而这正是传统游离药物方案中一个主要限制给药剂量的因素。因此,作者证实纳米粒的药物制剂可以改善毒性特征并提高药物应答率[20]。

2008年,Sumitomo等在治疗肾细胞癌的过程中探索出在疾病进展中使用纳米级设备释放SN38的方案。他们发现,与对照组或单独用药相比,纳米粒能够显著减少小鼠模型中肺转移灶的数量[21]。2014年,杜兰大学医学院的Liu等成功地将酪氨酸激酶抑制剂索拉非尼包裹在纳米粒中。这是治疗肾细胞癌的一线药物之一,结果表明以往酪氨酸激酶抑制剂药物的类别差异及其疏水作用导致的困难是可以克服的[22]。

膀胱癌的治疗中纳米技术也有所应用。1999年,Kiyokawa等的早期研究表明,多柔比星脂质体在犬体内局部淋巴结的浓度是对照组的15~100倍,在整个膀胱壁的浓度是对照组的70~930倍[23]。Lu等制作的紫杉醇明胶纳米粒配方显示出类似的进步。他们发现犬膀胱模型中的药物剂量浓度是游离药物制剂的2.6倍,同时也证明了快速释放的药物具有良好的细胞杀伤力[24]。目前,药物递送方面的研究也已经扩展到结合其他形式的纳米粒。Chen等研究出装载吡柔比星的碳纳米管。他们发现,与单独用药相比,碳纳米管在体外和大鼠膀胱癌模型中都能明显地抑制肿瘤。有趣的是,作者还注意到,与游离药物相比,使用纳米粒治疗的大鼠没有表现出任何明显的副作用,对肝肾功能也没有任何影响[25]。

最后,在一项Ⅱ期试验中,哥伦比亚大学的McKiernan等发现,卡介苗治疗失败后,在膀胱内使用包裹白蛋白结合紫杉醇的纳米粒治疗非肌层浸润性膀胱癌的有效率提高了35.7%,而且膀胱内紫杉醇纳米粒的毒性小,患者随访的1年内保持了持久的完全应答率[26]。

热消融

热消融治疗在泌尿系疾病中的应用是重要的临床范例。高强度聚焦超声、冷冻疗法和射频消融是世界范围内常见的外科消融方式。热消融与纳米体的结合是一个有趣的新概念,它可以在保留正常组织的同时实现协同靶向效应[3]。得克萨斯大学西南医学中心的Stern 等在体外研究了金纳米壳对前列腺癌细胞的消融作用。该团队发现激光与金纳米壳的结合可以根除所有癌细胞,而单独使用激光或金纳米壳对癌细胞没有影响[27]。同时,他们还将其应用于小鼠模型,治疗完成后显示 93% 的肿瘤细胞出现坏死和消退。类似地,当激光和金纳米壳结合时,平均温度变化为 28.9℃,而激光和盐水的变化仅为 13.8℃[28]。Lee 等做了一项类似的动物研究,制备了一种双金纳米棒和白蛋白结合酪氨酸激酶抑制剂的纳米粒。他们发现当激活激光时,热消融和药物释放两者出现协同反应,可以更有效地根除肿瘤[29]。

另一种常用的消融模型是磁性氧化铁。Kawai 等在小鼠模型中使用交变磁场让磁性阳离子脂质体消融前列腺癌。肿瘤核心温度能够达到 45℃,而小鼠其余部位的体温变化可以忽略不计。同时,通过测量热休克蛋白,他们发现了显著的免疫反应和明显的细胞坏死[30]。磁热疗将是纳米技术中一个有趣的方向,因为它可以基于图像引导来成功消融肿瘤,此外,它还避免了一些消融模式可能造成潜在的皮肤灼伤[31]。

1991 年,物理学家 Sumio Iijima 首次发明了碳纳米管,并在热消融方面进行了深入的研究[3]。Fisher 等发现在小鼠肾癌模型和体外前列腺癌细胞系中培养并用激光激活 5 分钟的多壁碳纳米管(multi wall carbon nanotubes, MWCNT)可以使温度升高 43℃,并导致细胞100% 死亡[32]。同样,Burke 等也用多壁碳纳米管消融裸鼠的肾细胞癌。尽管治疗时间较短且使用能量较低的激光装置,但他们仍然在接受治疗的 80% 小鼠中实现了超过 3.5 个月的缓解[33]。

组织工程

组织工程的发展令人尤感兴趣,因为它的成功将能够有效地改善现行治疗模式并可能治愈某些泌尿系统疾病。2000 年,Hume 等已经开始研发一种可植入的生物人工肾。通过肾小管祖细胞培养的纳米多孔二氧化硅滤膜,他们创造了一种模拟肾脏的过滤和回收功能以及代谢活动的人工肾[34]。同样,Nissenson 等也研发出一种模拟肾小球和肾小管功能的人造肾单位系统,从而提供了一种潜在的治疗肾衰竭的方法。目前学者也正在研究组织工程在其他泌尿系统器官的应用[35]。2005 年,Pattison 等开发了一种三维多孔 PLGA 和聚醚氨酯支架,可以让植入的人膀胱平滑肌细胞进行黏附和生长,形成可行的膀胱壁替代材料[36]。其他研究试图通过纳米粒递送底物和因子来促进膀胱组织生长,最终改变其生长的微环境[37]。因此,纳米技术在组织工程和重要器官可替代化的探索中扮演着重要的角色。

结语

自 1959 年被首次提出以来,纳米技术已经取得了突飞猛进的发展(图 24.2)。特别是在泌尿外科领域,令人振奋的进展正在为具有革命性的诊断手段和治疗方案奠定基础。在成像、基因治疗、药物递送、热消融和组织工程的早期研究只是纳米技术潜力的冰山一角(表24.1)。在不久的将来,我们会看到这些充满希望的基础研究转化为对泌尿外科临床实践产生重大影响的成果。

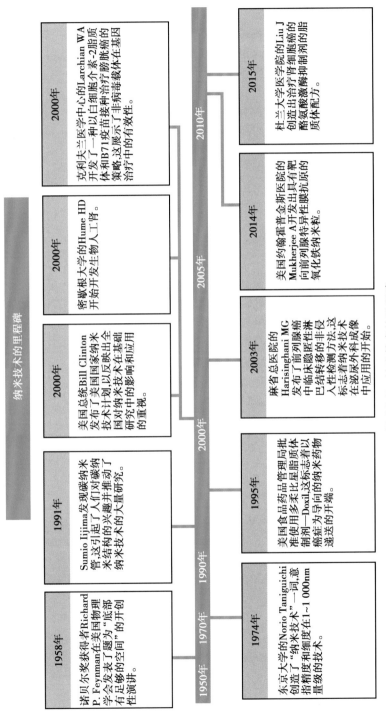

图 24.2 纳米技术的里程碑

表 24.1　当前纳米技术发展中优势和局限的概要

纳米粒	应用	发展	局限性	形状/大小
脂质体/白蛋白	纳米药物递送和消融载体	可行且灵活的有机模式 可提高摄取效率,降低全身毒性并规避耐药性	药物释放由细胞摄取决定	空心球体 100~170nm
PLGA	纳米药物递送和消融载体	可行且灵活的聚合物模型 可提高摄取效率,降低全身毒性并规避耐药性	药物释放与细胞摄取无关	实心球体 150~200nm
金	激光热消融	激发近红外激光会产生高温并局部破坏癌症。 构造灵活	CTAB 黏结剂的潜在毒性	棒状体 40nm×10nm
氧化铁	激光热消融、磁热疗和成像	激发近红外激光或电磁场会产生高温并破坏局部癌症。 纳米粒可以增强成像方式	激光消融疗效有限 潜在毒性	棒状体 3~10nm
碳	激光热消融	激发近红外激光会产生高温并局部破坏癌症	大小不一 难以溶解 潜在毒性	棒状体 200~2 000nm

（谭晓辉 译,林健　陈宇珂 审校）

参考文献

1. Feynman RP. There's plenty of room at the bottom(data storage). J Microelectromech Syst. 1992;1(1):60-6.

2. Taniguchi N. On the basic concept of 'Nano Technology'. Proceedings of the International Conference on Production Engineering,Tokyo,Part II(Japan Society of Precision Engineering). 1974.

3. Maddox MM,Liu J,Mandava SH,et al. Nanotechnology applications in urology:a review. Br J Urol. 2014;114:653-60.

4. Gommersall L,Shergill IS,Ahmed HU,et al. Nanotechnology and its relevance to the urologist. Eur Urol. 2007;52:368-75.

5. Chow EK,Ho D. Cancer nanomedicine:from drug delivery to imaging. Sci Transl Med. 2013;5:216.

6. Harisinghani MG,Barentsz J,Hahn PF,et al. Noninvasive detection of clinically occult lymph-node metastases in prostate cancer. N Engl J Med. 2003;348:2491-9.

7. Feldman AS,McDougal WS,Harisinghani MG. The potential of nanoparticle-enhanced imaging. Urol Oncol. 2008;26:65-73.

8. Mirzaei M,Mehravi B,Ardestani MS,et al. In vitro evaluation of Gd(3+)-anionic linear globular dendrimer-monoclonal antibody:potential magnetic resonance imaging contrast agents for prostate cancer cell imaging. Mol

Imaging Biol. 2015;17(6):770.

9. Shi C,Zhu Y,Cerwinka WH,et al. Quantum dots:emerging applications in urologic oncology. Urol Oncol. 2008;26:86-92.

10. Ma Q,Lin ZH,Yang N,et al. A novel carboxymethyl chitosan-quantum dot-based intracellular probe for ZN(2+) ion sensing in prostate cancer cells. Acta Biomater. 2014;10:868-74.

11. Fortier C,Dorucher Y,De Crecenzo G. Surface modification of nonviral nanocarriers for enhanced gene delivery. Nanomedicine. 2014;1:135-51.

12. Larchian WA,Horiguchi Y,Nair SK,et al. Effectiveness of combined interleukin 2 and B7. 1 vaccination strategy is dependent on the sequence and order:a liposome-mediated gene therapy treatment for bladder cancer. Clin Can Res. 2000;6:2913-20.

13. Hattori Y,Maitani Y. Enhanced in vitro DNA transfection efficiency by novel folate-linked nanoparticles in human prostate cancer and oral cancer. J Control Release. 2004;97:173-83.

14. Mofatt S,Papasakelariou C,et al. Successful in vivo tumor targeting of prostate-specific membrane antigen with a highly efficient J591/PEI/DNA molecular conjugate. Gene Ther. 2006;13:761-72.

15. Mukherjee A,Darlington T,Baldwin R,et al. Development and screening of a series of antibody-conjugated and silica-coated iron oxide nanoparticles for targeting the prostate-specific membrane antigen. ChemMedChem. 2014;19:1356-60.

16. Haley B,Frenkel E. Nanoparticles for drug delivery in cancer treatment. Urol Oncol. 2008;26:57-64.

17. Barenholz Y. Doxil-the first FDA approved nano-drug:lessons learned. J Control Release. 2012;160:117-34.

18. Okada H,Doken Y,Ogawa Y,et al. Preparation of three-month depot injectable microspheres of leuprorelin acetate using biodegradable polymers. Pharm Res. 1994;11:1143-7.

19. Sahoo SK,Ma W,Labhasetwar V. Efficacy of transferrin-conjugated paclitaxel-loaded nanoparticles in a murine model of prostate cancer. Int J Cancer. 2004;112:335-40.

20. Winquist E,Ernst DS,Jonker D,et al. Phase II trial of pegylated-liposomal doxorubicin in the treatment of advanced unresectable or metastatic transitional cell carcinoma of the urothelial tract. Eur J Cancer. 2003;39:1866-71.

21. Sumitomo M,Koizumi F,Asano T,et al. Novel SN-38-incorporated polymeric micelle,NK012,strongly suppresses renal cancer progression. Cancer Res. 2008;68:1631-5.

22. Liu J,Boonkaew B,Arora J,et al. Comparison of Sorafenib-loaded poly(lactic/glycolic) acid and DPPC liposome nanoparticle in the in vitro treatment of renal cell carcinoma. J Pharm Sci. 2014;104:1187-96.

23. Kiyokawa H,Igawa Y,Mursahi O,et al. Distribution of doxorubicin in the bladder wall and regional lymph nodes after bladder submucosal injection of liposome doxorubicin in the dog. Urology. 1999;161:665-7.

24. Lu Z,Yeh TK,Tsai M,et al. Paclitaxel-loaded gelatin nanoparticles for intravesical bladder cancer therapy. Clin Can Res. 2004;10:7677-84.

25. Chen G,He Y,Wu X,et al. In vitro and in vivo studies of pirarubicin-loaded SWNT for the treatment of bladder cancer. Braz J Med Biol Res. 2012;45:771-6.

26. McKiernan JM,Holder DD,Ghandour RA,et al. Phase II trial of intravesical nanoparticle albumin bound paclitaxel for the treatment of nonmuscle invasive urothelial carcinoma of the bladder after bacillus Calmette-Guerin treatment failure. J Urol. 2014;192:1633-8.

27. Stern JM,Stanfield J,Lotan Y,et al. Efficacy of laser-activated gold nanoshells in ablating prostate cancer cells in vitro. J Endourol. 2007;8:939-43.

28. Stern JM,Stanfield J,Kabbani W,et al. Selective prostate cancer thermal ablation with laser activated gold nanoshells. J Urol. 2008;179:748-53.

29. Lee BR,Callaghan C,Mandava SH,et al. Nanotechnology combination therapy for renal cell carcinoma:gold

nanorods bound with tyrosine kinase inhibitor produce synergistic treatment response when combined with laser thermal ablation in a renal cell carcinoma animal model. MP1-5,J Endo. 2015.

30. Kawai N,Ito A,Nakahara Y,et al. Anticancer effect of hyperthermia on prostate cancer mediated by magnetite cationic liposomes and immune-response induction in transplanted syngeneic rats. Prostate. 2005;64:373-81.

31. Patil US,Adireddy S,Jaiswal A,et al. In vitro/in vivo toxicity evaluation and quantification of iron oxide nanoparticles. Int J Mol Sci. 2015;16:24417-50.

32. Fisher JW,Sarkar S,Buchanan CF,et al. Photothermal response of human and murine cancer cells to multi-walled carbon nanotubes after laser irradiation. Cancer Res. 2010;70:9855.

33. Burke A,Ding X,Singh R,et al. Long-term survival following a single treatment of kidney tumors with multi-walled carbon nanotubes and near-infrared radiation. Proc Natl Acad Sci U S A. 2009;106:12897.

34. Humes HD. Bioartificial kidney for full renal replacement therapy. Semin Nephrol. 2000;20:71-82.

35. Nissenson AR,Ronco C,Pergamit G,et al. Continuously functioning artificial nephron system:the promise of nanotechnology. Hemodial Int. 2005;9:210-7.

36. Pattison MA,Wurster S,Webster TJ,et al. Three-dimensional,nanostructured PLGA scaffolds for bladder tissue replacement applications. Biomaterials. 2005;26:2491-500.

37. Roth CC. Urologic tissue engineering in pediatrics:from nanostructures to bladders. Pediatr Res. 2010;67:509-13.

第二十五章
再生医学和组织工程学在泌尿外科中的发展

Michael B. Rothberg and Anthony Atala

在过去的半个世纪里,泌尿外科领域内有大量的组织工程学和再生医学技术实现了从实验室到临床的转化应用。这方面早期的进展主要是使用合成材料替代泌尿生殖系统管腔,以维持其结构的完整性。随着细胞、组织培养技术以及细胞分子生物学学科的突破,进而将细胞、组织培养技术与材料科学和工程学结合在一起,进而诞生了组织工程学。而细胞移植与核移植技术的成熟,促使组织工程向再生组织和器官方向发展,从而产生了再生医学的概念。在过去的 30 年里,泌尿生殖医学领域的重大突破已经从可注射的生物材料发展到合成聚合物与自然衍生支架,也就是细胞种植生物材料支架。目前这些支架已经从简单的镶嵌移植物发展到管状结构、中空结构和具有高度复杂基质和带血管骨架的生物材料支架。

注射方式治疗膀胱输尿管反流和尿失禁

膀胱输尿管反流最常见于小儿患者,现阶段最常用的治疗方案为随诊观察或预防性抗生素治疗,以预防反流性肾病和继发性肾脏瘢痕等后遗症的发生。在可注射材料和内镜技术出现之前,这些患者的外科治疗是高度侵入性的,主要通过经膀胱或膀胱外入路将远端输尿管行膀胱黏膜再植[1,2]。尿失禁常见于女性,发病率随着年龄的增长而提高,也见于部分男性患者,最常见的病因是行盆腔根治性手术后[3]。对于一线治疗失败的女性压力性尿失禁患者,内镜下尿道腔内治疗是一个可行的选择方案。在反流和尿失禁的状态下,理想的可注射材料公认应具有的特征包括非迁移性、非致癌性、非抗原性和具有良好的生物相容性,并在体内注射后材料体积长期稳定以维持功能。在过去的一个世纪里,在实验室和临床中,人们已经对一系列新型药物材料进行了评估,从非自体材料、合成材料到患者衍生的自体疗法和干细胞衍生疗法等,研究人员试图找出符合上述特征的材料。

非自体材料、合成材料

最早被评估用于注射疗法的材料可以追溯到 20 世纪初,Gersuny 尝试使用 paraffin 作为硬化剂进行尿道注射以治疗尿失禁[4]。在接下来的 70 年里,研究人员对各种可注射硬化剂进行了临床评估,但无法证明它们的长期疗效。此外,该类硬化剂因被报道会导致局部组织脱落和肺栓塞而备受质疑,最终导致它们被放弃作为治疗尿失禁的选择[5-7]。下一代生物材料是由 Berg 引领的注射用膨胀剂,他在 1973 年首次使用聚四氟乙烯(Teflon)糊剂治疗尿失禁[8]。20世纪70年代中期,随着Politano等报道Teflon在治疗尿失禁方面具有较好的改善功能效果,Teflon注射用于作为尿道扩张剂得到广泛推广,并被迅速用于治疗输尿管反流,最早于1981年Matouschek首次报道在内镜辅助下注射Teflon至输尿管下段用于作为输尿管扩张剂[9,10]。在整个20世纪70年代和80年代,Teflon成为治疗输尿管反流的主要可注射扩张剂,在长期随访的患者中,单次注射后的解决率高达76%~82%[11,12]。然而,由于担心颗粒迁移和系统性肉芽肿形成,Teflon的使用逐渐被停止,后续的相关研究建议将80μm的颗粒尺寸作为防止注射剂迁移的阈值[13,14]。随着对Teflon这一主要缺点的认识,人们开始寻找一种更安全、但同样有效的扩张剂来治疗输尿管反流和尿失禁。在20世纪90年代早期,各种新的可注射生物材料被开发出来,并在动物模型中进行了评估,包括聚乙烯醇、水凝胶中的硅胶微粒和可注射生物玻璃材料[15-17]。不幸的是,这些生物材料的使用均不能摆脱并发症的影响,据报道,随着时间的推移,会逐渐出现粒子远距离迁移、潜在的肿瘤形成以及植入体积的减小等并发症。因此,这些生物材料在泌尿外科领域中并没有获得实质性的突破。

自1989年和1991年首次报道戊二醛交联的牛胶原蛋白(GAX35;牛胶原蛋白,含有至少95%的I型胶原和5%的III型胶原,与35mg/ml的戊二醛交联)临床应用治疗尿失禁和反流以来,戊二醛交联的牛胶原蛋白(GAX35)已被广泛用于内镜注射疗法[18,19]。但研究发现,该材料在治疗尿失禁的中期结果差异很大,研究报道的2年症状改善率从57%至94%不等[20,21]。此外,在最后一次注射治疗完成后,尿失禁治愈的持久性相对较差,3年治愈率仅为45%[22]。虽然GAX胶原蛋白是交联的,可以防止胶原酶降解,但几项评估其作为注射疗法的研究报告称,随着时间的推移,植入物的体积会逐渐减少,单次注射疗法的失败率很高,需要二次治疗[23-25]。直到2010年停产之前,GAX胶原蛋白一直是最常用和被广泛研究的可注射生物材料。

至今,更多的生物材料已经通过临床评估用于治疗输尿管反流和尿失禁,并使用至今。聚糖苷(dextranomer)/透明质酸(hyaluronic acid,HA)微球(Deuflx)于1995年首次被报道用于治疗输尿管反流,在1年的随访期时,其一次治疗的成功率为72%~86%[26-28]。使用聚糖苷/HA治疗尿失禁也有被报道,术后的尿失禁症状改善率达85%,5年的随访中持续有效率为69%[29]。尽管有报道称在治疗后3个月植入物体积损失达23%,但聚糖苷/HA因其易于输送和普遍良好的耐用性而被广泛推广,它被认为是当代内镜下注射治疗输尿管反流的标准[26]。

聚二甲基硅氧烷(Macroplastique)最初被用于治疗输尿管反流,但现在主要用于尿失禁的治疗。系统回顾和荟萃分析报告称,Macroplastique长期(>18个月)治愈率为36%,症状改善率为64%,中位再注射率为30%[30-32]。此外,一项汇集了8000多个接受内镜注射治疗输尿管反流研究的大型荟萃分析称,单疗程治疗后的反流缓解率,聚二甲基硅氧烷为76.5%,聚糖苷/HA为68.7%,牛交联胶原蛋白为56.9%[33]。

碳涂层锆珠(Durasphere)在一项多中心双盲试验中首次被描述用于治疗尿失禁,患者被随机分成接受Durasphere组或交联牛胶原蛋白组[34]。在1年的随访中,接受Durasphere治疗的患者可控性改善的比率高于接受牛胶原蛋白治疗的患者(分别为80.3%和69.1%,P=0.16)。此外,接受Durasphere治疗的患者所需的注射量显著低于牛胶原蛋白注射量(分别为4.83ml和6.23ml,P<0.001)。值得注意的是,这项研究从最初注册到1年时间点的随访损失率达45%。同一组人后来报告了他们在2004年使用Durasphere作为尿失禁注射疗法的长期随访经验,同样是分为Durasphere组和交联牛胶原蛋白组并对两组的年龄进行了匹配[35]。在2年和3年的随访中,Durasphere的治愈率分别为33%和21%,而牛胶原的治愈率

分别为 19% 和 9%。作者指出，Durasphere 和牛胶原蛋白都不能为患者提供持久的尿失禁改善。到目前为止，还没有研究表明 Durasphere 的总体效果优于牛胶原蛋白。

2006 年，在一项为期两年的多中心临床试验中，首次将羟基磷灰石（Coaptite）用于治疗反流[36]。在 115 例接受内镜下注射治疗的病例中，术后 1 年及 2 年输尿管反流消失率为 46% 和 40%，并具有良好的安全性和耐久性。此外，2007 年，在一项为期一年的前瞻性随机试验中，Coaptite 用于治疗尿失禁，对照组为使用戊二醛交联胶原蛋白，患者在随机接受的注射疗法的前 6 个月只能接受不超过 5 种其他治疗[37]。在 1 年内，虽然这些患者的 Stamey 分级没有显著改善，但与牛胶原蛋白相比，接受 Coaptite 注射的患者更有可能只接受低于平均注射量的单一治疗。

组织和以细胞为基础的疗法

认识到合成生物材料的局限性，几个研究小组试图开发和研究新的在安全性、有效性和耐用性更好的材料，用于内镜下注射治疗输尿管反流和尿失禁。自体脂肪组织在 1989 年首次被报道用于治疗尿失禁，15 位女性和 5 位男性接受了腹壁吸脂术和内镜下尿道穿刺注射自体脂肪治疗，但只有 23% 的患者症状有所改善[38]。另外，在 21 名接受类似的腹壁脂肪提取和尿道周围注射自体脂肪用于治疗尿失禁的患者中，在 18 个月中位随访期结果中，仅部分女性患者的症状得到改善（治疗次数为 1~4 次，平均 2.4 次）[39]。一项随机、对照、双盲试验比较了尿道周围注射自体脂肪和生理盐水的疗效，3 个月后二者尿失禁的改善率分别为 22.2% 和 20.7%，两种方法没有显著差异，因此内镜下注射自体脂肪治疗尿失禁的方法目前已被放弃[40]。

20 世纪 90 年代初首次提出组织来源的细胞注射疗法，当时的概念是将自体软骨细胞悬浮在可降解的海藻酸盐聚合物中。在小鼠模型中，皮下注射证实了该混悬液是非迁移性的，可较好的维持植入体积，此外，该混悬液是非免疫原性的，并能逐步将聚合物中的凝胶替换为软骨[41]。进一步在猪输尿管反流模型中，证实了内镜下腔内注射自体软骨细胞-海藻酸盐凝胶悬浮液通过用软骨生长替代聚合物凝胶可行性[42]。1999 年，这项技术被应用到临床，29 名患有输尿管反流的儿童接受了耳软骨活组织检查、细胞培养扩增和内镜下软骨细胞注射[43]。总体而言，83% 的患者在经过一次或两次治疗后，输尿管反流在 3 个月后得到缓解。在后续 1 年的随访中，70% 的输尿管反流缓解得以维持[44]。自体软骨细胞海藻酸盐凝胶悬浮液也用于尿失禁患者的尿失禁，81.3% 的患者在一次治疗后可控改善，患者报告生活质量评分显著提高[45]。

以类似于软骨细胞的方式，小鼠模型中已证明利用平滑肌细胞悬浮在生物降解海藻酸钠聚合物可以用作注射治疗，其中的平滑肌细胞可逐渐替代植入物中的海藻酸盐聚合物[46]。这项技术的后续研究是在猪的输尿管反流模型中进行的，在该模型中，肌肉细胞被提取，在体外培养和扩增，再与藻酸盐聚合物融合，然后注射于输尿管反流模型中扩张的输尿管上段[47]。所有接受该注射治疗的输尿管，反流情况均得到纠正，注射部位的组织学检查显示植入物是具有生物相容性、非迁移性和非免疫原性的。

一些其他的肌肉细胞疗法也被评估为注射疗法。2000 年首次报道了在大鼠模型中使用培养的成肌细胞系进行尿道周围注射，并在注射后 3~4 天通过组织学评估肌管和肌纤维的形成[48]。随后，同一研究小组通过获取自体肌源细胞并将其注射到大鼠模型的尿道和膀胱壁，研究了在这种环境下细胞存活状态和基因转移情况，进一步推进了这项技术[49]。在压力性尿失禁大鼠模型中，与成纤维细胞相比，肌源性细胞在改善尿道收缩和漏尿点压力方面优于成纤维细胞,且不会导致尿潴留[50]。

在一项随机对照临床试验中,对压力性尿失禁患者的可注射自体成肌细胞和成纤维细胞进行了评估,患者被分配接受经尿道注射自体成肌细胞和成纤维细胞或注射胶原蛋白[51]。尽管接受自体细胞注射的患者的尿失禁的改善情况令人鼓舞,但对试验中违规行为的担忧最终导致了作者撤回手稿。在另一项研究中,对一系列膀胱外翻和尿失禁的儿科患者进行了可注射自体成肌细胞的评估[52]。在分期修复和膀胱颈重建之后,患者在注射治疗前接受了为期一年的盆底电刺激和盆底锻炼方案,88%的患者出现相应的症状改善。在另一项临床试验中,8名压力性尿失禁女性接受了尿道肌肉源性干细胞注射(muscle-derived stem cells,MDSC)治疗[53]。所有患者的症状得以改善,症状开始改善的时间为3至8个月,治疗后症状改善的持续时间中位数为10个月。

在超声引导下经尿道注射自体成肌细胞后,功能性电刺激被用于术后加速成肌细胞的整合并促进早期组织功能恢复[54]。患者术后在家中进行盆底功能性电刺激5周,在6个月的随访中,24%的患者的尿失禁痊愈了,而53%的患者的症状有所改善。为了确定肌肉源性干细胞的合适注射浓度以获得最佳的尿失禁改善效果,相关研究报告了两个Ⅱ期试验的1年随访结果[55]。在收获活检组织并在培养中准备之后,患者接受了浓度从10到200×10⁶个肌肉源性干细胞的注射。接受较高浓度的自体干细胞注射的患者漏尿点压力至少改善了50%,所有患者在一年的随访中UDI-6和IIQ-7评分得到显著提高。其他研究小组通过在注射时即刻采集自体横纹肌细胞来减少细胞培养中准备的时间和成本[56]。在1年的随访中,25%和63%的单纯性压力性尿失禁患者以及7%和57%的复杂性压力性尿失禁患者症状得到治愈和改善。

脂肪干细胞(adipose-derived stem cells,ADSCs)已被认为是下泌尿生殖道组织工程平滑肌的替代来源。一项早期研究表明,通过取自女性患者的吸脂物,在培养中处理以诱导其分化潜能,然后注射到大鼠和小鼠模型的尿道和膀胱壁中[57]。在注射后8周,脂肪组织提取细胞(processed lipoaspirate,PLA)就显示出平滑肌分化的标志;植入12周后,注射的PLA在体内都保持了活性。在另一项研究中,ADSCs取自大鼠,在培养中诱导向成肌细胞分化,然后注射到压力性尿失禁大鼠的尿道和膀胱颈[58],在注射后1个月和3个月进行的尿动力学和组织学分析,与对照组相比,漏尿点压(leak point pressure,LPP)显著升高,组织中成肌细胞和大的纵向肌束的数量增加。有报道称,将自体ADSCs与包裹在聚乳酸-羟基乙酸共聚物(poly lactic-co glycolic acid,PLGA)微球中的神经生长因子(nerve growth factor,NGF)联合注射到压力性尿失禁大鼠模型中,由于PLGA可以控制NGF的释放,从而提高ADSCs的存活率[59]。

在首次应用ADSCs治疗人类尿失禁时,3名因前列腺术后继发压力性尿失禁的患者接受了腹部脂肪采集、ADSCs分离和经尿道注射[60],据报道,在注射后2周,尿失禁的情况就有所改善,6个月时尿失禁的频率和容量得到控制。在功能上,在尿动力学检查中发现功能尿道的长度和最大尿道闭合压力都得到增加和升高。在另一项临床研究中,5名患有压力性尿失禁的女性患者接受了皮下脂肪采集、细胞培养扩增以及经尿道注射ADSCs和牛胶原凝胶混合物[61],咳嗽漏尿试验是这项研究的主要评价结果。在一年的随访中,三名患者的咳嗽漏尿试验均为阴性。

用于尿道组织再生的生物材料支架

临床上,一些具有挑战性的泌尿系统疾病在治疗后可能需要重建尿道,恢复尿道功能及连续性,改善患者的整体生活质量。最常见的情况是尿道狭窄、泌尿生殖系统损伤、先天性畸形(如儿童尿道下裂)或泌尿生殖系统恶性肿瘤。在实际情况中,当尿道缺损严重或者可获得的尿道组织长度不足时,尿道节段性切除和再吻合变得不可行,使用自体组织重建是临床常用的方法。通常,颊黏膜、膀胱上皮或表皮移植物是尿道修复的主要自体组织来源;然而,使用这些组织不仅需要患者接受额外的获取流程,还需要注意与之相关的并发症,包括膀胱黏膜腺体突出和憩室形成、毛发生长以及移植后狭窄形成[62-64]。自体组织移植物也必须充分血管化,才能被组织床接受。在寻找自体组织的潜在替代品时,必须克服支架设计中的几个挑战;具体概况为,新组织的血管化,促进细胞定位、黏附和相互作用,以及创造一种模仿周围自然组织的物理特性[65]。

　　无论是天然衍生的还是合成的脱细胞支架,由于具有生物降解性,在再生医学中应用已有很长一段时间。早期报道应用聚羟基丁酸涂层的无细胞聚乳酸(polyglactin,PGA)纤维网管修复犬尿道缺损[66],PGA 是可生物吸收的,在移植后 12 个月,组织学检测发现大量的尿路上皮再生和存活,且没有出现狭窄。研究人员还探索了以胶原为基础的异种组织用于尿道再生的可行性。在 20 世纪 80 年代,通过收集的脱细胞猪小肠黏膜下层(small intestinal submucosa,SIS)的片段,在动物模型中用于血管移植或者用作尿道组织再生[67]。事实证明,脱细胞补片移植成功地促进了组织新生血管、尿路上皮和平滑肌再生,同时保持了非免疫原性。1996 年,首次报道使用无细胞的基质用于器官再生,研究者将无细胞的膀胱黏膜下胶原基质作为尿道补片进行移植,用于既往手术失败的尿道下裂修复或尿道狭窄病例,并显示出了良好的长期效果[68,69]。

　　另一项随机对照研究评估了口腔黏膜胶原基质移植和脱细胞膀胱胶原基质移植用于修复尿道缺损的效果对比,无论其移植物来源如何,具有健康、无复杂情况天然组织床的患者在随访期间均显示出尿道通畅,而接受无细胞膀胱黏膜下基质移植的患者无论其移植物来源如何,相对具有更高的移植失败率[70]。这项试验中使用了两种尿道再生移植方案,虽然颊黏膜显示出更优越的重建结果,但它也存在一些风险,包括手术时间延长和与组织采集相关的并发症发病率提高,这与使用脱细胞胶原基质无关。

　　关于脱细胞基质的其他临床研究也有报道。脱细胞管状 SIS 曾被研究用于修复人尿道球部和膜性尿道狭窄,但由于移植后狭窄发生率高而提前终止了研究[71]。2007 年报道了使用无细胞 SIS 移植物作为补片用于修复尿道球部,经过 71 个月的中位随访,总体成功率为76%,但对于长度大于 4cm 的尿道缺损的失败率为 100%[72,73]。

细胞接种的工程化尿道组织

　　前期关于合成和自然衍生基质的研究只能证明其作为补片移植物和脱细胞支架的效果。随着临床上对于管状尿道的需求增加,以尿路上皮和平滑肌细胞为骨架的工程化尿道组织成为一个新的研究领域。其主要的困难包括长期保持尿道通畅而不发生狭窄、憩室形成或其他并发症。2002 年首次在兔模型中成功展示了管状尿道置换术,研究人员将管状、无细胞的膀胱黏膜下层基质与先前从动物身上获取并培养扩增的自体膀胱尿路上皮进行了种植[74],随后研究人员将上述体系植入至可生物降解的聚 L-聚乳酸支架,在进行培养扩张后将种植的支架修复了兔的尿道狭窄模型,结果显示 24 周后尿路上皮完全再生[75]。虽然该研究最终证明了尿路再生的可行性,但这些合成聚合物支架的局限性之一是沿着移植物长度完全再生尿道需要的时间较长。

2005年首次报道了在患者身上使用由支架和细胞构成的工程化尿道,使用的是聚乙醇酸:聚丙交酯-乙交酯共聚物支架来修复创伤性尿道缺损。研究人员在男性儿科患者中获取自体尿路上皮和膀胱源性平滑肌细胞,将支架与这些自体细胞共培养。概括地说,在工程化尿道腔内表面种植患者来源的尿路上皮细胞,而外表面种植患者来源的膀胱平滑肌细胞[76],在体外培养扩增后,用种植支架修复尿道缺损。术后连续活检显示,支架植入3个月后开始有平滑肌和尿路上皮层再生。从功能上讲,患者术后尿道通畅,没有狭窄或憩室,尿流率检查表明,在71个月的中位随访时间内,尿流率是达到预期的(图25.1)。

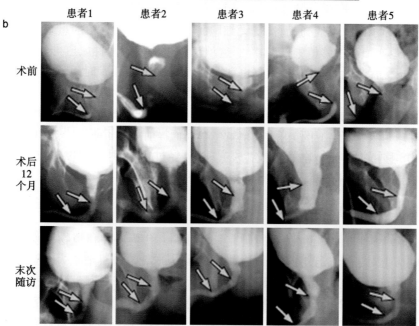

图25.1　工程化尿道植入后的情况。(a)细胞种植支架,缝合在患者的正常尿道边缘。(b)5例患者术前排尿性膀胱尿道造影(箭头显示异常边缘)、术后12个月排尿性膀胱尿道造影(箭头显示组织工程尿道边缘)、末次随访时排尿性膀胱尿道造影(箭头显示组织工程尿道边缘)

认识到上述每一种生物材料的独特优势,研究由两种合成聚合物组成的支架效用。另一方面,天然胶原基质材料,即所谓的混合支架,作为潜在的脱细胞或细胞种植支架,目前正在进行动物模型层面的评估[77,78]。

组织工程技术在膀胱中的应用

手术切除和膀胱替代的原因有很多种,包括先天性异常和后天的终末期膀胱疾病、骨盆创伤或泌尿生殖系统恶性肿瘤。最经典的,也是今天最常用于膀胱修复或替换的组织是肠段。然而,利用胃肠道组织重建泌尿生殖道具有相当高的并发症发生率,包括黏液产生过多、肾结石的发生、肿瘤风险的增加以及由于胃肠黏膜的吸收特性而引起的代谢异常[79,80]。

脱细胞移植物

已知的最早膀胱置换手术是由 Neuhoff 于 1917 年完成的,他在犬类模型中使用筋膜组织作为移植物进行膀胱扩大术[81]。从那时起,各种来源的组织移植物,包括皮肤、膀胱黏膜下层和小肠黏膜下层,以及多种合成材料,如塑料模具、聚乙烯海绵、四氟乙烯和胶原基质,都被用于评估作为膀胱置换材料的潜力[82]。这些材料最终被证明是不适合运用的,因为它们无法满足膀胱重建所需的机械性、功能性和/或生物相容性。目前,组织工程和再生医学策略被应用于膀胱重建中,包括使用从胶原基质和合成聚合物中提取的生物材料作为再生支架。

最早报道的使用胶原作为膀胱修补材料的是胶原/维克瑞复合膜[83]。黏膜下层胶原还用于大鼠和犬模型的膀胱扩大成形术的研究[84,85],研究人员证实了植入支架中尿路上皮、平滑肌和浆膜再生的组织学证据。在尿动力学研究中,犬膀胱显示出与对照动物相似的功能。1997 年,Probst 及其同事使用一只大鼠模型进行了部分膀胱切除和同种脱细胞膀胱基质移植,结果显示移植物中出现新生血管,8 周后膀胱尿路上皮和平滑肌细出现再生[86]。

不同文献报道中,在无细胞自然衍生支架上成功再生膀胱的管腔尿路上皮层和平滑肌层的能力有所不同。一项 2008 年的研究报告称,使用天然胶原作为支架时,膀胱尿路上皮可成功再生,但平滑肌层再生不完全或缺失[87,88]。此外,研究还提出了支架最大尺寸的限制,因为在接受膀胱次全切除的犬模型中,使用去细胞和黏膜下层胶原替代膀胱会出现严重的移植物收缩,尿路上皮再生极少,组织学检查显示炎性炎症和平滑肌肥大[89]。在一项临床研究中,5 例表现为膀胱功能不良的儿童患者接受了无细胞黏膜下层胶原支架的膀胱成形术[90]。虽然功能性参数,如膀胱容量和顺应性,与手术前相比增加了 30% 以上,但上述结果并不能转化为患者报告的干燥间期的有意义的临床指标改善。此外,植入后移植物的组织学分析显示膀胱平滑肌的存在减少。基于脱细胞基质所遇到的困难,目前已经提出了几种新的改进方法,包括在模拟膀胱壁生理性拉伸的生物反应器中孵育支架,或将尿路上皮细胞暴露于周期性增加及快速降低压力的培养条件下以模拟生理性膀胱的充盈和快速排空[91,92]。

组织工程膀胱

1992 年首次报道通过采集自体尿路上皮,在体外培养中扩增细胞,然后将这些细胞种植到可生物降解的聚合物支架上,最终替代泌尿生殖系统组织[93]。在这项概念验证性研究中,研究人员将培养扩增的兔尿上皮细胞种植到无纺布 PGA 网状物上,并将其植入至小鼠体内。随后,这项研究被进一步扩展,研究人员采集了人尿路上皮和膀胱平滑肌细胞在体外扩增,种植到可生物降解的 PGA 支架上,然后植入小鼠体内,创建由这两种细胞类型组成的泌尿系统结构[94]。在后续犬模型中的研究表明,同种异体无细胞膀胱基质支架在植入前种植自体细胞可提高再生能力。具体地说,研究人员采集了膀胱尿路上皮和平滑肌细胞,分离出每种细胞并进行培养扩增,然后在支架的管腔表面种植尿路上皮,在外表面种植平滑肌细胞[95]。此外,与接受非种子脱细胞基质的动物相比,加入种子基质可以显著增加膀胱容量(99%,而无细胞基质为 30%)。与无细胞基质相比,种子基质不仅维持了移植物的大小,同时表现出移植物的收缩性。在另一项研究中,培养扩增的自体尿路上皮细胞和平滑肌细胞分别种植在可生物降解的 PGA 支架的内腔和外表面,制成膀胱形状[96],然后将这些支架植入犬模型。植入 11 个月后,器官的充盈能力超过基线的 95%,新生膀胱具有原膀胱体积、弹性等生理特性,以及正常膀胱组织的结构,包括尿路上皮、肌肉组织和黏膜下层,这是第一份成功构建组织工程化自体中空器官的报告。

当 7 名脊膜膨出患者确认接受组织工程化自体膀胱成形术时,这项技术最终被转化到临床中[97]。通过取自体膀胱尿路上皮和平滑肌,分别进行体外扩增,由胶原和 PGA 组成的支架被塑造成膀胱的形状,管腔表面和外表面分别种植患者来源的尿路上皮和平滑肌细胞,最后移植入患者。在术后平均 46 个月的随访中,用于重建膀胱成形术的结构加上大网膜的包裹可增加膀胱体积和提高顺应性,并降低 LPP(图 25.2)。此外,植入重建膀胱的细胞表型和结构与组织学上正常的膀胱组织相似。该队列中没有出现膀胱替代术后最常见的并发症,包括黏液产生、代谢异常、肿瘤或肾结石,这证明了使用组织工程技术进行膀胱结构和功能再生的安全性和可行性。虽然使用细胞扩增和规模化生产方法的第二阶段试验与第一阶段试验相比并没有显示长期的功能差异,但第一阶段的患者继续表现良好,改进方法后的第三阶段试验目前正在有序筹备中[98,99]。

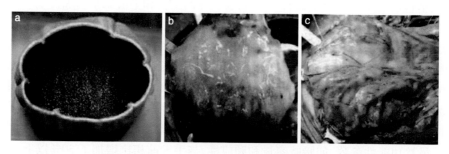

图 25.2　工程膀胱的构建。(a)种有细胞的工程膀胱骨架。(b)使用 4-0 缝合线将工程膀胱与原有膀胱吻合。(c)在植入物上覆盖纤维蛋白胶和网膜

组织工程尿路导管

接受膀胱切除和尿流改道的患者往往面临着很高的围手术期并发症发生率(50%~70%)、90 天内再住院率(25%)、重症监护病房入住率(20%)和围手术期死亡率(5%)[100]。因此出现了组织工程尿路导管(tissue engineered urinary conduits,TEUC)的概念,其目的是消除手术对胃肠道操作的需要,这也是传统手术方式最棘手的方面之一。TEUC 的最早描述是在 2007 年由 Drewa 提出的,他用体外培养扩增的成纤维细胞种植于黏膜下层胶原基质,在

老鼠体内模型中构建了一条人造导管[101]。在另一项使用猪模型的临床前研究中,人造导管是由 I 型牛胶原蛋白的管状结构和合成网状聚合物组成的,随后将猪的尿路上皮细胞进行种植[102]。组织学分析显示,植入导管可见腔内尿路上皮生长和新生血管形成,但造模动物的存活率和功能性尿造口术的成功率分别仅为 80% 和 50%。另一项在猪模型的体内研究,通过将自体脂肪来源的平滑肌细胞种植到可生物降解的聚合物支架上来完成[103],管状导管植入后的组织学分析显示,其在组织学形态上与天然膀胱相似。

　　TEUC 还在纳入 9 名接受根治性膀胱切除术和尿流改道的膀胱癌患者的开放标签 I 期临床试验中进行了评估。涂有 PLGA 共聚物可生物降解的 PGA 网状聚合物被管状化,形成一条约 20cm 长的管道,随后种植自体脂肪来源的平滑肌细胞,在后续的手术时植入[104]。研究人员利用大网膜蒂对 TEUC 行血管化,并优化了输尿管植入和造口的手术技术。组织学检测提示,植入的导管存在沿尿道的尿路上皮和平滑肌再生。这些 TEUC 的通畅性和结构完整性以及并发症发生率的长期随访结果尚未报道。

组织工程女性生殖器和生殖组织

　　多种情况都可能导致女性生殖器和生殖组织的缺失或丢失。先天性疾病,如 Mayer-Rokitansky-Kuster-Hauser 综合征(Mayer-Rokitansky-Kuster-Hauser sydrome,MRKHS)、泄殖腔畸形或双性畸形,可能导致阴道发育不全;获得性疾病,如恶性肿瘤或创伤,也可能导致生殖器相关组织严重的结构和/或功能性损害。进行阴道重建的患者通常接受的是 McIndoe 阴道成形术,即从尿道和膀胱后面和直肠前面的潜在空间重建新的阴道。在重建新阴道的过程中,需要一种组织替代物来支持这个腔壁,并帮助它发挥功能。前期研究已经评估了多种组织来源,包括皮肤、颊黏膜、阴道上皮、脱细胞真皮基质和脱细胞猪黏膜下基质等[105-109],虽然这些组织中的一些组织已经显示出令人满意的天然组织床效果,但它们通常只导致上皮再生,缺乏足够的肌层,最终导致移植组织狭窄或挛缩,需要定期扩张。也有人尝试使用肠段重建阴道结构,然而与先前报道的膀胱重建或尿流改道相似,使用肠道重建女性阴道也存在与之相似的并发症,如黏液产生过度、卫生条件差和具有肿瘤发病风险[110,111]。为了克服这些挑战,组织工程学的策略已经应用于生殖器官的再生,目的是为患者提供满意的结构和功能器官替代物,并比现有的选择能更好地改善生活质量。

　　2003 年首次报道了成功运用组织工程技术重建阴道。在这项概念性验证研究中,阴道上皮细胞和平滑肌细胞取自雌性兔子,并在体外环境下分别培养扩增[112],然后将这些细胞种植到可生物降解的 PGA 支架上,并将构建好的组织工程学阴道植入雌性小鼠体内。植入后 4 周,移植细胞支架出现新生血管、阴道上皮和平滑肌,再生的阴道组织在电刺激下表现出与对照组织相似的功能性收缩特性。在后续研究中,研究人员利用兔模型验证了设计功能性自体阴道的可行性[113]。通过将获取和培养扩增的阴道上皮细胞和平滑肌细胞分别接种到 PGA 支架的内表面和外表面,构建成类似阴道的支架。植入兔模型体内 6 个月后,组织学检查显示支架有新生血管形成,上皮和平滑肌组织发达。此外,阴道通畅,没有发生狭窄,组织功能测试显示重建的阴道对电流或肾上腺素能激动剂刺激有一定的生理反馈。

　　在随后的十余年间,这项技术得到了进一步发展。2014 年首次报道成功将组织工程化的自体阴道器官移植到人类患者身上。4 例 MRKHS 继发阴道发育不全的患者接受了外阴组织活检,然后分离上皮和平滑肌细胞并进行培养扩增[114],根据每个患者独特的盆腔解剖结构制作黏膜下胶原基质支架,然后在支架内表面种植自体上皮细胞,在外表面种植自体平滑肌细胞。随着这些结构在孵化器中的生长和成熟,组织工程新生阴道通过手术植入患者体内。在 8 年的随访中,每年的阴道活检结果均显示阴道组织由上皮、黏膜下层和平滑肌层组成。手术前后的盆腔横断面影像学检查显示术前阴道缺失的情况和术后再生组织的持久性(图 25.3)。总而言之,组织工程用于女性生殖器官再生具有广泛的前景,但仍需要进一步的研究。

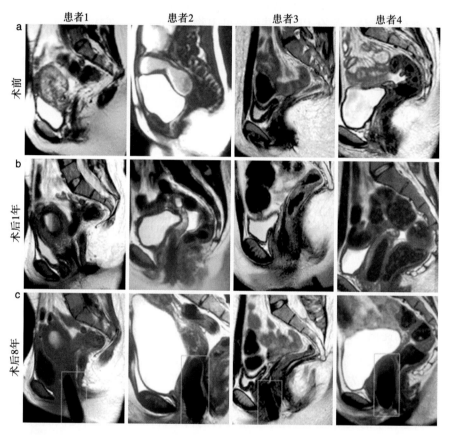

图 25.3　术前和术后 MRI 图像。(a)术前 MRI 显示阴道器官缺失。(b)术后 1年的 MRI 显示阴道器官工程化。(c)术后 8 年的 MRI 图像(方框显示为组织工程阴道)

　　此外,还进行了组织工程化子宫组织的相关研究[115],与上述的方式类似,研究人员从雌兔身上获取子宫上皮细胞和平滑肌,在体外分别培养扩增,然后种植到可生物降解的聚合物支架上,这种支架被塑造成类似于宫腔形态,随后将种植支架植入相应的自体动物体内。植入后 6 个月的组织学、分子和生物力学研究表明,种植支架存在正常的子宫组织成分和部分子宫功能。

肾脏结构的组织工程学

　　过去半个世纪最伟大的医学成就之一莫过于伴随外科技术的发展使肾移植成为可能。自 1955 年首次报道以来,肾移植至今仍是治疗终末期肾病的金标准,也是唯一有效的治疗方法[116]。然而,肾移植的供体器官严重短缺,尽管已经取得了实质性的进展,但免疫抑制药物与移植术后显著的免疫相关疾病发病率和死亡率相关。随着时间的推移,移植受者也面临排斥或移植器官功能丧失的风险。目前,肾衰竭患者最常见的治疗方法是透析,作为肾脏替代疗法,患者往往已处于严重的疾病的状态。鉴于其高度复杂的结构和细胞的异质性,肾脏可以说是泌尿生殖系统中最难再生的器官。肾组织工程学努力试图创造能够再生肾功能的组织或整个器官,最终目的是提供透析或移植的替代疗法。为了实现这一目标,研究人员提出了几种肾组织再生的概念,包括干细胞和胚胎前体细胞衍生方法以及脱细胞天然衍生支架进行全功能性肾脏置换。

基于细胞的疗法

肾间质结构的复杂性和肾实质细胞的异质性使得开发肾脏疾病的细胞疗法具有内在的挑战性。许多组织工程研究围绕间充质干细胞(mesenchymal stem cells,MSC)开展,目的是利用其具有分化为多种不同类型细胞的能力作为潜在的治疗方式。骨髓间充质干细胞的修复能力通常在急性肾损伤(acute kidney injury,AKI)或慢性肾脏疾病(chronic kidney disease,CKD)的情况下进行研究,但在这些情况下,间充质干细胞的数量可能不足以实现正常的肾功能。

骨髓来源的MSC已经被证实能够分化为多种类型细胞,并最终实现相关细胞的再生,包括严重受损的肾小球内皮细胞[117]。骨髓来源的MSC也在肾脏发育中起重要作用,在胚胎大鼠的后肾注射入骨髓来源的MSC,可受到各种肾源性信号的刺激,并最终形成新的肾单位[118]。然而,这项研究存在一定争议,集中在AKI的情况下,负责肾脏再生的MSC是来源于肾内还是肾外。另外,肾缺血再灌注损伤小鼠模型实验表明,大多数的再生细胞来自宿主的肾小管上皮细胞[119]。

多个动物模型已经被用来证实在肾损伤条件下骨髓MSC对于肾脏的保护能力[120,121]。在顺铂诱导的小鼠肾损伤模型中,将骨髓MSC注射到受损的肾脏后,可以观察到骨髓MSC分化为肾小管上皮细胞[122]。进一步观察骨髓MSC在促进肾结构和功能恢复的情况,结果提示,注射骨髓MSC后,肾小管细胞增殖率提高,血清尿素显著降低。在大鼠缺血再灌注AKI模型中,体内双光子激光共聚焦显微镜检查证实,损伤早期给予的带荧光标记MSC主要定位于肾小球基底膜[123]。接受MSC治疗后对肾脏的其他保护作用也见报道,包括肾功能的恢复、肾实质细胞增殖率提高和凋亡率降低。在顺铂诱导的肾损伤小鼠模型中,移植人脐血MSC可促进生长因子产生并抑制相关炎性介质[124]。

MSC作为一种肾脏保护疗法已经被转化到临床,并在各种环境下进行评估。MSC的免疫调节作用首先在一项纳入8名患有类固醇抗药性移植物抗宿主病(graft versus host disease,GVHD)患者的临床试验中进行了评估,结果6名患者的类固醇抗药性得到缓解,与没有接受MSC治疗的匹配队列相比,MSC治疗队列的存活率显著提高[125]。随后进行的一项多中心Ⅱ期临床试验评估了骨髓MSC治疗糖皮质激素难治性急性GVHD的疗效,55名患者接受了培养扩增的骨髓MSC治疗[126],总体而言,30名患者获得了完全缓解,另外9名患者显示出临床改善,没有报道与输注骨髓MSC相关的副作用。在一项随机对照临床试验中,与接受标准抗IL2受体抗体诱导治疗的患者相比,接受移植前自体MSC诱导治疗的活体肾移植患者的急性移植物排斥反应发生率显著降低,术后1个月的肾小球滤过率显著提高,术后1年内的机会性感染率显著降低[127]。

其他研究尝试分离具有某些功能的肾细胞类型,作为对肾功能障碍的特定方向的靶向治疗。虽然目前治疗终末期肾病(end-stage renal disease,ESRD)继发贫血可以通过定期注射重组促红细胞生成素(erythropoietin,EPO)治疗,在这种情况下,细胞衍生疗法对于治疗该类型贫血有潜在的应用价值。研究人员首先在体外分离和扩增了稳定表达 EPO 的小鼠肾细胞,并证实这些细胞能够响应外环境中的氧分压变化以调节 EPO 的表达[128,129]。另一方面,研究人员在慢性肾损伤模型中,使用高表达 EPO 的人类原代肾细胞进一步验证了这个现象[130]。这些具有 EPO 响应的肾细胞在肾损伤后注射入受损部位,结果发现,在显著改善肾功能的同时肾脏损伤标志物相应减少,如尿白蛋白、肾损伤分子-1(肾小管损伤标志物)和8-羟基脱氧鸟苷(氧化 DNA 标志物)。作为一种提供基于细胞的治疗的机制,研究人员开发了一种基于胶原的三维培养系统,以便能够在体外生成由原代肾细胞组成的肾脏结构[131],培养 1 周后,经 Tamm-Horsfall 蛋白染色鉴定出肾小球和肾小管的初期发育形态。进一步的研究包括在体外扩增分离出人的原代肾细胞和构建体外三维肾细胞培养体系[132]。这些功能性三维培养体系随后被植入大鼠体内以构建肾脏模型,结果发现,该培养体系在体内存活长达 6 周。

大鼠后肾移植的实验研究

另一种潜在的肾功能再生机制是通过移植胚胎前体,如后肾。后肾移植的概念最初是由 Woolf 等在 1990 年提出,他们尝试在小鼠模型中将后肾组织移植到肾皮质隧道中。随后的研究表明,当后肾被移植入成年大鼠的肾包膜下时,会出现新的肾单位发育、新生血管以及肾小球和肾小管细胞分化[133,134]。在另一项研究中,胚胎发育第 15 天(embryologic day 15,E15)的后肾被移植到成年大鼠的大网膜下或大网膜内,会出现肾脏分化,出现皮质和内侧结构、新生血管和尿液生成[135]。后续的结果发现,后肾在大鼠大网膜内可以存活超过 32 周[136]。进一步的研究将大鼠 E15 的后肾移植到成年大鼠的大网膜,研究人员在最初植入时进行单侧肾切除术,20 周后进行对侧肾切除术,以建立终末期肾脏疾病模型[137],接受后肾移植和输尿管吻合术以创造连续性尿路的大鼠存活时间显著延长。这是第一个证明移植后肾能提高存活率的报告。

进一步,人类胚胎的后肾被用作肾脏前体,并移植到小鼠模型的肾脏中[138],植入的后肾分化成功能性肾单位,并产生稀释的尿液,但不分化成输尿管。这一领域的进一步工作涉及在体外分离和培养大鼠来源的后肾 MSC 和输尿管芽组织[139]。单独培养时,后肾 MSC 和输尿管芽组织均能成功增殖并生长到与其祖细胞近似的大小;此外,将增殖的输尿管芽与新鲜收获的间充质组织在体外结合,产生了一个与大鼠肾脏基本形态相同的连续新肾。研究小组后来开发了一种循序渐进的技术,可以先诱导上皮管萌发,然后在体外将其与间充质组织结合[140]。当移植到成年大鼠模型中时,重组组织显示出早期新生血管和肾小球发育的证据。这些研究证实了通过培养输尿管芽和间充质组织形成肾样结构的可行性,表明在此条件下的肾样结构有可能作为一种替代肾组织,在远期应用于临床。

随着开发和培养肾脏前体技术的进步,研究人员试图进一步阐明通过后肾移植可能获得的功能。2012 年,一个来自日本的研究小组发表了多份报告,描述了后肾移植对大鼠模型的影响。具体地说,移植后肾在大鼠低血压模型中表现为肾素水平升高,血浆肾素活性增强,并维持平均动脉压[141];在大鼠贫血模型中表现为促红细胞生成素水平升高[142];在大鼠慢性肾衰竭模型中表现为防止血管钙化的进展[143]。总体而言,这些实验表明,移植的肾脏前体不仅可以促进肾组织中新生血管和肾单位形成,还可以在患病肾脏中部分恢复受损的肾功能。

肾单位的原位开发

原位肾单位开发被认为是一种潜在的肾脏替代疗法。理想情况下,在生物降解的 PGA 支架上植入自体细胞,可以防止移植受者出现免疫系统排斥或免疫抑制相关的并发症。因此,组织工程化肾单位的实现不仅需要依赖肾细胞培养扩增技术的发展,还依赖于生物材料支架的发展,使其能为这些再生疗法提供适当的载体。这一领域的早期进展是通过成功培养兔来源的单个类型肾细胞开始,包括近端肾小管、肾小球和远端肾小管细胞[144]。细胞在体外培养扩增,单独或混合接种在可生物降解的 PGA 支架上,然后移植到小鼠模型中。结果发现,种子细胞能够成功地附着在聚合物支架上,组织学检查显示肾单位呈进行性生长。然而,尚不能判断所观察到的聚合物纤维内的管状结构是从先前分离的肾细胞重新生成的,还是在体外培养扩增过程中幸存下来的管状结构残留物。因此,研究人员进一步通过获取小鼠的肾细胞,在体外进行培养扩增,将单独分离的细胞种植在可生物降解的 PGA 支架上,然后植入免疫能力强的同种宿主体内[145]。对植入物的组织学分析表明,随着时间的推移,肾上皮细胞首先会形成一个实心的绳状结构,然后形成一个中空的核心,进而发育成小管。对细胞类型的进一步检查证实了这些单独分离的细胞具有重建近端小管、远端小管、Henle 环和集合管等肾单位结构的能力。

在另一项研究中,一种管状聚碳酸酯材料被用作种子细胞支架[146]。该支架被植入小鼠模型的皮下,另一端连接至末端带储液装置的硅橡胶导管。当对该材料进行组织学评估时,可以观察到广泛的新生血管及组织分化良好的肾小球和肾小管结构,包括近端和远端的肾小管细胞和 Henle 环。肾小管细胞和细胞外基质的免疫组织化学染色分别检测到骨桥蛋白和纤维连接蛋白的表达。储液装置收集的液体分析显示,尿酸(血清中为 66mg/dl)和肌酐(血清中为 27.91mg/dl)的平均浓度比血清中的尿酸(2mg/dl)和肌酐(4.49mg/dl)平均浓度都要高得多。总体而言,这项研究的结果证明,单个肾细胞能够形成复杂的多细胞结构和功能肾单位。

一种体外肾小管辅助装置(renal tubular assist device,RAD)已被开发出来,它的功能与血液透析装置是互补的。RAD 由多纤维生物反应器组成,在该反应器中种植融合的单层近端小管细胞。在血液透析的设置中,血液首先通过传统的血液过滤器进行处理,然后被引导至 RAD,作为向血液提供补充细胞代谢功能的一种方式。在急性尿毒症犬模型中,种植猪肾小管细胞 RAD 可以促进氨的排泄和增加血浆 1,25-二羟基维生素 D_3 的含量[147]。在一项 I/II 期试验中,对 10 名因 AKI 入住重症监护室的患者进行了由单层人源性近端小管细胞组成的 RAD 替代治疗[148]。在重症监护环境中,由于合并并发症和多器官功能衰竭,这些患者在治疗前存活的可能性较低,但使用 RAD 的患者中有 60% 的患者存活了 30 天以上。另一项随机对照 III 期临床试验比较了对入住重症监护室的 AKI 患者行 RAD 加血液滤过($n=40$)治疗和单纯行血液滤过($n=18$)治疗的不同结局[149]。那些接受 RAD 加血液滤过的患者在 180 天存活率有所提高,并表现出更早的肾功能恢复,但这一结果并没有显著差异。

治疗性克隆肾组织再生

既往的肾组织再生策略依赖于干细胞、胚胎前体细胞或同种异体肾细胞作为生物起始材料,体细胞核移植也被认为是一种潜在的再生治疗细胞策略。从收获的牛成纤维细胞中提取核材料,然后将其移植到去核的未受精牛卵母细胞中[150]。在这些克隆的胚胎中,肾细胞被分离和扩增,然后种植到三维可生物降解的支架上,随后植入获得原始细胞的动物体内。植入 12 周后,这些肾单位能够单向分泌溶质,浓缩尿素氮和肌酐,并产生尿液(图 25.4)。此外,在组织学检查中发现了肾小球和管状结构,在这种环境下再生的组织与最初获取细胞的动物在基因上是相同的。这项研究的结果首次证明,治疗性克隆技术可以产生活的肾组织细胞,通过体外扩增和种植到可生物降解的支架上,该技术可用于体内肾组织的再生。

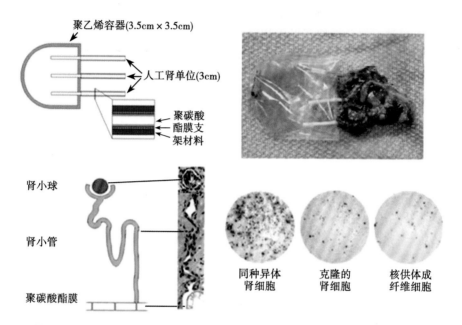

图 25.4   组织工程肾单位的图示(左上方);接种克隆细胞植入 3 个月后明显的尿样液体积聚(右上方);肾外植体显示出成熟的肾小球,肾小管和聚碳酸酯膜之间清晰的单向连续性同道(左下图)。ELISpot 分析显示 T 细胞在同种异体肾细胞、克隆的肾细胞或核供体成纤维细胞刺激后分泌 IFN-γ 的情况(右下)

全肾功能替代

天然胶原脱细胞肾基质的开发使大量肾细胞移植成为可能。这种移植物是通过广泛的整体器官脱细胞策略创建的,该策略利用洗涤剂和酶的特定组合来去除肾脏细胞物质,并为随后的再细胞化保留了血管和基质结构。全肾功能替代领域的进展始于一种模拟肾基质结构的无细胞胶原基质的开发[151]。该基质支架表面能够种植大量的细胞,在种植 8 周后,细胞黏附、增殖和分化为肾小管和肾小球结构。器官脱细胞技术的出现是因为需要在与肾脏高度相似的复杂间质和血管结构内种植更新的肾细胞。这项技术最早的报道之一是大鼠肾脏脱细胞和随后的多能小鼠胚胎干细胞的种植,这些干细胞最终在细胞外基质中增殖并分化为各种类型的肾脏细胞[152]。使用该模型的进一步研究证实了上述设想的可行性,因为从"基质到细胞"的信号导致了血管细胞的内皮化和基底膜重塑[153]。

去细胞方法还被应用于恒河猴肾脏的研究,用于作为细胞黏附和迁移的支架[154]。此外,无细胞的肾细胞外基质支架也已经从猪肾脏中产生,研究人员随后将其种植细胞后并重新植入猪体内[155]。虽然移植的支架显示肾脏超微结构得以维持,但进一步的病理分析显示包膜周围存在炎症细胞浸润和广泛的血管血栓形成。猪肾支架的额外实验包括尝试确定快速脱细胞的最佳条件[156]。结果发现,0.5%的十二烷基硫酸钠溶液可以最有效地去除猪肾细胞,同时保持支架的血管和基质结构,使随后的人类原代肾细胞种植成为可能。现已报道了进一步优化的方法,包括使用非离子洗涤剂加速去细胞过程、生理状态下通过肾动脉注入干细胞以及通过压力控制灌注来促进种子种植和诱导向血管和肾小球细胞分化[157]。

在另一项研究中,大鼠、猪和人的肾脏进行了去细胞处理,以生成一个具有收集系统和输尿管的脱细胞基质支架[158]。在生物反应器中进行孵育时,通过支架的天然脉管系统进行大鼠上皮和内皮细胞灌注接种,随后该体系表现出基本的尿液生成的能力。此外,大鼠体内的原位移植结果表明,移植物产生了尿液。后续的研究报道了在细胞培养和接种方法方面更多进展,这些方法使猪原代肾细胞的培养扩增具有保留的表型和高效的再种植能力[159],在功能上,这些肾近端小管细胞可重新吸收电解质,表现出水解酶活性,并可产生 EPO。

(巩艳青　何宇辉 译,林健　陈宇珂 审校)

参考文献

1. Hutch J. Vesico-ureteral reflux in the paraplegic: cause and correction. J Urol. 1952;68:457-69.

2. Lich R, Howerton L, Davis L. Recurrent urosepsis in children. J Urol. 1961;86:554.

3. Hawkins K, Pernarelli J, Ozminkowski R. The prevalence of urinary incontinence and its burden on the quality of life among older adults with medical supplemental insurance. Qual Life Res. 2011;20:723-32.

4. Gersuny R. Uber eine subcutane prosthese. Zeutscrift f Heilkd Wein u Leipzig. 1900;21:199.

5. Murless B. The injection treatment of stress incontinence. J Obs Gynaecol Br Emp. 1938;45:67-73.

6. Sachse H. Treatment of urinary incontinence with sclerosing solutions. Indications, results, complications. Urol Int. 1963;15:225-44.

7. Bubanz H, Truss F, Zimmermann A. Ureterstenosis after periurethral injection of granugenol oil. Urol A. 1980; 19:143-4.

8. Berg S. Polytef augmentation urethroplasty. Correction of surgically incurable urinary incontinence by injection technique. Arch Surg. 1973;107:379-81.

9. Politano V, Small M, Harper J, Lynne C. Periurethral teflon injection for urinary incontinence. Trans Am Assoc Genitourin Surg. 1973;65:54-7.

10. Matouschek K. Die Behandlung des vesikorenalen refluxes durch transueterale Einspritzung von polytetrafluoro-ethylenepaste. Urol A. 1981;20:263-4.

11. Geiss S, Alessandrini P, Allouch G, et al. Multicenter survey of endoscopic treatment of vesicoureteral reflux in children. Eur Urol. 1990;17:328-9.

12. Puri P, Ninan G, Surana R. Subureteric Teflon Injection (STING). results of a European survey. Eur Urol. 1995;27:71-5.

13. Malizia A, Reiman H, Myers R, et al. Migration and granulomatous reaction after periurethral injection of Polytef (Teflon). JAMA. 1984;251:3277-81.

14. Aaronson I, Rames R, Greene W, et al. Endoscopic treatment of reflux: migration of teflon to the lungs and brain. Eur Urol. 1993;23:394-9.

15. Merguerian P, McLorie G, Khoury A, et al. Submucosal injection of polyvinyl alcohol foam in rabbit bladder. J Urol. 1990;144:531-3.

16. Buckley J, Scott R, Aitchison M. Periurethral microparticulate silicone injection for stress incontinence and vesi-coureteric reflux. Minim Invasive Ther. 1991;1:72.

17. Walker R, Wilson J, Clark A. Injectable bioglass as a potential substitute for injectable polytetrafluoroethylene. J Urol. 1992;148:645-7.

18. Shortliffe L, Freiha F, Kessler R, et al. Treatment of urinary incontinence by the periurethral implantation of Gl-utaraldehyde cross-linked collagen. J Urol. 1989;141:538-41.

19. Leonard M, Canning D, Peters C, et al. Endoscopic injection of glutaraldehyde cross-linked bovine dermal colla-gen for correction of vesicoureteral reflux. J Urol. 1991;145:115-9.

20. Khullar V, Cardozo L, Abbott D, Anders K. GAX collagen in the treatment of urinary incontinence in elderly women: a two year follow up. Br J Obstet Gynaecol. 1997;104:96-9.

21. Cross C, English S, Cespedes R, McGuire E. A follow up on transurethral collagen injection therapy for urinary incontinence. J Urol. 1998;159:106-8.

22. Herschorn S, Radomski S. Collagen injections for genuine stress urinary incontinence: patient selection and du-rability. Int Urogynecol J Pelvic Floor Dysfunct. 1997;8:18-24.

23. Monga A, Robinson D, Stanton S. Periurethral collagen injections for genuine stress incontinence: a 2-year fol-low-up. Br J Urol. 1995;76:156-60.

24. Haferkamp A, Contractor H, Möhring K, et al. Failure of subureteral bovine collagen injection for the endoscopic treatment of primary vesicoureteral reflux in long-term follow-up. Urology. 2000a;55:759-63.

25. Haferkamp A, Mohring K, Staehler G, et al. Long-term efficacy of subureteral collagen injection for endoscopic treatment of vesicoureteral reflux in neurogenic bladder cases. J Urol. 2000b;163:274-7.

26. Stenberg A, Lackgren G. A new bioimplant for the endoscopic treatment of vesicoureteral reflux: experimental and short-term clinical results. J Urol. 1995;154:800-3.

27. Kirsch A, Perez-Brayfield M, Scherz H. Minimally invasive treatment of Vesicoureteral reflux with endoscopic injection of dextranomer/hyaluronic acid copolymer: the Children's hospitals of Atlanta experience. J Urol. 2003;170:211-5.

28. Puri P, Chertin B, Velayudham M, et al. Treatment of vesicoureteral reflux by endoscopic injection of Dextrano-mer/hyaluronic acid copolymer: preliminary results. J Urol. 2003;170:1541-4.

29. Stenberg A, Larsson G, Johnson P. Urethral injection for stress urinary incontinence: long-term results with dex-tranomer/hyaluronic acid copolymer. Int Urogynecol J. 2003;14:335-8.

30. Dewan P. Evaluation of polydimethylsiloxane as an alternative in the endoscopic treatment of vesicoureteral re-flux. J Urol. 1995;153:1644-5.

31. Harriss D, Iacovou J, Lemberger R. Peri-urethral silicone microimplants (macroplastique) for the treatment of genuine stress incontinence. BJU Int. 1996;78:722-8.

32. Ghoniem G, Miller C. A systematic review and meta-analysis of macroplastique for treating female stress urinary incontinence. Int Urogynecol J. 2013;24:27-36.

33. Elder J, Diaz M, Caldamone A, et al. Endoscopic therapy for vesicoureteral reflux: a meta-analysis. Reflux reso-lution and urinary tract infection. J Urol. 2006;175:716-22.

34. Lightner D, Calvosa C, Andersen R, et al. A new injectable bulking agent for treatment of stress urinary incon-tinence: results of a multicenter, randomized, controlled, double-blind study of Durasphere. Urology. 2001;58:12-5.

35. Chrouser K, Fick F, Goel A, et al. Carbon coated zirconium beads in β-Glucan gel and bovine Glutaraldehyde cross-linked collagen injections for intrinsic sphincter deficiency: continence and satisfaction after extended fol-lowup. J Urol. 2004;171:1152-5.

36. Mevorach R, Hulbert W, Rabinowitz R, et al. Results of a 2-year multicenter trial of endoscopic treatment of

vesicoureteral reflux with synthetic calcium hydroxyapatite. J Urol. 2006;175:288-91.

37. Mayer R,Dmochowski R,Appell R,et al. Multicenter prospective randomized 52-week trial of calcium hydroxy-lapatite versus bovine dermal collagen for treatment of stress urinary incontinence. Urology. 2007;69:876-80.

38. Santiago Gonzalez de Garibay A,Castro Morrondo J,Castillo Jimeno J,et al. Endoscopic injection of autologous adipose tissue in the treatment of female incontinence. Arch Esp Urol. 1989;42:143-6.

39. Santarosa R,Blaivas J. Periurethral injection of autologous fat for the treatment of sphincteric incontinence. J Urol. 1994;151:607-11.

40. Lee P,Kung R,Drutz H. Periurethral autologous fat injection as treatment for female stress urinary inconti-nence:a randomized,double-blind,controlled trial. J Urol. 2001;165:153-8.

41. Atala A,Cima L,Kim W,et al. Injectable alginate seeded with chondrocytes as a potential treatment for vesi-coureteral reflux. J Urol. 1993a;150:745-7.

42. Atala A,Kim W,Paige K,et al. Endoscopic treatment of vesicoureteral reflux with a chondrocyte-alginate sus-pension. J Urol. 1994b;152:641-4.

43. Diamond D,Caldamone A. Endoscopic correction of vesicoureteral reflux in children using autologous chondro-cytes:preliminary results. J Urol. 1999;162:1185-8. doi:10. 1016/S0022-5347(01)68124-2.

44. Caldamone A,Diamond D. Long-term results of the endoscopic correction of vesicoureteral reflux in children using autologous chondrocytes. J Urol. 2001;165:2224-7. doi:10. 1016/S0022-5347(05)66170-8.

45. Bent A,Tutrone R,McLennan M,et al. Treatment of intrinsic sphincter deficiency using autologous ear chon-drocytes as a bulking agent. Neurourol Urodyn. 2001;20:157-65.

46. Atala A,Cilento B,Paige K,Retik A. Injectable alginate seeded with human bladder muscle cells as a potential treatment for vesicoureteral reflux. J Urol. 1994a;151:362a.

47. Cilento B,Atala A. Treatment of reflux and incontinence with autologous chondrocytes and bladder muscle cells. Dial Pediatr Urol. 1995;18:11.

48. Chancellor M,Yokoyama T,Tirney S,et al. Preliminary results of myoblast injection into the urethra and blad-der wall:a possible method for the treatment of stress urinary incontinence and impaired detrusor contractility. Neurourol Urodyn. 2000;19:279-87.

49. Yokoyama T,Pruchnic R,Lee J,et al. Autologous primary muscle-derived cells transfer into the lower urinary tract. Tissue Eng. 2004;7:395-404.

50. Kwon D,Kim Y,Pruchnic R,et al. Periurethral cellular injection:comparison of muscle-derived progenitor cells and fibroblasts with regard to efficacy and tissue contractility in an animal model of stress urinary incontinence. Urology. 2006;68:449-54.

51. Strasser H,Marksteiner R,Margreiter E,et al. Autologous myoblasts and fibroblasts versus collagen for treat-ment of stress urinary incontinence in women:a randomised controlled trial. Lancet. 2007;369:2179-86.

52. Kajbafzadeh A,Elmi A,Payabvash S,et al. Transurethral autologous myoblast injection for treatment of urinary incontinence in children with classic bladder exstrophy. J Urol. 2008;180:1098-105.

53. Carr L,Steele D,Steele S,et al. 1-year follow-up of autologous muscle-derived stem cell injection pilot study to treat stress urinary incontinence. Int Urogynecol J. 2008;19:881-3.

54. Blaganje M,Lukanovic A. Ultrasound-guided autologous myoblast injections into the extrinsic urethral sphinc-ter:tissue engineering for the treatment of stress urinary incontinence. Int Urogynecol J. 2013;24:533-5.

55. Peters K,Dmochowski R,Carr L,et al. Autologous muscle derived cells for treatment of stress urinary inconti-nence in women. J Urol. 2014;192:469-76.

56. Gras S,Klarskov N,Lose G. Intraurethral injection of autologous minced skeletal muscle:a simple surgical treat-ment for stress urinary incontinence. J Urol. 2014;192:850-5.

57. Jack G,Almeida F,Zhang R,et al. Processed lipoaspirate cells for tissue engineering of the lower urinary tract:

implications for the treatment of stress urinary incontinence and bladder reconstruction. J Urol. 2005；174：2041-5.

58. Fu Q，Song X，Liao G，et al. Myoblasts differentiated from adipose-derived stem cells to treat stress urinary incontinence. Urology. 2010；75：718-23.

59. Zhao W，Zhang C，Jin C，et al. Periurethral injection of autologous adipose-derived stem cells with controlled-release nerve growth factor for the treatment of stress urinary incontinence in a rat model. Eur Urol. 2011；59：155-63.

60. Yamamoto T，Gotoh M，Kato M，et al. Periurethral injection of autologous adipose-derived regenerative cells for the treatment of male stress urinary incontinence：report of three initial cases. Int J Urol. 2012；19：652-9.

61. Kuismanen K，Sartoneva R，Haimi S，et al. Autologous adipose stem cells in treatment of female stress urinary incontinence：results of a pilot study. Stem Cells Transl Med. 2014；3：1-6.

62. Wessells H，McAninch JW. Use of free grafts in urethral stricture reconstruction. J Urol. 1996；155：1912-5.

63. Ehrlich R，Reda E，Koyle M. Complications of bladder mucosal graft. J Urol. 1989；142：626-7.

64. Provet J，Surya B，Grunberger I，et al. Scrotal island flap urethroplasty in the management of bulbar urethral strictures. J Urol. 1989；142：1455-8.

65. Atala A. Regenerative medicine and tissue engineering in urology. Urol Clin North Am. 2009；36：199-209.

66. Olsen L，Bowald S，Busch C，et al. Urethral reconstruction with a new synthetic absorbable device. An experimental study. Scand J Urol Nephrol. 1992；26：323-6.

67. Kropp BP，Ludlow JK，Spicer D，et al. Rabbit urethral regeneration using small intestinal submucosa onlay grafts. Urology. 1998；52：138-42.

68. Atala A，Guzman L，Retik A. A novel inert collagen matrix for hypospadias repair. J Urol. 1999；162：1148-50.

69. El-Kassaby A，Retik A，Yoo J，Atala A. Urethral stricture repair with an off-the-shelf collagen matrix. J Urol. 2003；169：170-3.

70. El-Kassaby A，AbouShwareb T，Atala A. Randomized comparative study between buccal mucosal and acellular bladder matrix grafts in complex anterior urethral strictures. J Urol. 2008；179：1432-6.

71. le Roux P. Endoscopic urethroplasty with unseeded small intestinal submucosa collagen matrix grafts：a pilot study. J Urol. 2005；173：140-3.

72. Palminteri E，Berdondini E，Colombo F，Austoni E. Small intestinal submucosa（SIS）graft urethroplasty：short-term results. Eur Urol. 2007；51：1695-701.

73. Palminteri E，Berdondini E，Fusco F，et al. Long-term results of small intestinal submucosa graft in bulbar urethral reconstruction. Urology. 2012；79：695-701.

74. De Filippo R，Yoo J，Atala A. Urethral replacement using cell seeded tubularized collagen matrices. J Urol. 2002；168：1789-93.

75. Fu W，Zhang X，Zhang B，et al. Biodegradable urethral stents seeded with autologous urethral epithelial cells in the treatment of post-traumatic urethral stricture：a feasibility study in a rabbit model. BJU Int. 2009；104：263-8.

76. Raya-Rivera A，Esquiliano DR，Yoo JJ，et al. Tissue-engineered autologous urethras for patients who need reconstruction：an observational study. Lancet. 2011；377：1175-82.

77. Horst M，Madduri S，Milleret V，et al. A bilayered hybrid microfibrous PLGA-acellular matrix scaffold for hollow organ tissue engineering. Biomaterials. 2013；34：1537-45.

78. Fu W，Xu Y，Wang Z，et al. New ureteral scaffold constructed with composite poly（L-lactic acid）-collagen and urothlial cells by new centrifugal seeding system. J Biomed Mater Res A. 2012；100：1725-33.

79. McDougal W. Metabolic complications of urinary intestinal diversion. J Urol. 1992；147：1199-208.

80. Soergel T，Cain M，Misseri R，et al. Transitional cell carcinoma of the bladder following augmentation cystoplas-

ty for the neuropathic bladder. J Urol. 2004;172;1649-51.

81. Neuhoff H. Fascial transplantation into visceral defects:an experimental and clinical study. Surg Gynecol Obs. 1917;25;383.

82. Atala A. Tissue engineering for bladder substitution. World J Urol. 2000;18;364-70.

83. Monsour M,Mohammed R,Gorham S,et al. An assessment of a collagen/vicryl composite membrane to repair defects of the urinary bladder in rabbits. Urol Res. 1987;15;235-8.

84. Kropp B,Eppley B,Prevel C,et al. Experimental assessment of small intestinal submucosa as a bladder wall substitute. Urology. 1995;46;396-400.

85. Kropp B,Rippy M,Badylak S,et al. Regenerative urinary bladder augmentation using small intestinal submucosa:urodynamic and histopathologic assessment in long-term canine bladder augmentations. J Urol. 1996;155; 2098-104.

86. Probst M,Dahiya R,Carrier S,Tanagho E. Reproduction of functional smooth muscle tissue and partial bladder replacement. Br J Urol. 1997;79;505-15.

87. Jayo M,Jain D,Wagner B,Bertram T. Early cellular and stromal responses in regeneration versus repair of a mammalian bladder using autologous cell and biodegradable scaffold technologies. J Urol. 2008;180;392-7.

88. Zhang Y. Bladder reconstruction by tissue engineering--with or without cells? J Urol. 2008;180;10-1.

89. Zhang Y,Frimberger D,Cheng E,et al. Challenges in a larger bladder replacement with cell-seeded and un-seeded small intestinal submucosa grafts in a subtotal cystectomy model. BJU Int. 2006;98;1100-5.

90. Caione P,Boldrini R,Salerno A,Nappo S. Bladder augmentation using acellular collagen biomatrix:a pilot experience in exstrophic patients. Pediatr Surg Int. 2012;28;421-8.

91. Farhat W,Yeger H. Does mechanical stimulation have any role in urinary bladder tissue engineering? World J Urol. 2008;26;301-5.

92. Bouhout S,Gauvin R,Gibot L,et al. Bladder substitute reconstructed in a physiological pressure environment. J Pediatr Urol. 2011;7;276-82.

93. Atala A,Vacanti J,Peters C,et al. Formation of urothelial structures in vivo from dissociated cells attached to biodegradable polymer scaffolds in vitro. J Urol. 1992;148;658-62.

94. Atala A,Freeman M,Vacanti J,et al. Implantation in vivo and retrieval of artificial structures consisting of rabbit and human urothelium and human bladder muscle. J Urol. 1993b;150;608-12.

95. Yoo J,Meng J,Oberpenning F,Atala A. Bladder augmentation using allogenic bladder submucosa seeded with cells. Urology. 1998;51;221-5.

96. Oberpenning F,Meng J,Yoo J,Atala A. De novo reconstitution of a functional mammalian urinary bladder by tissue engineering. Nat Biotechnol. 1999;17;149-55.

97. Atala A,Bauer SB,Soker S,et al. Tissue-engineered autologous bladders for patients needing cystoplasty. Lancet. 2006;367;1241-6. doi:10. 1016/S0140-6736(06)68438-9.

98. Atala A. Regenerative bladder augmentation using autologous tissue-when will we get there? J Urol. 2014;191; 1204-5.

99. Joseph D,Borer J,De Filippo R,et al. Autologous cell seeded biodegradable scaffold for augmentation cystoplasty:phase II study in children and adolescents with spina bifida. J Urol. 2014;191;1389-95.

100. Shabsigh A,Korets R,Vora K,et al. Defining early morbidity of radical cystectomy for patients with bladder cancer using a standardized reporting methodology. Eur Urol. 2009;55;164-74.

101. Drewa T. The artificial conduit for urinary diversion in rats:a preliminary study. Transplant Proc. 2007;39; 1647-51.

102. Geutjes P,Roelofs L,Hoogenkamp H,et al. Tissue engineered tubular construct for urinary diversion in a pre-clinical porcine model. J Urol. 2012;188;653-60.

103. Basu J, Jayo M, Ilagan R, et al. Regeneration of native-like neo-urinary tissue from nonbladder cell sources. Tissue Eng Part A. 2012;18:1025-34.

104. Kates M, Singh A, Matsui H, et al. Tissue-engineered urinary conduits. Curr Urol Rep. 2015;16:8.

105. Alessandrescu D, Peltecu G, Buhimschi C, Buhimschi I. Neocolpopoiesis with split-thickness skin graft as a surgical treatment of vaginal agenesis: retrospective review of 201 cases. Am J Obstet Gynecol. 1996;175: 131-8.

106. Lin W, Chang C, Shen Y, Tsai H. Use of autologous buccal mucosa for vaginoplasty: a study of eight cases. Hum Reprod. 2003;18:604-7.

107. Panici PB, Bellati F, Boni T, et al. Vaginoplasty using autologous in vitro cultured vaginal tissue in a patient with Mayer-von-Rokitansky-Kuster-Hauser syndrome. Hum Reprod. 2007;22:2025-8.

108. Zhu L, Zhou H, Sun H, et al. Anatomic and sexual outcomes after vaginoplasty using tissue-engineered biomaterial graft in patients with Meyer-Rokitansky-Kuster-Hauser syndrome: a new minimally invasive and effective surgery. J Sex Med. 2013;10:1652-8.

109. Ding J, Zhang X, Chen L, Hua K. Vaginoplasty using acellular porcine small intestinal submucosa graft in two patients with Meyer-von-Rokitansky-Kuster-Hauser syndrome: a prospective new technique for vaginal reconstruction. Gynecol Obs Invest. 2013;75:93-6.

110. Hendren W, Atala A. Use of bowel for vaginal reconstruction. J Urol. 1994;152:752-7.

111. Schober J. Cancer of the neovagina. J Pediatr Urol. 2007;3:167-70.

112. De Filippo RE, Yoo JJ, Atala A. Engineering of vaginal tissue in vivo. Tissue Eng. 2003;9:301-6.

113. De Filippo RE, Bishop CE, Filho LF, et al. Tissue engineering a complete vaginal replacement from a small biopsy of autologous tissue. Transplantation. 2008;86:208-14.

114. Raya-Rivera AM, Esquiliano D, Fierro-Pastrana R, et al. Tissue-engineered autologous vaginal organs in patients: a pilot cohort study. Lancet. 2014;384:329-36.

115. Wang T, Koh C, Yoo J. Creation of an engineered uterus for surgical reconstruction. In: American academy of pediatrics section on urology. New Orleans; 2003.

116. Guild W, Harrison J, Merrill J, Murray J. Successful homotransplantation of the kidney in an identical twin. Trans Am Clin Clim Assoc. 1955;67:167-73.

117. Ikarashi K, Li B, Suwa M, et al. Bone marrow cells contribute to regeneration of damaged glomerular endothelial cells. Kidney Int. 2005;67:1925-33.

118. Yokoo T, Ohashi T, Shen J, et al. Human mesenchymal stem cells in rodent whole-embryo culture are reprogrammed to contribute to kidney tissues. Proc Natl Acad Sci. 2005;102:3296-300.

119. Lin F, Moran A, Igarashi P. Intrarenal cells, not bone marrow-derived cells, are the major source for regeneration in postischemic kidney. J Clin Invest. 2005;115:1756-64.

120. Humphreys B, Bonventre J. Mesenchymal stem cells in acute kidney injury. Annu Rev Med. 2008;59:311-25.

121. Lin F. Renal repair: role of bone marrow stem cells. Pediatr Nephrol. 2008;23:851-61.

122. Morigi M, Imberti B, Zoja C, et al. Mesenchymal stem cells are renotropic, helping to repair the kidney and improve function in acute renal failure. J Am Soc Nephrol. 2004;15:1794-804.

123. Togel F, Hu Z, Weiss K, et al. Administered mesenchymal stem cells protect against ischemic acute renal failure through differentiation-independent mechanisms. Am J Physiol Ren Physiol. 2005;289:F31-42.

124. Morigi M, Rota C, Montemurro T, et al. Life-sparing effect of human cord blood-mesenchymal stem cells in experimental acute kidney injury. Stem Cells. 2010;28:513-22.

125. Ringden O, Uzunel M, Rasmusson I, et al. Mesenchymal stem cells for treatment of therapy-resistant graft-versus-host-disease. Transplantation. 2006;81:1390-7.

126. Le Blanc K, Frassoni F, Ball L, et al. Mesenchymal stem cells for treatment of steroid-resistant, severe, acute

graft-versus-host disease: a phase II study. Lancet. 2008;371:1579-86.

127. Tan J, Wu W, Xu X, et al. Induction therapy with autologous mesenchymal stem cells in living-related kidney transplants: a randomized controlled trial. JAMA. 2012;307:1169-77.

128. AbouShwareb T, Egydio F, Straker L, et al. Erythropoietin producing cells for potential cell therapy. World J Urol. 2008;26:295-300.

129. Gyabaah K, Aboushwareb T, Guimaraes Souza N, et al. Controlled regulation of erythropoietin by primary cultured renal cells for renal failure induced anemia. J Urol. 2012;188:2000-6.

130. Yamaleyeva L, Guimaraes-Souza N, Krane L, et al. Cell therapy with human renal cell cultures containing erythropoietin-positive cells improves chronic kidney injury. Stem Cells Transl Med. 2012;1:373-83.

131. Joraku A, Stern K, Atala A, Yoo J. In vitro generation of three-dimensional renal structures. Methods. 2009; 47:129-33.

132. Guimaraes-Souza NK, Yamaleyeva LM, AbouShwareb T, et al. In vitro reconstitution of human kidney structures for renal cell therapy. Nephrol Dial Transplant. 2012;27:3082-90.

133. Woolf A, Palmer S, Snow M, Fine L. Creation of a functioning chimeric mammalian kidney. Kidney Int. 1990; 38:991-7.

134. Abrahamson D, St John P, Pillion D, Tucker D. Glomerular development in intraocular and intrarenal grafts of fetal kidneys. Lab Investig. 1991;64:629-39.

135. Rogers S, Lowell J, Hammerman N, Hammerman M. Transplantation of developing metanephroi into adult rats. Kidney Int. 1998;54:27-37.

136. Rogers S, Powell-Braxton L, Hammerman M. Insulin-like growth factor I regulates renal development in rodents. Dev Genet. 1999;24:293-8.

137. Rogers S, Hammerman M. Prolongation of life in anephric rats following de novo renal organogenesis. Organogenesis. 2004;1:22-5.

138. Dekel B, Burakova T, Arditti F, et al. Human and porcine early kidney precursors as a new source for transplantation. Nat Med. 2003;9:53-60.

139. Steer D, Bush K, Meyer T, et al. A strategy for in vitro propagation of rat nephrons. Kidney Int. 2002;62:1958-65.

140. Rosines E, Sampogna R, Johkura K, et al. Staged in vitro reconstitution and implantation of engineered rat kidney tissue. Proc Natl Acad Sci. 2007;104:20938-43.

141. Yokote S, Yokoo T, Matsumoto K, et al. Metanephros transplantation inhibits the progression of vascular calcification in rats with adenine-induced renal failure. Nephron Exp Nephrol. 2012b;120:e32-40.

142. Matsumoto K, Yokoo T, Matsunari H, et al. Xenotransplanted embryonic kidney provides a niche for endogenous mesenchymal stem cell differentiation into erythropoietin-producing tissue. Stem Cells. 2012; 30: 1228-35.

143. Yokote S, Yokoo T, Matsumoto K, et al. The effect of metanephros transplantation on blood pressure in anephric rats with induced acute hypotension. Nephrol Dial Transplant. 2012a;27:3449-55.

144. Atala A, Schlussel R, Retik A. Renal cell growth in vivo after attachment to biodegradable polymer scaffolds. J Urol. 1991;153:4.

145. Fung L, Elenius K, Freeman M, et al. Reconstitution of EGFr-poor renal epithelial cells into tubular structures on biodegradable polymer scaffold. Pediatrics. 1996;98(Suppl):S631.

146. Yoo J, Ashkar S, Atala A. Creation of functional kidney structures with excretion of kidney-like fluid in vivo. Pediatrics. 1996;98S:605.

147. Humes H, Buffington D, MacKay S, et al. Replacement of renal function in uremic animals with a tissue-engineered kidney. Nat Biotechnol. 1999;17:451-5.

148. Humes H, Weitzel W, Bartlett R, et al. Initial clinical results of the bioartificial kidney containing human cells in ICU patients with acute renal failure. Kidney Int. 2004;66:1578-88.

149. Tumlin J, Wali R, Williams W, et al. Efficacy and safety of renal tubule cell therapy for acute renal failure. J Am Soc Nephrol. 2008;19:1034-40.

150. Lanza RP, Chung HY, Yoo JJ, et al. Generation of histocompatible tissues using nuclear transplantation. Nat Biotechnol. 2002;20:689-96.

151. Amiel G, Yoo J, Atala A. Renal therapy using tissue-engineered constructs and gene delivery. World J Urol. 2000;18:71-9.

152. Ross E, Williams M, Hamazaki T, et al. Embryonic stem cells proliferate and differentiate when seeded into kidney scaffolds. J Am Soc Nephrol. 2009;20:2338-47.

153. Ross E, Abrahamson D, St John P, et al. Mouse stem cells seeded into decellularized rat kidney scaffolds endothelialize and remodel basement membranes. Organogenesis. 2012;8:49-55.

154. Nakayama K, Batchelder C, Lee C, Tarantal A. Decellularized rhesus monkey kidney as a three-dimensional scaffold for renal tissue engineering. Tissue Eng Part A. 2010;16:2207-16.

155. Orlando G, Farney A, Iskandar S, et al. Production and implantation of renal extracellular matrix scaffolds from porcine kidneys as a platform for renal bioengineering investigations. Ann Surg. 2012;256:363-70.

156. Sullivan D, Mirmalek-Sani S, Deegan D, et al. Decellularization methods of porcine kidneys for whole organ engineering using a high-throughput system. Biomaterials. 2012;33:7756-64.

157. Bonandrini B, Figliuzzi M, Papadimou E, et al. Recellularization of well-preserved acellular kidney scaffold using embryonic stem cells. Tissue Eng Part A. 2014;20:1486-98.

158. Song J, Guyette J, Gilpin S, et al. Regeneration and experimental orthotopic transplantation of a bioengineered kidney. Nat Med. 2013;19:646-51.

159. Abolbashari M, Agcaoili S, Lee M, et al. Repopulation of porcine kidney scaffold using porcine primary renal cells. Acta Biomater. 2016;29:52-61.

第二十六章
医疗专利申请与转化

Hannah Koyfman

引言

第一部专利法案可追溯到意大利文艺复兴时期。从第一部法案至今,申请专利所需的内容几乎没有什么改变[1]。专利是政府批准独家制造、使用及销售新物品或新方法的权利。如今,专利法律系统是新的发明创造在医疗系统广泛转化应用的关键引擎。

本章为医学专利实践者们提供专利系统的介绍。本章从一个历史上有趣的医学专利申请例子开始,随后从发明的创造、提交专利申请、申诉直到专利授权,最后介绍专利的转化,全章节从以上几个方面描述获得专利的全过程。不同国家对专利性的要求有些许不同。本章涉及内容主要依据美国法律,这些内容在其他国家没有明显差异。

案例学习

在 20 世纪 30 年代,Frederic Foley 作为众多发明家之一竞争制造第一个可以有效自身固定的球囊导尿管。球囊导尿管的发明可以追溯到 1853 年,J. F. Reybard 描述了一个由经油浸渍的织物与球囊连接构造的装置[2]。1927 年,Vincent Oddo 医生试验了一个 5ml 橡胶球囊连接双通道的编织导尿管[3]。但是 Vincent Oddo 的方法并没取得成功,因为橡胶在与尿液接触之后发生了分解[3]。在 20 世纪 30 年代,Foley 是明尼苏达州圣保罗市的一名泌尿外科医生。他发明的创新之处是将球囊与尿管由一块橡胶制造。相较于传统导尿管,这种方法降低了生产成本,并使得导尿管变得更加坚固。在 1935 年的美国泌尿外科医师协会年会上,Foley 展示了自己改良的导尿管[2]。然而,他并没有将其申请专利。

在完成导尿管的设计之后,Foley 努力寻找可行的商用途径制造导尿管,在 1936 年,Foley 最终完成了导尿管制造方法的专利申请[4]。Foley 的制造方法专利建立在一种新的生产工艺上,这种新工艺通过将一个模具浸在乳橡胶中,随后将模具从乳橡胶中拉出使得模具表面有一层乳橡胶的外衣,最后等待乳橡胶凝固干燥[2]。无独有偶,同时期一个竞争者产生了类似的想法。Davol 橡胶公司的员工 Paul Raiche 自行创立了一种浸渍模板法,可以生产包括球囊尿管在内的多种橡胶产品。并且他在 Foley 申请专利的几个月前完成了专利的申请[4]。

尽管 Foley 提出了法律申诉,专利局还是将这项专利授予了 Raiche 而不是 Foley。结果导致公认的导尿管的名字由 Foley 导尿管变成了 Frederic 导尿管。经济利益归于 Raiche 以及其所属公司的老板。假如 Foley 在公开发表他的发明前完成了专利申请，从而获得了生产或使用导尿管的专利权，他就可以从 Davol 橡胶公司获得专利费，或者直接限制他们生产导尿管。这个案例说明了迅速完成一项新发明专利申请的重要性。

第一步：发明创造的时候需要考虑的因素

获得专利的第一步是识别一个发明是否可以申请专利。几乎任何形式的发明创造都适合被专利保护。美国的法律允许申请任何新颖的、有用的工艺流程、机械、产品、物质构成或者是任何新颖的、有益的改进，但是禁止申请关于自然规律、自然现象以及纯理论想法的专利[5]。具体来说，合格的医疗专利包括医疗设备、诊断设备、新药、老药的新用途（例如治疗另一个不同的疾病），或者是老药的用法用量的新模式等。同时，你甚至可以申请一种诊断方式、手术操作、放射学操作等专利，虽然在某些国家很难或是不可能申请这些类型的发明。类似自然规律的发现是不能申请专利的，例如发现了某种疾病的机制或是现有治疗为何有效等。然而，当发明家有诸如"自然规律"的新发现时，他们往往同时具有了一些可以申请专利的创新点，例如基于对现有治疗手段更深刻的理解来进一步改良既往治疗策略。

每一项发明都会面对同样的问题，那就是何时去申请专利？答案就是当发明人可以充分描述专利，使得相关专业人士（以泌尿外科设备为例，这类人指泌尿外科医生或是手术器械厂商）可以制造以及使用这项发明[6]。可以申请专利的时机往往比发明人所认为的要早。假如发明是一种手术设备，那么没必要在制作出这项医疗设备之后再申请专利；假如发明是一种治疗方式，那么没必要在其应用于病人后再申请专利。即便如此，假如你已经完成了发明的试验，那么在专利的申请中描述试验结果对申请是有益的。举例来说，在专利的申请中，描述临床试验的结果（甚至样本量很小）、动物试验、体外试验或是电脑模拟都是有益的。相较于专业科学期刊杂志，专利局通常需要相对较少的试验的证据结果。

许多发明人发现与同行分享观点对新发明的改进是有益的。然而大部分国家的专利法律要求发明人对发明严格保密。在大部分国家，假如发明家在申请专利前将发明公之于众（例如发表一篇文章或是开展研讨班），那么本项发明被认为是无偿奉献给公众，本项发明则不能申请专利。出于以上原因，在完成申请专利前，保持发明的机密是至关重要的。在发明人之间的机密性讨论不算公开发明。如果你需要与其他非发明人讨论发明的相关事宜，例如外单位的合作者，那么在讨论发明的实质观点前，签署相关机密性协议是有益的。

与大学研究者或是合同研究组织工作者合作时需要考虑额外的问题。第一，谁拥有发明的核心创意？一方面，如果发明是由你的私人实践完成的，那么你通常拥有你的发明。另一方面，如果你是大学或是医院的员工，你的雇用合同规定，雇主对与你工作相关所取得的专利具有所有权。这并不一定是一个缺点。如果研究机构拥有发明，研究机构将会负担专利的申请费用，并且找到专利受让方使其商业化。许多研究机构会予以发明家每一项专利固定的薪酬或是转化后的部分收入。

当有多个发明人时，每一个发明人（或是他们的雇主）都是专利申请或是专利的所有者。如果你雇佣了一个合同研究组织（contact research organization，CRO）去测试或是改进你的发明，你大概不希望他们成为专利的所有者。许多发明人与合同研究组织会协商签署一项合同,要求当合同研究组织对发明进行了改进时,合同研究组织需将改进的所有权转让给发明人。在专利申请过程早期最好明确所有权归属,以免在专利申请后出现专利所有权的问题。

第二步:一旦发明完成应该做些什么

一旦完成发明创造,你需要尽可能快地完成专利申请。许多国家采用"申请优先"的专利制度而不是"发明优先",意思是如果两个人分别完成了同一项发明。那么专利归属于先进行专利申请的发明人,而不属于先完成发明的人。

理论上你可以自行撰写并进行专利申请,但现实中最好还是请一名专利律师来帮你完成这项工作。专利律师撰写的专利申请可在最大限度内保护发明家的知识产权。在大学或是研究型医院工作的发明家们可将这份工作委托给工作单位的技术许可办公室,那里有代表其机构的律师,可以帮助员工进行专利申请。相比之下,私人执业医师一般需要自己聘请专利律师。对于专利起草与申请,聘请一名在专利局注册执业的律师是很重要的。

专利申请包含众多组成部分。专利申请的核心是专利要求书。专利要求书明确了发明人寻求独占的专利内容。法律禁止竞争者涉及专利要求书中的内容,包括制造或使用医疗器械或使用专利要求书中描述的方法,但是竞争者可以使用专利要求书未提及的方式。举个例子来说,Raiche 导尿管最开始的专利要求书是这样描述的,"浸渍法制作物品的方法包括在橡胶中浸渍模具以形成最初的外层,将最初的外层局部进行固化,其特征在于将尿管治疗区域进行固化,再一次将模具浸渍于橡胶中,以获得一个带有凹槽的整体物品"[7]。

专利要求书的内容需要考虑到其他竞争者们都可能用何种方式来实践发明。相较于起诉分割到多个当事人的侵权行为,起诉单一侵权行为,也就是侵犯了专利要求书内的所有要素的行为会更容易。举例来说,一项发明由以下内容组成:①从患者处筹集细胞;②诱导细胞形成多能干细胞后分化形成目标细胞;③将细胞用于患者治疗疾病。在这种情况下,诊所实施第一步,实验室实施第二步,医院实施第三步。如果专利要求书包含第一至第三步内容,那么任何一个单位都不会构成单一侵权行为。相反,如果专利要求第二步中实验的方法,那么实验室则对专利构成单一侵权行为。相似的是,如果专利要求第三步中的治疗方法,那么医院就会对专利构成单一侵权行为。假如专利囊括了第二步产生的细胞种类(假如体外分化的细胞与原有细胞有所区别),那么制作该细胞的诊所和使用该细胞的医院都对本项专利构成侵权。一项经过慎重考虑的专利申请需要包含多方面、范围相互重叠的专利要求,来覆盖保护整个专利。

专利其他内容的功能是支持专利要求书。举例来说,专利申请要求部分同时要包括足够的细节使得相关专业人士可以制作或使用该设备。申请内容中也可以包含发明人对发明进行的试验数据。最后,放眼未来,专利申请的描述需为进一步提出专利要求留出空间。专利律师可以帮助拟定何时进一步提出专利申请的策略。

第三步:专利从申请到授权的过程

一旦专利申请书起草完成,申请人需要到国家专利局进行专利申请。适合的专利局取决于发明人的公民身份、发明人的住所、发明人的公司或研究机构的国家所在地和发明创造的地区等。许多国家强调在本国申请的专利或本国公民申请他国专利前,需要进行国家安全审核。相关国家的专利律师可以帮助进行相关决策。

在美国法律系统中,与医学发明相关的有两种专利申请形式。通常,新发明先提交一个临时性的申请。这种形式具有以下的优点:相对较低的专利申请费用,延迟向专利局交付申请的费用,在提交申请的一年内有机会对专利内容进行改良或增加数据,并有相对较晚的专利到期时间。另一方面,当发明内容已经成熟并且不会在提交申请后1年内做大体上的修改,发明人希望尽快获取专利授权(例如尽早控告竞争者),就可以选择申请实用专利。通常大部分专利的价值会在最初的20年显现(例如在快速更新的科技领域)。

假如一项临时申请被提交,发明人在提交专利后1年期间可以判断本项专利有无商业价值并进行进一步的改善。一年期满,发明人可以选择放弃临时专利的申请或是申请一项非临时的申请(举例来说,就像上述的美国实用专利)。实用专利的专利要求书优先权高于临时专利申请,也就是说实用专利的申请时间被认为在临时专利申请时间之前。享有更早的优先权日期对发明人来说是至关重要的,因为发明人对在该最早优先权日期后发表的任何第三方文件要求享有豁免权(至少就发明人临时备案中披露的时间而言)。

在这1年期限内,发明人可以提交一项名为专利合作条约(patent cooperation treaty,PCT)的国际专利申请。在国际专利申请前,发明人需要在所有想申请专利的国家都进行申请,这意味着申请需要支付昂贵的政府申请费用与翻译费用。进行国际专利申请会给发明人时间做最终的决定,允许发明家探索发明的商用价值。简单来说,国际专利申请允许发明家有18个月的时间决定在哪些国家进行专利申请。更重要的是国际专利申请并不授予专利,也从不授权任何申请人专利所属权利。国际专利申请后必须进行国家阶段申请,国家阶段申请授予在特定国家的专利权利。在本章撰写时,共有148个国家可以进行专利合作条约申请,包括美国、日本、中国、印度、加拿大、澳大利亚,以及欧洲。一些国家或地区不承认专利合作条约,而是要求以1年为期限提交申请。这些地区或国家包括中国台湾及阿根廷、委内瑞拉。在哪一国家进行专利申请的选择是个体化的,主要取决于发明人打算在何处生产或销售该专利,竞争对手可能在何处生产或销售侵权产品,在某一国申请专利的费用以及成功获得专利的可能性。

专利申请提交后,通常要等待数月至数年,具体取决于专利局积压的专利申请多少。其次,在绝大多数国家,专利局将对专利申请进行实质性审查。由于相关知识产权条约,大多数国家的专利法基本相同,但依旧存在差异。专利通常会被分配给一名获得该专利相同领域取研究生学位的专利审查员。审查员会通过审阅申请书,检索目前相关技术进展后得出该专利是否满足该国申请专利的要求。如果专利主张是合格的,审查员会通过该专利。如果审查员发现专利要求书不符合任一国家专利性的要求,申请将会被驳回。专利申请要求因国家或地区而异,并且相关的法律解释变化也很快。但是,总的来说,专利的申请要求主要分为四点。

第一,可申请专利的项目,即什么样的发明可以申请专利。例如,一些国家不允许治疗方法类发明申请专利。在一些国家仅仅是将专利要求的措辞改变便可避免申请被拒绝。

第二,创新性,要求专利在申请时相对于现有技术而言是新颖的。通常,现有技术包含在任何国家以任何语言出版的所有出版物。此外,现有技术还包含公开的口头展示、公开应用、项目的销售以及公开发售。当专利要求书内包含与现有技术(既往期刊文章或已有专利)相似或相同的创新点时,审核员就会以创新性不足为由而不予通过审查。

第三,非显而易见性,也被称为发明点,意思是即便发明满足创新性,但如果只是在既往的发明基础上进行的简单的调整,并不符合专利的申请要求。例如,将两项专利的亮点合在一起的新发明,往往会因简单合并原有技术被审查员直接拒绝。

第四,可行性及使用说明,简单来说,专利申请必须详细介绍本项专利,让相关专业人士按照说明书可以完成制作和使用[6]。法院规定,仅局限于计划、想法或灵感的专利申请(例如,进行一项识别具有所需特性的药物分子的筛查)是不满足这一要求的[8]。为了满足使用说明的要求,提交的申请必须证明申请人在提交申请时保有发明的所有权[9]。

除上述 4 个要求以外,美国和其他一些国家/地区规定发明人在申请专利过程中确保真实、杜绝造假的义务。在美国,这项义务包括向专利局提供发明人所了解的任何现有技术,这样可以帮助筛选缺乏创新性的申请。为了满足该要求,发明人需将所有的现有技术资料提供给专利律师,以便律师可以将其提交给专利局审核。但是该项义务并不是要求发明人去检索现有技术。

如果审查员拒绝了专利申请,申请人可对此做出回应。最常用的沟通方式是书面形式,与审查员面谈或电话联系也是可以的。在回应中,申请人可以对审查意见进行申诉,或者/同时提出根据审查意见修改申请以通过审查。通常,审查员会发现申请人不知道的现有新技术。在这种情况下,申请人可以缩小专利要求书的范围,从而使得现有技术排除在专利要求书范围之外。至关重要的是,当申请人修改专利要求书时,他们必须仅使用原始提交的申请中的公开内容进行修改。因此,申请人在提交申请时,应再三考量,尽可能提交完备的申请材料。

拒绝专利申请与申请人做出答复通常会发生多次,这一过程称为专利诉讼。通常,经过几轮诉讼后,审查员会同意申请,并颁发专利。专利一经发布,便授予专利权人在专利所属的国家/地区禁止他人制作、使用和出售该项专利。这些权利将一直持续到专利的有效期截至,通常是获取专利之后的 20 年。当专利局延迟发布专利时,美国专利与商标局会给予几年的额外期限,即专利期限调整(patent term adjustment,PTA)。

大多数时候,被授权专利的专利要求书并不涵盖所有潜在的竞争产品,因为在专利诉讼期间申请范围可能有所缩小,或者发明人推出了第二代产品,或者竞争对手设计了一种在专利要求书以外的新产品。在这些情况下,申请人可以在保留已获得专利的基础上,通过续交专利申请来获得第二(或第三或第四)次更新、完善的机会。续申请(有时称为子申请)是前次申请的新版本,前次申请版本(父申请)的复制,并较原申请具有优先权。续申请必须是在首次申请到期或被废止之前。续申请可以继承原申请的最早优先日期。续申请是一个可以让申请人鱼和熊掌兼得的机会,既可以保有原申请的权利,又可以在续申请中对第二代产品或竞争产品的有关内容进行修改完善。在任何商业发达的国家/地区保有续申请的制度是十分有益的,这样的制度保障了处于不断发展的产品的权利。

退一步来说,专利的两个最重要的属性是其广度和强度。专利的广度指获得的专利不仅特指申请人的某一确切发明,同时也涵盖具有不同设计的竞争产品。专利的强度是指发生侵权时能够抵抗不合理的质疑与挑战。通常,申请专利所涵盖的内容越精确,专利的强度越强。因为越精确的描述更容易突出发明的创新型。因此在申请专利时应找到广度与强度的平衡点。

第四步:专利的转化

专利的转化途径主要有两种,其一是专利授权,许可给第三方使用,其二是生产自己的产品,并通过专利专有权来避免市场竞争。

专利许可是双方协商达成的协议,即被许可人(通常是公司)获得制造和销售专利产品的权利,而不会侵犯许可人(通常是发明人)的专利权。作为回报,公司需向发明人支付一系列款项。专利的转化费通常包括被许可方向发明人支付的预付款,满足条件(例如完成临床试验)时的付款以及专利产品销售的特许权使用费。

独享专利许可,即所有权利都授权给同一个被许可方,常见于商业产品专利,并且被许可人想成为唯一的分销商的情况。在其他条件下,专利许可是非独占的,即发明人可向任何数量的被许可人授予权利,常见于专利具有多种用途的情况。专利许可也会受到地理上的限制。例如,发明人可以授予美国公司在美国的经销权,同时授予欧洲公司在欧洲的经销权。

无论是授权专利许可还是自行生产专利产品,在专利权被侵犯时都有权利进行索赔。专利诉讼的详细介绍不在本章范围之内,此处简单讨论了与医疗专利诉讼有关的两点。

仔细考虑专利诉讼的核心是十分重要的。专利持有人通常倾向于起诉制造商或诊断服务公司而不是医生个体。这种倾向包括道德和实践两方面考虑,包括事实上美国法律支持从业人员在对患者执行某些医疗或外科手术过程中享有一定窄范围的专利侵权责任的豁免权[10]。出于以上原因,制造商或是诊断服务公司侵犯的专利要求书是十分有价值的。然而,即使专利要求书涵盖了医生的有关侵权行为,但通常可以将矛盾转移至除医生之外的其他公司或机构。例如,将某种医疗设备植入患者体内能够治疗某种疾病,如果制造商生产该设备并宣传推广该设备对该病有效,那么制造商已经侵犯了专利持有人的权利,因为通过出售产品,制造商会诱使医生侵犯专利所有人的权利。当专利产品在其专利要求书中所属的用途获得食品药品管理局(Food and Drug Administration,FDA)批准时,制造商更容易诱使医生侵犯专利所有人的权利,因为制造商生产的商品正是用于 FDA 批准的目的。因此,对于发明人来说,参照 FDA 批准使用的药物或设备来维护专利权很有价值。

专利保护对于大多数发明的商业化至关重要,在医学领域表现的尤为突显。在该领域,发明和测试创新产品的成本远远高于生产同等产品的成本。经过深思熟虑的专利战略可以保护发明人的权利,同时促进发明的商业化和广泛应用。

(丁光璞　李新飞 译,杜毅聪 审校)

参考文献

1. Dutfield and Suthersanen,Global Intellectual Property Law. Edward Elgar Publishing;2008.
2. Patel SR,Caldamone AA. The history of urethral catheterization. Med Health RI. 2004;87;240-2.

3. Herman JR. A journey through the retrospectroscope. Hagerstown, MD: Harper & Row Publishers; 1975. p. 35-40.

4. Raiche v. Foley F. 2d 497(C. C. P. A. ,1940).

5. U. S. C. § 101.

6. U. S. C. § 112(a).

7. US Patent 2,043,630, issued June 9,1936.

8. MPEP § 2164 II(A)3(a).

9. MPEP § 2163 I.

10. U. S. C. 287(c).

第二十七章
泌尿外科未来的发展方向

Sutchin R. Patel, Michael E. Moran, and Stephen Y. Nakada

> "领导者与追随者的区别就在于创新。"
>
> ——Steve Jobs

泌尿外科领域的先驱们开发出来的技术如今依然在广泛应用,在泌尿外科领域中毫无疑问还留有他们的烙印。当今时代,还有许多技术有很大的潜力可以进一步改变我们的领域。在本书中提到的一些技术都还处于发展的初期,如组织摧毁术、纳米技术及组织生物工程技术等。

放射学和影像学的进步对泌尿外科领域有着重大的影响。为了减少辐射暴露,我们开展了低剂量的 CT 检查[1,2]。从为了改善首次穿刺阴性患者的再次前列腺穿刺的检出率而使用核磁影像融合技术开始,影像融合技术就已经在我们领域中走上了历史舞台[3-5]。现代泌尿外科学已经多处运用了术中图像增强引导的技术,从根治性前列腺切除术和肾部分切除术中基于标记的内镜跟踪机器人,到经皮肾盂穿刺术中都有这项技术的身影[6-8]。

通过计算机辅助设计(computer-aided design,CAD)的 3D 打印模型在临床教学和训练方面都起到了很大的作用,同时也被用于定制可以契合患者输尿管的输尿管支架。尽管 3D 打印技术在个体化医疗保健领域被寄予厚望,但它仍处于起步阶段[9,10]。3D 打印技术同时也被用于组织和器官生物工程的活体组织的打印(生物打印)。生物打印的未来展望在于可以构建功能性的实质性器官。无论如何,生物打印技术仍处于发展的初期;还有待于克服诸多困难并且完成大量测试之后,才能应用于泌尿外科病人[9]。

随着技术的进一步发展,机器人技术在多种外科手术中的应用变得更加广泛。最初应用于心脏和血管手术的灵活的 Sensai® 机器人导管系统(Hansen Medical System, Mountain View, CA)已经被用于机器人输尿管软镜检查[11,12]。市面上任意一款可以购买到的输尿管软镜都可以用 Avicenna Roboflex™ 机器人外部机械手进行固定,外科医生可以用控制台上的操纵杆操纵输尿管镜进行输尿管镜检查[13]。机器人超声引导的前列腺穿刺活检和 MRI-safe 机器人也同时被开发用于经直肠的靶向前列腺活检[14,15]。

超声推进技术是一项运用超声聚焦在经皮肾镜术中重新定位肾结石的新技术[16]。这项技术的声压和能量均低于目前的冲击波碎石术,并且已经在临床试验中证明可以成功定位结石同时可以使人体顺利排出碎石[17]。

　　尽管现有的许多新技术看起来有良好的发展前景,但我们仍需冷静下来,直到更多的临床试验来证实其可行性。希望本书可以有助于读者了解当今泌尿外科领域诸多技术创新发展的历史,同时激励读者做出自己的贡献。

　　"我没有特殊的才能,我只是有强烈的好奇心",这是爱因斯坦对自己是"天才"的解释。好奇心是激发发明和创新的导火索。然而,一个人的锲而不舍也是十分重要的,就像爱因斯坦说的一样,"并不是我很聪明,只是我和问题相处得比较久一点。"

（陈昶甫　译,方冬　审校）

参考文献

1. Sohn W, Clayman RV, Lee J, Cohen A, Mucksavage P. Low-dose and standard computed tomography scans yield equivalent stone measurements. Urology. 2013;81;231-4.

2. Pooler BD, Lubner MG, Kim DH, Ryckman EM, Sivalingam S, Tang J, Nakada SY, Chen GH, Pickhardt PJ. Prospective trial of the detection of urolithiasis on ultralow dose(sub nSv)noncontrast computerized tomography : direct comparison against routine low dose reference standard. J Urol. 2014;192;1433-9.

3. Rosenkranz AB, Verma S, Choyke P, et al. Prostate magnetic resonance imaging and magnetic resonance imaging targeted biopsy in patients with a prior negative biopsy : a consensus statement by AUA and SAR. J Urol. 2016; 196;1613-8.

4. Schoots IG, Roobol MJ, Nieboer D, et al. Magnetic resonance imaging-targeted biopsy may enhance the diagnostic accuracy of significant prostate cancer detection compared to standard transrectal ultrasound-guided biopsy : a systematic review and meta-analysis. Eur Urol. 2015;68;438-50.

5. Valerio M, Donaldson I, Emberton M, et al. Detection of clinical significant prostate cancer using magnetic resonance imaging-ultrasound fusion targeted biopsy : a systematic review. Eur Urol. 2015;68;8-19.

6. Ukimura O, Gill IS. Image-fusion, augmented reality and predictive surgical navigation. Urol Clin North Am. 2009;36;115-23.

7. Ukimura O, Aron M, Nakamoto M, Shoji S, Abreu AL, Matsugasumi T, Berger A, Desai M, Gill IS. Three-dimensional surgical navigation model with TilePro display during robot-assisted radical prostatectomy. J Endourol. 2014;28;625-30.

8. Rassweiler J, Rassweiler MC, Muller M, Kenngott H, Meinzer HP, Teber D, ESUT Expert Group. Surgical navigation in urology : European perspective. Curr Opin Urol. 2014;24;81-97.

9. Youssef RF, Spradling K, Yoon R, et al. Applications of three-dimensional printing technology in urological practice. BJU Int. 2015;116;697-702.

10. Soliman Y, Feibus AH, Baum N. 3D printing and its urologic applications. Rev Urol. 2015;17;20-4.

11. Desai MM, Aron M, Gill IS, et al. Flexible robotic retrograde renoscopy : description of novel robotic device and preliminary laboratory experience. Urology. 2008;72;42-6.

12. Desai MM, Grover R, Aron M, et al. Robotic flexible ureteroscopy for renal calculi : initial clinical experience. J Urol. 2011;186;563-8.

13. Saglam R, Muslumanoglu AY, Tokath Z, et al. A new robot for flexible ureteroscopy : development and early clinical results(IDEAL stage 1-2b). Eur Urol. 2014;66;1092-100.

14. Kaye DR, Stoianovici D, Han M. Robotic ultrasound and needle guidance for prostate cancer management : re-

view of contemporary literature. Curr Opin Urol. 2014;24:75-80.

15. Srimathveeravalli G,Kim C,Petrisor D,Exeli P,Coleman J,Hricak H,Solomon SB,Stoianovici D. MRI-safe robot for targeted transrectal prostate biopsy:animal experiments. BJU Int. 2014;113:977-85.

16. May PC,Bailey MR,Harper JD. Ultrasonic propulsion of kidney stones. Curr Opin Urol. 2016;26:264-70.

17. Harper JD,Cunitz BW,Dunmire B,Lee FC,Sorensen MD,His RS,Thiel J,Wessells H,Lingeman JE,Bailey MR. First human clinical trial of ultrasonic propulsion of kidney stones. J Urol. 2016;195:956-64.